The Healing Book
of Essential oils

精油療癒全書

卓芷聿　著

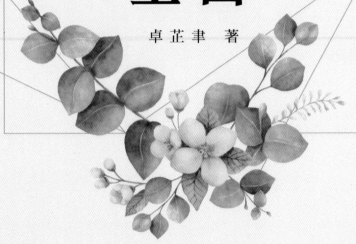

20年臨床芳香治療處方，搭配足反射區診斷，
快速消除病機和病症！

新書導讀 &
線上讀書會
（請用 Wechat 掃描）

提醒：本書所使用的精油內服法，是法系芳療症狀舒緩良方，需配合精純品質的精油及適當
的諮詢。效果和劑量因個人體質不同而有所差異。精油內服應短期使用，勿長期內服。

國家圖書館出版品預行編目 (CIP) 資料

精油療癒全書：20 年臨床芳香治療處方，搭配
足反射區診斷，快速消除病機和病症！／卓芷
聿著 . -- 初版 . -- 新北市：大樹林，2019.01
　面；　公分 . --（自然生活 ；30）
ISBN 978-986-6005-84-8（平裝）
1.芳香療法　2.香精油　3.腳
418.995　　　　　　　　　　　　　107022710

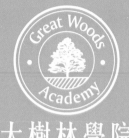

大樹林學院

www.gwclass.com
即將開課！
2019 年 6 月公布於以下平台
全球服務窗口

Natural Life 自然生活 30

精油療癒全書：

20 年臨床芳香治療處方，搭配足反射區診
斷，快速消除病機和病症！

作　　者／卓芷聿

編　　輯／黃懿慧

插　　畫／洪湘紜、譚璿蓁

校　　對／陳榆沁

版面設計／呂晴暄、陳健茹

封面設計／葉馥儀

出版社／大樹林出版社

劃撥帳號：18746459　戶名：大樹林出版社

營業地址／ 23557 新北市中和區中山路 2 段 530 號 6 樓之 1

通訊地址／ 23586 新北市中和區中正路 872 號 6 樓之 2

電　　話：02-2222-7270　・傳　　真：02-2222-1270

網　　站／ www.guidebook.com.tw

E- ma i l ／ notime.chung@msa.hinet.net

Facebook ／ www.facebook.com/bigtreebook

總 經 銷／知遠文化事業有限公司

地　　址／新北市深坑區北深路 3 段 155 巷 25 號 5 樓

電　　話／ (02)2664-8800　傳　　真／ (02)2664-8801

數位版印刷／ 2024 年 9 月

芳療・花精・泌乳・
老人照護等相關課程

中国｜服務窗口
大树林学苑─微信

相關課程、商品訊息諮詢

定價／ 650 元　　ISBN ／ 978-986-6005-84-8

Contents 目錄

推薦序 一

芳香療法領域的佼佼者

「整合暨輔助療法」是我所任教的開南大學健康照護管理學院的最大特色，也是國內最強的研究推廣學科，提供西醫診療之外的整合輔助療法途徑。其中芳香療法課程可以說是傲視群雄。在法國，芳香精油早就運用在醫療處方，幾乎可以治百病，精油不像醫藥，它除了對病症有療效外，更富含香氣，氣味讓生心理都產生反應，芳療與身心靈的交互作用，讓病人不至於感覺在治病。

荷柏園的創辦人卓芷聿教授便是達成這個超高境界的靈魂人物。卓教授是芳香治療界的教母，在芳香療法領域的琢磨已經超過 20 年，著作甚豐，學術和實務經驗無人可及。不僅如此，從她旗下培育的芳香治療師口中耳聞，多是讚賞卓教授的做人處世的成熟圓融，而這些評價正跟我所認識多年的卓教授想法一致。她就是這樣的一個才華洋溢又為人厚道的人。我們的同事以及修過卓老師課程的學生都給予極高的評價。

因此，當卓教授跟我提及，近日要出版獻出畢生功力的作品時，我極願意大力推薦。拜讀其大作《精油療癒全書》，除了嘗試跨領域結合芳香療法和足反射療法，實踐整合暨輔助療法的核心宗旨，還將 20 年的臨床實務經驗，在辯證論治上的心得分享給讀者。在這本書可以看到許多嶄新的觀念與配方，非常值得有心學習芳療者一讀。

我相信這本書可以帶給全人類幸福，減少病痛煎熬的機會。這本書不僅是一本有關芳香治療的技術書，更是一本充滿正向感動的故事書，在這本傑作中，我所看到的不僅是科學的結晶，更是生命價值的發揮！

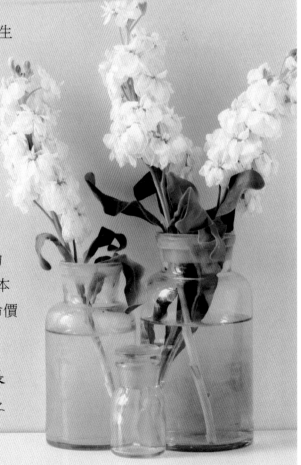

開南大學健康照護管理學院院長

—郭毓仁

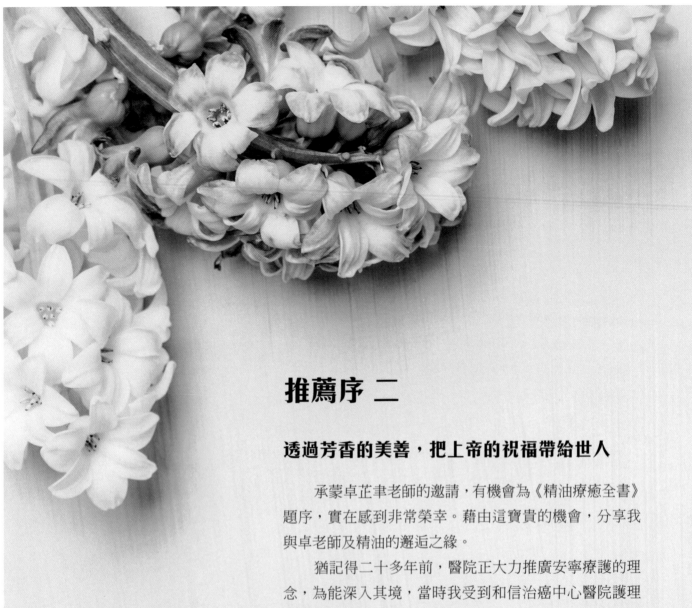

推薦序 二

透過芳香的美善，把上帝的祝福帶給世人

承蒙卓芷聿老師的邀請，有機會為《精油療癒全書》題序，實在感到非常榮幸。藉由這寶貴的機會，分享我與卓老師及精油的邂逅之緣。

猶記得二十多年前，醫院正大力推廣安寧療護的理念，為能深入其境，當時我受到和信治癌中心醫院護理部游麗惠主任（現任國健署副署長）邀請，擔任癌末病房的護理長，為了能夠落實病人全人（身、心、社會、靈性）及舒適等照護，不斷研讀參考文獻及參與相關研討會。當時在實證護理的文章中已出現芳香治療的方法，然而「芳香療法」這四個字是多麼陌生。但是，它卻燃起了我的求知欲，也因為這樣開啟了我與卓老師 20 多年來在癌末病人臨床實務照顧與教學上的合作，同時也是上帝屬靈的好姐妹。

當時卓老師剛從澳洲研究所畢業回國，也將澳洲芳香治療的觀念與方法帶回台灣，許多的研討會都相繼邀

請卓老師授課。在訓練課程中，讓我深受感動的是，除了瞭解各種精油的神奇妙用外，我學習透過精油來療癒病人的心靈。病人因我們的舒適護理而減緩了不適症狀，還有家人親自對病人使用精油按摩時傳達的溫暖接觸，那種畫面令人體會「真、善、美」的意境。這就好像印證了聖經以弗所書2:10：「在基督耶穌裡造成的，為要叫我們行善，就是神所預備叫我們行的。」

後來，卓老師創辦花漾芳療學院，以及擔任澳洲芳療師協會台灣分會會長，積極推廣芳療教育。此時卓老師更成為家喻戶曉的芳香治療專家，但她仍是定期每週五到安寧病房中傳授精油的調配及按摩的方式，長達五年之久。卓老師不但有照顧病人的實務經驗及豐富的教學外，還一直關注社會公益，特別能體悟護理人員工作的壓力及疲勞。她在2014年6月發生八仙塵爆時，主動與我連繫，想贈送「活力四射精油」隨身瓶1000瓶給新北市的護理人員。她希望讓護理人員在照顧塵爆病人的高壓力狀態下，能舒緩身心的壓力，進而帶給病人和家屬正能量，能繼續面對後續的治療。聖經上常說：「愛就是在別人的需要上看到自己的責任」，這如同卓老師所說：「芳香的本質就是分享它的美善及它驚人的療癒力。」

有幸比各位讀者更早拜讀卓老師的大作《精油療癒全書》一書，這本書讓我愛不釋手，增廣及修正我對芳香治療的知識。這本書的內容涵蓋：使用精油安全守則、如何辦別精油品質、開啟身、心、靈密碼用法，精油在足部按摩的療效及個案經驗分享……等。同時透過圖解讓一般入門者更輕鬆一探精油的奧秘。讀者諸君，他日若能有幸拜讀此書，定能與我一樣沉浸於芳香帶給人美善的喜悅裡。

亞東紀念醫院護理部主任
亞東技術學院護理系兼任教授
新北市護理師護士公會理事長
—周繡玲

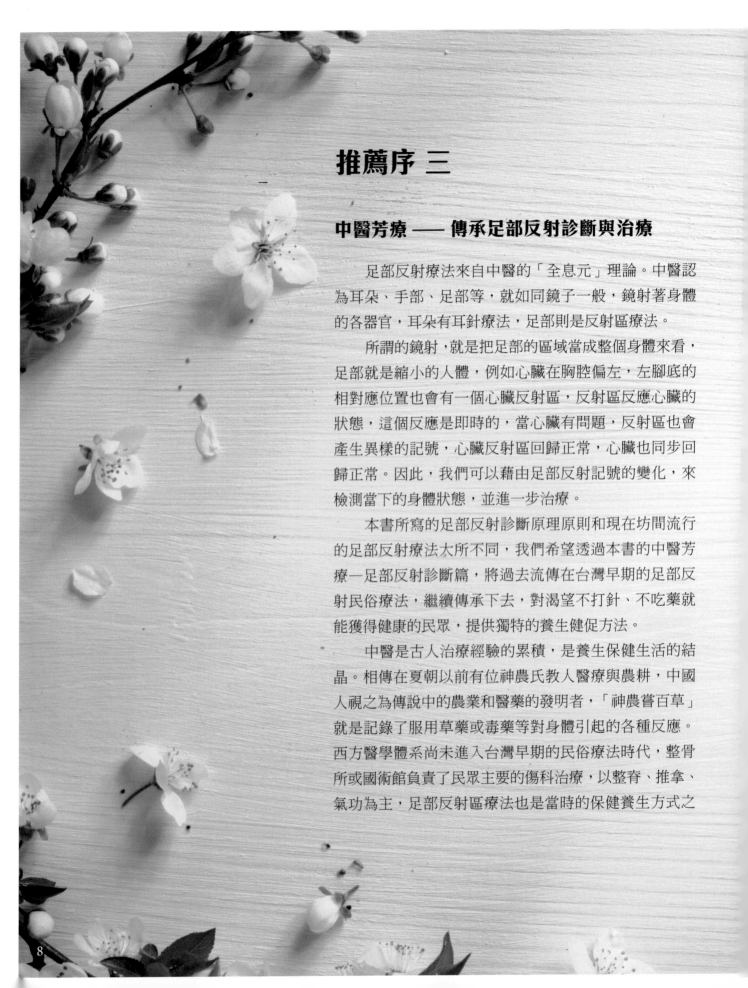

推薦序 三

中醫芳療 —— 傳承足部反射診斷與治療

　　足部反射療法來自中醫的「全息元」理論。中醫認為耳朵、手部、足部等，就如同鏡子一般，鏡射著身體的各器官，耳朵有耳針療法，足部則是反射區療法。

　　所謂的鏡射，就是把足部的區域當成整個身體來看，足部就是縮小的人體，例如心臟在胸腔偏左，左腳底的相對應位置也會有一個心臟反射區，反射區反應心臟的狀態，這個反應是即時的，當心臟有問題，反射區也會產生異樣的記號，心臟反射區回歸正常，心臟也同步回歸正常。因此，我們可以藉由足部反射記號的變化，來檢測當下的身體狀態，並進一步治療。

　　本書所寫的足部反射診斷原理原則和現在坊間流行的足部反射療法大所不同，我們希望透過本書的中醫芳療─足部反射診斷篇，將過去流傳在台灣早期的足部反射民俗療法，繼續傳承下去，對渴望不打針、不吃藥就能獲得健康的民眾，提供獨特的養生健促方法。

　　中醫是古人治療經驗的累積，是養生保健生活的結晶。相傳在夏朝以前有位神農氏教人醫療與農耕，中國人視之為傳說中的農業和醫藥的發明者，「神農嘗百草」就是記錄了服用草藥或毒藥等對身體引起的各種反應。西方醫學體系尚未進入台灣早期的民俗療法時代，整骨所或國術館負責了民眾主要的傷科治療，以整脊、推拿、氣功為主，足部反射區療法也是當時的保健養生方式之

一。反射區療法在民俗療法盛行時，前輩們記錄了反射區對應身體組織器官的點點滴滴，觀察入微及精準令人讚嘆，當時的足部反射療法除了促進五臟六腑的機能外，更記錄了病症發生的來龍去脈，因此發現足部反射的病症在右左腳有先天（過去）及後天（現況）之分，只是當時的養生保健觀念不足及資訊傳播方式貧乏，因此，雖然台灣民間的足部反射診斷法非常獨特又珍貴，但並不廣為人知。

　　本派的足部反射區診斷與治療，此書有相當信實的記錄，我補充幾則令我感動又印象深刻的個案，接受我的足部反射診斷與治療後，有了令人驚訝又滿意的效果。

1. 乳癌患者痊癒

　　固定時間來找我做整脊按摩的客人問我，他老婆肩膀僵硬，但不能趴著，有方式可以處理嗎？細問之後才知道他老婆長了乳癌腫瘤。醫生建議她「引瘤」。但引瘤後又長了腫瘤，就這樣反覆長腫瘤與引瘤。到了第三次後，她來找我，那時她的身體已經非常虛弱，精神狀態也很差，我建議不按摩身體的乳房區，單純按推足部的胸乳部反射區看看。

　　一開始摸個案的足部胸乳部反射區，整區都是滿漲的，快要連腳的骨頭都摸不到，反應物虛實共存，棍子輕輕滑過反射區馬上呈現黑色，我建議她，先暫停預定的引瘤行程，先以一週兩次的密集按推按壓觀察效果，這段時間她每個月會固定去醫院檢查追蹤，足部按摩治療過程的反應物變化多端，三個月後，醫生由建議開刀，變成了再觀察，半年後，由每個月觀察，變成了

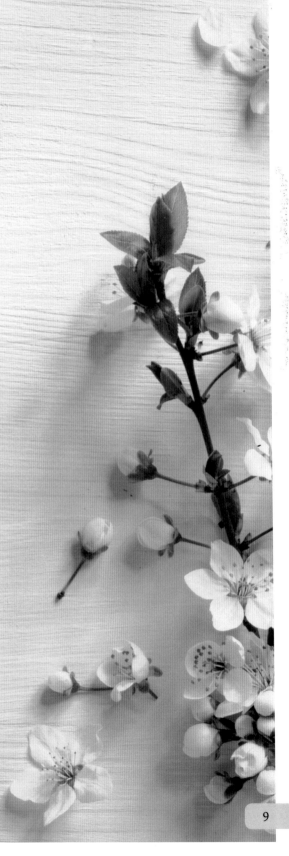

半年回來追蹤一次。到了現在，沒有再做過任何的引瘤手術，每年固定回去追蹤也都正常，胸部也做了重建手術。度過危險期後，個案開始加強按壓足部的額竇、甲狀腺反射區及情緒相關的反射區，以及腎泌尿系統反射區。刺激腎泌尿系統反射區，可以幫助排出藥物治療期間累積在體內的藥物。個案過去體力很差，台北大安森林公園走一半就累到不行了，現在能跟兒子打網球，體力及精神狀態都恢復正常。

2. 中年婦女月經回歸正常

我在進行足部反射療法時，發現許多的女性有月經問題，子宮反射區異常的狀況比例非常高，而且不限年齡，越年輕越明顯（氣血旺盛反應物也相對明顯），通常個案還伴隨著手腳冰冷等寒凝血瘀狀，按中醫理論，按推八髎穴、三陰交等穴道會很有幫助，在我的經驗，反射區療法似乎對這類病症更直接、迅速、有效。

一位約 45 歲上下女性，延後三週都還沒來月經，子宮反射區的反應物已經腫成「整片」的型態。我幫她推按子宮、卵巢、心臟等反射區後，個案尚未到家，在回程的計程車上，月經就來了，同時伴隨深色的血塊。足部反射的即時治療效果真是讓人驚訝。此類型的成功案例很多，可以誇口說，足反射治療月經遲來症快速有效。只要個案沒有卵巢囊腫問題，若有卵巢囊腫的病症，則

需要較長的療程才能改善月經週期等問題。婦女只要按推子宮卵巢反射區，並在小腹、八髎穴，抹上熱性、行血的精油如薑、黑胡椒、永久花精油，不論對生殖系統與小腸，都有非常好的幫助。

3. 中風患者再度坐起來了

　　一位 60 歲出頭的女性客人，她丈夫因為中風傷到腦部，躺在醫院。她每天會幫丈夫做身體按摩，問我，她還可以多多按甚麼地方，對丈夫的病情會有幫助。我說：「你按丈夫的肩膀，自己會累又沒效果，不如就幫他按腳吧！」於是我送她一組腳壓棒，叫她按丈夫的延腦、大腦等足部反射區。因為她有年紀，太多會記不住，丈夫又多年臥床，讓她為丈夫單按頭部的反射區即可。沒想到幾個月後跑來找我，說丈夫有力氣坐起來了，不再那麼癱軟，可以在輪椅上挺著坐很久都沒事。

　　透過足部反射的診斷與應用，我讓個案有方法為自己的健康努力，每天為自己做足部反射按摩，深刻體會到，神創造人的時候，也在人的身體上，放上許多通往健康的鑰匙，只要懂得使用這些鑰匙，就能打開通往健康的大道。

中醫整復師—高健凱

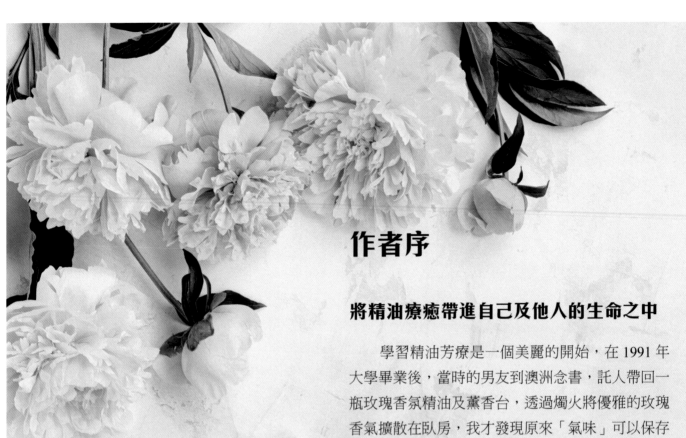

作者序

將精油療癒帶進自己及他人的生命之中

學習精油芳療是一個美麗的開始,在 1991 年大學畢業後,當時的男友到澳洲念書,託人帶回一瓶玫瑰香氛精油及薰香台,透過燭火將優雅的玫瑰香氣擴散在臥房,我才發現原來「氣味」可以保存在小瓶子裡。

1993 年我到澳洲念研究所,課業壓力大,每週都要上台做英文報告,總讓我心跳加速、冒汗、手腳虛軟無力、偏頭痛發作,身心非常疲累。直到有一天,教會朋友說薰衣草可以紓緩壓力偏頭痛、幫助放鬆。我聞了薰衣草的氣味,光聞就讓沉重的腦袋非常舒服,這香氣逐漸的驅散了多年的偏頭痛。這對我真是驚人的發現!因為我自高中起就因聯考的升學壓力,得了壓力性偏頭痛症,每次非得吃藥才能減輕頭痛,造成我依賴藥物。沒想到薰衣草的香氣能讓我永遠向壓力性偏頭痛說再見。

精油能幫助我,一定也能幫助其他人。剛好教會朋友的中保,爭取到澳洲精油品牌的代理權,因而讓我有機會接受原廠的精油教育訓練,並取得澳洲芳療師協會的證書。精油的物質特性,透過塗抹或內服等方法,可以紓緩個案生理不適,例如:淋巴水腫、傷口、喘、疼痛、癢、便秘、皮膚乾。精油的能量特性,可以透過聞香連結中樞神經,改善個案情緒、焦慮、沮喪、憂鬱、憤怒、睡眠障礙等。精油的信息特性,可以看見個案內在的心靈需求,香氣信息成為個案的安慰及療癒。

第一次為台灣的癌友服務是在 20 年前,當時我還是新手芳療師,病患是貿易公司的老闆,中年人,家庭幸福,有成功的事業,過去因生意的需求常飛歐洲,但生病後,住在安寧病房。由於淋巴水腫使他連走到廁所都困難,他不甘心被限制在床上並接受許多醫療處置,很想脫離疾病及醫療對他身心的綑綁,情緒常常低落沮喪。安寧病房的護理長希望我能用芳香精油舒緩

病患的淋巴水腫問題，或提振他的情緒。於是我請病患先抽洞悉卡，獲得了檸檬草的信息：脫離限制，讓心靈擴張。檸檬草的香氣信息鼓舞他的心靈：超越當下的限制，探索生命的寬廣性；檸檬草用在下肢的浮腫、疼痛，也特別有效。因此我為他設計了5%濃度的「去淋巴水腫按摩油」及「瀉利鹽足浴鹽」，一週進行二次的瀉鹽泡腳及精油淋巴按摩；在第二週，個案的淋巴水腫完全消失，恢復他的腿原有的纖細模樣，護理長、家屬都覺得精油的療癒力，太不可思議。

在2004年，台北護理學院護理系蔡秀鸞主任認為：護理系學生應該多學習輔助療法，因此獨排眾議，讓我在系上兼任專技的助理教授，同時也兼任運動保健系開設兩學分的芳療課程。上課五年下來，與同學們互動交流，在北護的教學經驗，讓我有機會發展各種精油療癒的定製產品，和學生們一起享受精油的調製樂趣。在七年前來到開南大學健康學院，為健康系的學生們教授精油芳療、芳香排酸按摩及足部反射診斷。

為個案舒緩病痛、病症，常感專業不足，花了更多的時間再進修芳療專科及相關自然療法，陸續學習法式芳療醫學、情緒洞悉卡、排酸按摩、解剖生理學、心理學、足部反射學、虹膜診斷、中醫、營養學、斷食清腸，提升了我對芳香自然療法有更好的見解。

進入台灣芳療界24年，從3平方公尺（約1坪）的百貨臨時專櫃開始，到目前18家直營專櫃，直接滿足個案對療癒身心靈的需求。多年來在台灣的民眾心中撒下芳香種籽，透過協會、工會、學會安排的長期課程；對一般民眾演講，以及在大學芳療教育的扎根。長年透過寫作分享我的精油芳療心得，這本《精油療癒全書》希望可以為入門者或已經有多年經驗的芳療愛好者，帶來自我療癒的多元方法及信心。本書的足部反射診斷學，能看見自己五臟六腑的病機和病況，更可以協同搭配精油芳療，一起發揮最大的療癒力。對於壓力大、先天體質不足、體弱多病、重症、老化的五大族群，芳療和足療真是必要的學習。日常使用芳療和足療，更是抗老化、促進身心健康的最佳幫手。

芳療圈好像很小，但也很大。把心擺在興趣的領域，總是吸引相似的人事物和我的芳療專業發生連結，讓我的工作和生活充滿樂趣又豐盛。感謝我的 神為我展開一條路，讓我去探索、擴充我的視野。雖然芳療的學習開始於偶然，但所發生的一切，都有它的理由和祝福，堅持多方的學習，樂於分享與付出，生命也因芳香精油美善的本質，讓我能將精油療癒帶進自己及他人的生命之中。

我讓愛佈滿全身並推及他人
I let love flow from my heart into every cell of my body and into all my relationships.
~Doris Wenzel

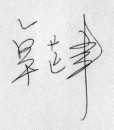

Space to Time Conversion

經過「時空轉換」的精油

每一瓶精油都是大自然的治療性植物結晶，主要以蒸餾法萃取植物中的靈魂─芳香精油，在巴基斯坦的博物館收藏了距今五千年之久的蒸餾陶鍋，蒸餾器的發明完成了千年來人類對收集香氣的渴望，真正讓香氣自植物中分離出來，不再隱身在動物或植物油中，依法國的芳療醫生潘威爾（Dr. Daniel Pénoël）的41年執業經驗，對精油芳療的認識與熱愛，詮釋了蒸餾的過程是植物完成「時空轉換」的偉大工程，體積大的藥用植物轉變成體積小的精油，從固態植物轉化成液態精油，因此精油為身心靈療癒的時間也大大的縮短了。

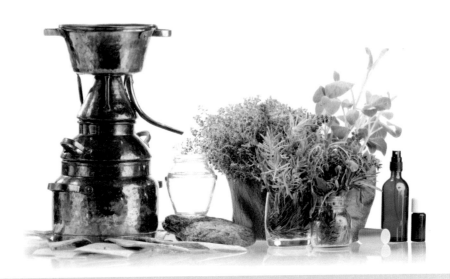

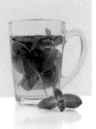

辣薄荷的生理效果之一是幫助消化，100 公斤的薄荷藥草經過蒸餾後獲得不到 1 公斤的精油是「時空轉換」的成果，辣薄荷精油舒緩脹氣只要內服 1 滴精油，甚至外用 3 滴塗抹在腹腔神經叢區，在 3 分鐘內即可產生有感的紓解止痛。
・1 滴辣薄荷 =25 包薄荷藥草茶　　・10mL 辣薄荷精油 =8000 包薄荷藥草茶

▌小分子精油的穿越性

　　芳香精油是純度極大化的非脂肪物質，可以完全溶於油脂或 80 度以上的酒精，分子量小及具揮發性的精油分子，主要是 10 個碳（單萜類）或 15 個碳（倍半萜類）的結構，分子量小，約 150～225，因此可以穿透皮膚，進入體內循環，調節細胞，影響 DNA 的遺傳信息。

　　自帶迷人香氣的精油，也能穿透血腦屏障（Blood-Brain Barrier），直接作用大腦嗅覺系統及神經系統，影響大腦的運作與代謝，調節大腦六大神經傳導物質，如：血清素、乙醯膽鹼、多巴胺、正腎上腺素、腦內啡及 γ-胺基丁酸（簡稱 GABA）。這些傳遞物各自有不同的功能，血清素給予心靈滿足感，乙醯膽鹼激勵腦部的新陳代謝，多巴胺給予活力感，正腎上腺素給予幸福感，腦內啡平撫傷痛，γ-胺基丁酸能消除恐懼與不安，這些感受深刻影響情感面與情緒面，形塑了我們的心理與個性，進而改變了我們的行為。

調節腦部六大神經傳導物質
精油化學家族（官能基）

●血清素：酯類、醚類、酮類、香豆素類、芳香族類（酮／醛／酸／酯／醇）

●乙醯膽鹼：氧化物類、酮類

●多巴胺：單萜醛類、苯基丙烷的衍生物（丁香／肉桂）

●正腎上腺素：單萜酚（百里香／野馬鬱蘭）、苯基丙烷的衍生物（丁香／肉桂）

●腦內啡：芳香族類（酯／醇）

●γ-胺基丁酸（簡稱 GABA）：倍半萜烯類、倍半萜烯酮類、倍半萜烯氧化物類、倍半萜烯醛類。

全方位的身心調節
精油化學家族（官能基）

●單萜烯類：包含柑橘類精油如檸檬、葡萄柚，及松柏類精油如蘇格蘭松、絲柏都能強化心志力量、提高專注力、振奮情緒、激勵免疫力。松柏類精油特別調節腎上腺皮質產生天然的皮質醇，帶來消炎、止痛的效果，有益舒緩風溼症問題或急性痛。

●單萜醇類：抵抗壓力，保護免疫、神經、內分泌、心循環系統。

●倍半萜醇類：長效的調節下視丘，影響自律神經系統、內分泌系統及免疫系統。

▌精油化學在生理性的運用

　　精油蘊藏了各類的芳香化學成分，例如：薰衣草精油可能分析出 1200 種或更多未歸類的化學成分，對生理、心靈效能各有不同影響，其香氣與揮發速度也因化學不同而大大不同，由於如此複雜，芳香科學家找出化學家族中具相似特質的官能基將精油分門別類，如：萜烯類、酯類、醇類、氧化物類、酚類、醚類、醛類、酮類、芳香醇類、芳香酯類……。

　　例如：薰衣草被歸屬於酯類，因為薰衣草精油的化學分布集中在乙酸沉香酯（>31%），具有調節血清素，使人心滿意足、抗沮喪、抗憂鬱、鎮定平衡神經系統、安眠、緩和心悸，因此對於壓力引起的身心失調特別有舒緩的幫助。其他也隸屬於酯類的家族，例如快樂鼠尾草、回青橙、佛手柑、羅馬洋甘菊，一樣也有優良的紓壓放鬆、鎮定神經的效果。因此，對於精油化學的認識，可以幫助我們更了解精油生理作用的方向。

▌芳香精油在心靈的運用

　　對於精油的認識與應用不該侷限於精油化學的資料，對於想要治療個案心靈的芳療師而言，精油獨特的香氣所具備的信息比精油內含的化學成分更是重要。例如：雖然同為酯類家族，但薰衣草和快樂鼠尾草，香氣卻大大不同，薰衣草的信息是「創造神聖空間，滋養心靈」，快樂鼠尾草的信息是「擴展精微的察覺力」，對於當下心靈乾枯又心情沮喪的人，若個案也喜歡薰衣草的香氣，薰衣草的「香氣信息」也符合個案的需求，那麼薰衣草就是合適的選擇來療癒個案的心靈。

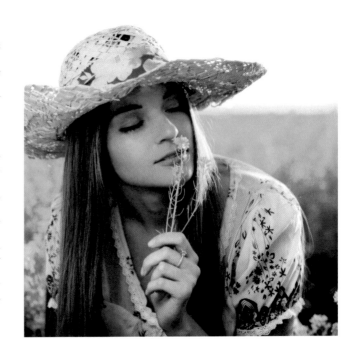

❝「芳香信息」對「心靈效用」，
是透過嗅聞每一瓶精油，
給予你或個案獨特感受。❞

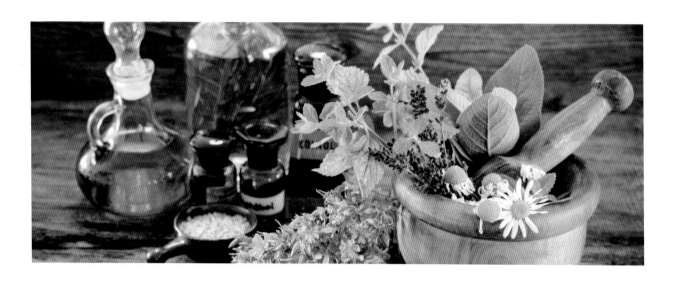

芳香精油在能量的運用

　　西方醫療的發展建立在實證本位的實務，為解決身體病痛而發展出各種醫療手段如藥物、手術，常常忽略疾病因藥物、手術的介入而使能量流中斷，雖然病症因傳統醫療的診治可能消除了，但病人的健康活力因能量流的中斷或阻塞，身體大不如從前，透過精油的能量特質，可以協助身體的能量流再度活耀流暢。

兼具物質、能量與信息的精油

　　100% 純天然的精油具備物質、能量與信息的完整作用，可以更整體的療癒個案的生理、心理與情緒，透過不同的處方與濃度及不同的使用法，發揮至深至廣的效力，可以治病，可以保健，更能讓我們的身心充滿活力及愉悅。建議妳／你挑選適合自己的芳香精油為我們身心靈服務，從出生到生命的終點，每一片刻你都能享受芳香的美好與自然的活力，精油芳療在 21 世紀地位日趨重要，請讓精油融入你的日常生活之中。

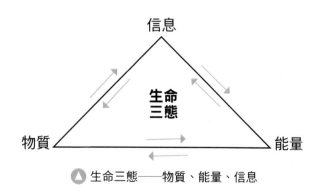

△ 生命三態——物質、能量、信息

天天享受芳香照護：預防疾病／提升自我

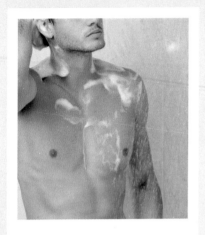

【芳香刷刷樂】

· 薰衣草精露 100mL

搖勻後噴在四肢，並用纖體刷輕輕刷過四肢，協同臟腑經絡能量、釋放阻塞的能量。

手臂內側：由腋下刷往手指頭。

手臂外側：由手指頭刷往上手臂。

腳的內側：向心性的刷。

腳的外側：向地性的刷。

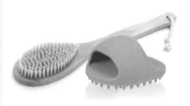

🔺 纖體刷

【5% 濃度的精油】

· 薰衣草 + 天竺葵 +
  快樂鼠尾草 + 甜杏仁油

沐浴後抹肩頸，釋放一天的工作壓力。塗抹在後枕部、頸部、肩部、胸乳部、腋下、腹部神經叢、腰部、臀部、腿部。浴後身體勿擦乾，即抹油，最易滲入皮膚被全身吸收。

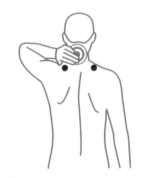

🔺 沐浴後抹肩頸，釋放一天的工作壓力。

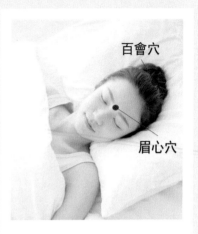

百會穴

眉心穴

【睡前幾滴精油】

· 精油抹在經穴上

睡前每天用各 1 滴的單方精油如薰衣草在這些經穴上——百會穴、眉心穴、大椎穴，或塗在心輪（胸口）及枕頭上 2 滴，去發現精油要給你的信息。

· 精油抹在腳掌上

睡前將 1～3 滴的精油如天竺葵在腳掌互搓，釋放情緒、提高免疫力、提高生命活力、抗菌／抗發炎。

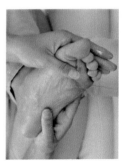

▎精油的輔助與另類角色

　　芳香療法是以精油為主角的輔助與另類療法，目標在於治療疾病或紓解症狀，一般而言，精油可以在 20～50 分鐘循行全身，為身體所用，然後經由皮膚、肺、尿液、糞便，排出多餘的精油成分。只要根據本書建議的精油調配原則，使用精油極為安全。

> ❝ **精油可以在**
> **20～50 分鐘循行全身** ❞

　　對於身心健康的人，精油可以是一種生活美學，平時為家人薰香、沐浴時，就挑選家人喜愛的香氣，不需嚴肅探討個案的身心靈狀況及精油的醫治效能。精油是女生的包包及梳妝台前必備的美容保養、紓壓放鬆好物，能為我們一生的健康、美麗做出最有價值的貢獻，適合天天保養使用，有病症發生時，透過專業的精油調配，配合高濃度、大劑量的使用，可以發揮即時舒緩或治療的效果，阻止發生病症惡化的情形。

精油的靜脈注射

高濃度、大劑量的使用：將澳洲尤加利 1-3 滴滴入左手肘內側關節，再用右手的腕關節覆蓋，可幫助精油速速滲入皮膚，1 分鐘可直達心肺區。在感冒初始症狀發生的第 1 小時，可每 5 分鐘使用一次。

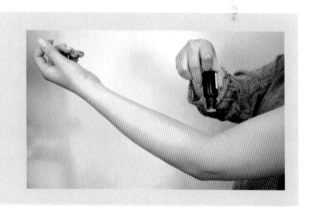

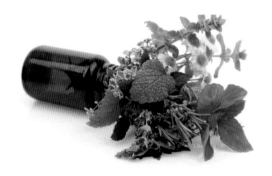

> ❝ **精油可以是**
> **一種生活美學！** ❞

精油內服行嗎？

人類食用營養植物與藥草植物數萬年之久，人的腸道菌叢因而對這些芳香植物非常熟悉，例如印度人每天吃的咖哩是一種綜合香料，而非單一香料，沒有一定的配方。印度人把很多香料混在一起煮的佳餚就是咖哩。咖哩有可能是由數十種香料所組成，包括紅辣椒、薑、丁香、肉桂、茴香、肉荳蔻、月桂、咖哩葉、荳蔻、番紅花、黑胡椒以及薑黃粉等。因此，每個家庭都有自己的獨特咖哩口味。台灣人在日常料理中為食物添加風味的香料，如：蔥、薑、蒜，也有殺菌、促進消化的效果。

源自香料、藥草、藥用植物的精油，不僅植物經過物競天擇的數萬年智慧，更是經歷「時空轉換」的過程，遠遠勝過人工製成的藥物。像是茶樹、百里香、薑、野馬鬱蘭、芫荽籽精油能與腸道菌叢生態中的好菌共存，一起對抗壞菌，而不會破壞原本的腸道菌叢生態。總體來說，植物精油對所有病原體都有抑制作用，一起與我們先天及後天的免疫機制共同作戰，發揮防禦作用。你知道嗎？人工化學合成的抗生素不僅會殺死腸道的壞菌，也會一併破壞腸內的好菌、腸道的神經細胞與內分泌細胞。因此，長期使用抗生素的後果將是徹底破壞腸道菌叢生態的平衡，病患常會發生念珠菌感染的鵝口瘡，危害了個人的免疫力與康復。

> 精油內服密技：將 2 滴的肉桂精油加入 0 號膠囊，與水送服，可舒緩細菌感染的腹瀉。一日 3 次。　　　　※ 請至藥局購買可食用的 0 號空膠囊

精油是幸福的支柱

台灣人民的平均壽命在 2017 年雖然達到 83.7 歲（女性）及 77.3 歲（男性），比全球平均壽命的 74 歲（女性）和 70 歲（男性）高出許多，但是其中暗藏的可怕事實是台灣老年人在人生中的最後 7 到 9 年大多是躺在床上，需要家人或外傭照顧生活起居。雖然醫療進步、健保制度完善使人民的壽命延長了，但身心健康活力及幸福感並沒有因此提高很多。

突發的各種疾病、疼痛或感染發炎、精神的壓力、憂鬱的情緒、對未來的不確定感、孤獨感、疲憊的身心等，破壞我們身心靈、能量的平衡，降低了我們的生命品質。邀請你成為自己及家人最好的健康守護者，精油芳療會是你最好的輔助與另類療法。透過精油芳療的日常應用，不僅紓壓放鬆、舒緩病症、調順能量，更是預防疾病、強健生命活力與提升自我，就讓精油成為你人生每一時刻的幸福支柱。

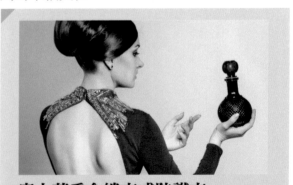

穿上芳香金縷衣或防護衣
5-20 滴的純精油如薰衣草、天竺葵、尤加利、茶樹、快樂鼠尾草、絲柏，可在淋浴後，身體微溼的狀況下，由腳抹到頭臉部。

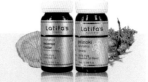

100% 單方純精油 Essential Oils

　　本書羅列的精油是入門者常用的精油，各有不同的生理與心靈效能，加上獨特的香氣，吸引著我們品味著它們的不凡，更想深度的認識它們，請將它們一一放入精油收納盒或專用的轉盤，時時拿出來品香或運用，隨著時間及療癒經驗的累積，相信你的精油保健治療能力會不斷進步，你成為家庭或家族的芳香治療師是指日可待。進階的精油如芳枸葉、坤希草、永久花、貞潔果，近年來在芳療界是有口皆碑，用過的人都讚不絕口，對於個案有獨特不可取代的療癒力，雖然價格稍高，但精油達人可考慮將它們收入芳療寶盒中。

芳枸葉
Fragonia

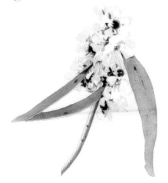

釋放壓抑的情緒，提升免疫力與活力，內服外用皆宜。可內服，2滴入膠囊或滴入果汁，心情會轉好。平日沒有表達或排解的情緒，可能會透過夢境浮現出來，目前已知做夢對於學習成效至關重要，對於沒有妥善處理的情緒，做夢可能是一種紓解的途徑。少了夢，大腦將一直處在壓力的狀況，芳枸葉的內服或外用可以幫助做夢，釋放壓抑在腦海中的情緒。

坤希草
Kunzea

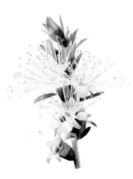

全身性的消炎止痛，內服比外用效果更好。可當成術後的消炎止痛藥，也可以作為慢性病的消炎止痛用。每次4～6滴入膠囊，一天3～4次，連續一週。適用在針眼、溼疹、皮膚炎、化療引發的炎症。

永久花
Immortelle

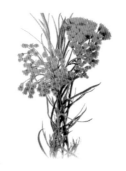

第一名的活血化瘀、抗自由基精油。可用在皮膚或深層的組織，扮演疏通活絡效果。細胞新生，癒合傷口、預防蟹足腫。抗氧化、抗自由基，舒緩皮膚炎、溼疹。激勵脾肝膽腎，降低膽固醇、降血壓。

貞潔果
Vitex

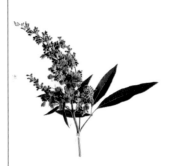

激勵黃體素生成、平衡女性荷爾蒙。婦女的經前症候群或更年期舒緩的第一選擇。女性專用的藥草，改善黃體素不足的不孕，並預防流產。幫助產後胎盤排出，並促進乳汁分泌，舒緩胸部腫脹。

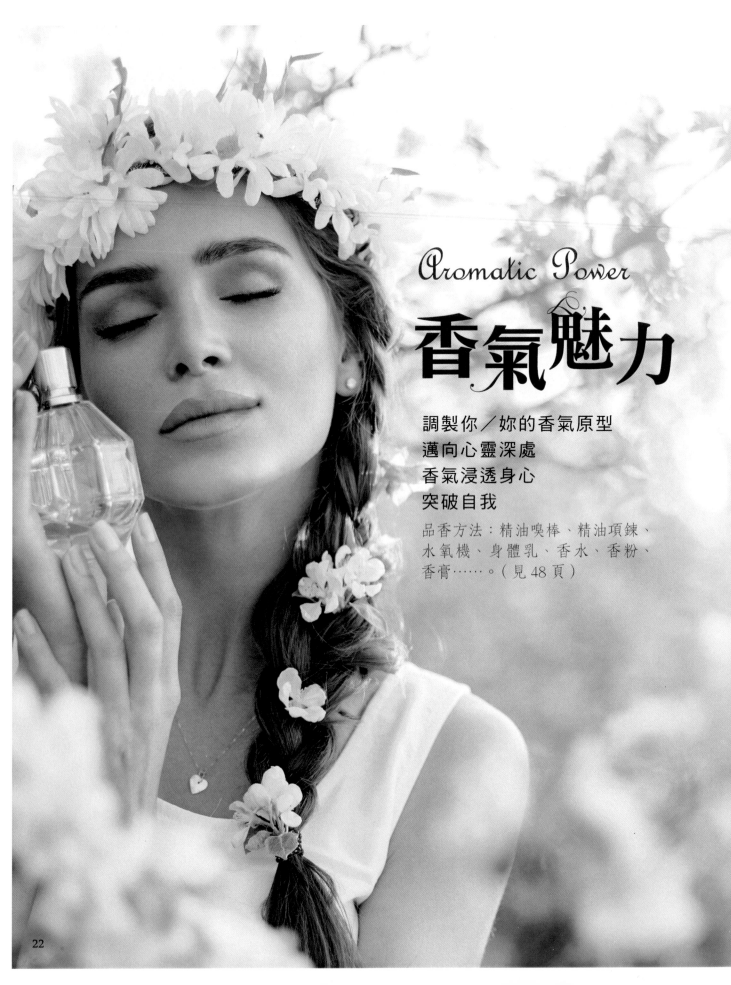

Aromatic Power

香氣魅力

調製你／妳的香氣原型
邁向心靈深處
香氣浸透身心
突破自我

品香方法：精油嗅棒、精油項鍊、
水氧機、身體乳、香水、香粉、
香膏……。（見 48 頁）

我聞故我在

香不只是嗅覺的感受，更是開啟心靈情緒的鑰匙；一方面使你 / 妳出色、迷人，另一方面，更為你 / 妳帶來撫慰，溫暖及正向能量。

❶ 揮發度：前調→帶出整瓶香水映像，連結主調，又稱為香水的外衣。主調→整瓶香水的靈魂。基調→延續香氣變化，連結主調，可説是香水的深度。

❷ 類型 (以濃度分類)：鬚後水 1% 以下，古龍水 2~5%，淡香水 5~15%，淡香精 15~20%，香精 20~30%。PS：調制的方法，請參考第 3 章使用方法。

前調 = 快板。主調 = 中板。基調 = 慢板

前調
主調
基調

前調
主調
基調

前調
主調
基調

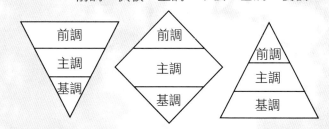

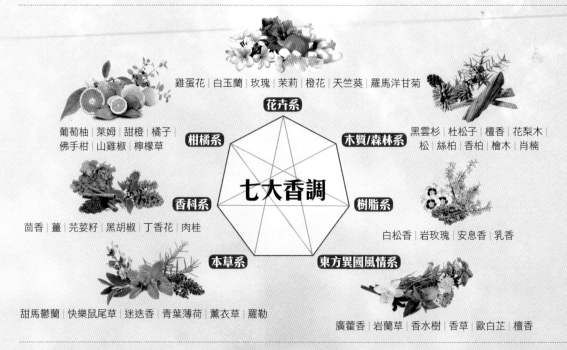

雞蛋花 | 白玉蘭 | 玫瑰 | 茉莉 | 橙花 | 天竺葵 | 羅馬洋甘菊
花卉系

葡萄柚 | 萊姆 | 甜橙 | 橘子 | 佛手柑 | 山雞椒 | 檸檬草
柑橘系

黑雲杉 | 杜松子 | 檀香 | 花梨木 | 松 | 絲柏 | 香柏 | 檜木 | 肖楠
木質/森林系

七大香調

香料系
茴香 | 薑 | 芫荽籽 | 黑胡椒 | 丁香花 | 肉桂

樹脂系
白松香 | 岩玫瑰 | 安息香 | 乳香

本草系
甜馬鬱蘭 | 快樂鼠尾草 | 迷迭香 | 青葉薄荷 | 薰衣草 | 羅勒

東方異國風情系
廣藿香 | 岩蘭草 | 香水樹 | 香草 | 歐白芷 | 檀香

調製自己的香氣原型 (範例)

前調：檸檬草 | 青葉薄荷 |

主調：穗狀薰衣草 | 真正薰衣草 | 雞蛋花 |

基調：肉桂 | 薑 |

請列出所使用的精油，完成香氣圖騰記錄，並為調製的香水取上一個「意會」的名字吧！

香水名：星空 1997

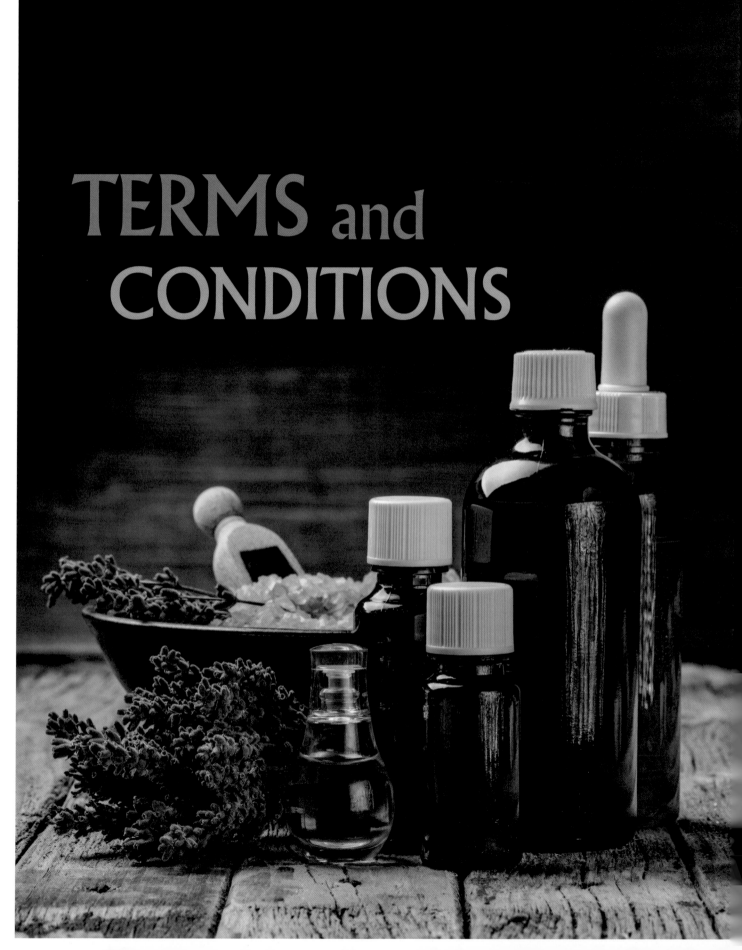

TERMS and CONDITIONS

Chapter 1
Rules to Use
Essential Oils
Safely for Beginners

芳療新手的精油安全守則

14 Rules to Use
Essential oil Safely

安全使用精油的 14 項原則

100% 純精油是經由植物所萃取出的高濃縮物質，例如：薰衣草精油的萃取量是 1/200，而辣薄荷精油的萃取量是 1/100。根據世界首席的芳療醫師潘威爾（Dr. Daniel Pénoël）在法國 41 年執業芳療診所醫治病患的經驗，對於精油的效力與潛力做了一個獨特的見解。潘威爾醫師說：「透過蒸餾的過程，完成了植物『時空轉換』的過程，從『大體積變小體積』從『固態變為液態』的空間改變，使得『療癒的時間』大大縮短了」。例如：可以處理消化不良的 1 滴辣薄荷精油等於 25 包薄荷藥草茶，因此 10ml 辣薄荷精油等於 8000 包薄荷藥草茶。如此高濃縮的植物精油，有獨特的療癒價值，消炎止痛、消毒殺菌、幫助傷口癒合、撫慰心靈等等，使用不當，也可能引起副作用。本章節是基本的使用精油芳療安全守則，務必牢記於心。

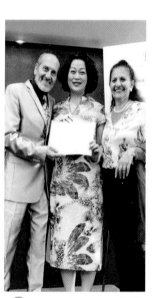

🔺 Dr. Daniel Pénoël 夫婦
與卓芷聿

　　精油蘊藏了生命的奧秘，生命的本質就是信息、能量、物質三者的密切關係，物質為人們提供了各種各樣的材料；能量提供各種各樣的動力；信息提供各種各樣的知識。我們先認識了物質，然後能量，最後才認識了信息，美國哈佛大學的研究小組指出：沒有物質，什麼都不存在；沒有能量作為動力，什麼都不會發生；沒有信息，任何事物都沒有意義。

　　精油同時具有物質、能量與信息的三個身分，透過高濃度、大劑量的原則處理物質的問題，如：急性感染、疼痛……等；透過 5 ～ 10% 精油濃度處理能量問題，像是經脈阻塞或中斷，透過精油

的香氣傳遞特有的信息，影響情感、情緒、思維。單單處理物質的問題，並不能得到痊癒，惟有能量一併處理了，個案才有真正的痊癒、恢復生命活力；若個案的病因在信息層面，也就是內在充滿消極、負面的思考，憤怒、焦慮、害怕、憂慮或悲傷的情緒，那麼精油芳療和心理諮商就必須同時進行了。

精油透過三個介面：皮膚、呼吸道（嗅覺）、消化道（黏膜）深刻影響身心靈，天天使用精油芳療保健，幫助我們淨化毒素、打通阻塞、提振活力。我們的臨床經驗不斷的證明精油芳療不僅彌補了常規醫學的不足，更具有 100% 純天然的好處。但是，也由於精油的揮發性分子量小（單萜烯約 150，倍半萜烯約 225；超過 500 的分子量是無法通過皮膚），脂溶性特質，可以快速穿透皮膚，進入體內循環，影響 DNA 遺傳信息的載體。因此，除了只使用高品質的天然精油外，不濫用精油，不任意內服，謹慎使用會引起皮膚過敏的精油，謹慎使用會造成神經毒性、肝毒性的精油，或謹慎使用在特殊體質的人身上，如嬰幼兒、孕婦、癌腫瘤、進行化療中、癲癇症、高血壓患者。唯有謹慎的使用，才能完整又安全的受惠精油芳療的效能。

66 精油芳療不僅彌補了常規醫學的不足，

更具有 100% 純天然的好處。 99

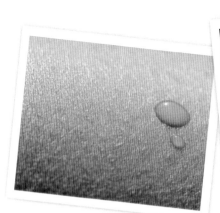 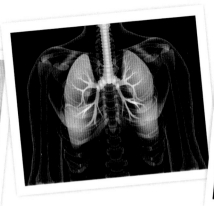 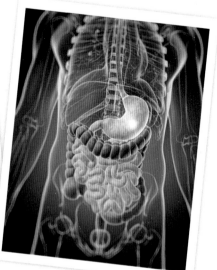

🔺 精油透過三個介面：皮膚、呼吸道（嗅覺）、消化道（黏膜）深刻影響身心靈

因此，在開始使用精油芳療前，了解精油的安全注意事項非常重要，可幫助你在安全的狀況下，進行芳香保健及芳香治療，把不可能變成可能，把可能變成優雅，我們都可以獲得精油芳療的最大效益。

1 精油不要任意內服

除非獲得臨床芳療師或醫師的指示。不正確的濫用內服法，可能造成肝、神經、大腦的累積性危害。特別是精油具有穿透血腦屏障的能力。

2 懷孕初期和哺乳時期謹慎使用精油

懷孕三個月內最好避免使用精油來按摩或泡澡。哺乳的婦女最好用低濃度、小劑量，免得進入母乳之中。乳腺問題與婦科癌腫瘤的患者，避免使用刺激雌激素相關的精油，如茴香、綠花白千層、鼠尾草、快樂鼠尾草。

3 精油具有光敏性

柑橘類精油會導致皮膚對太陽紫外線過敏。因此，使用過後八小時內請勿曝曬肌膚於陽光下。這些精油包括柑橘類精油，特別是佛手柑、檸檬及歐白芷。

4 患有高血壓、癲癇症、神經及腎臟方面疾病之病人請小心使用

某些精油如酮類的迷迭香、鼠尾草、牛膝草，醚類的茴香及甲基醚蔞葉酚羅勒，或內服內酯類的土木香，都可能危害癲癇症或神經性疾病患者。腎臟若代謝不良者，使用精油前最好先請教醫師或臨床芳療師。高血壓患者不宜長時間使用辣薄荷。

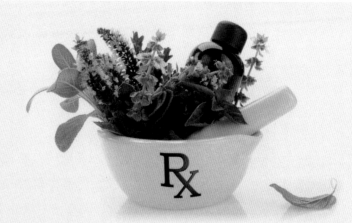

5 嚴格遵守書中的建議用量

使用過量會導致反效果，甚至對身體造成過大負擔。尤其是香水樹、快樂鼠尾草及馬鬱蘭過量會引起睡意，在酒後或開車時應避免使用。酚類如百里香、野馬鬱蘭，類酚類如肉桂、丁香，醛類的精油如檸檬草，都是高風險係數的精油，容易造成接觸性的皮膚及黏膜過敏。胡薄荷酮、薄荷呋喃、酚類具有累積性的肝毒性。

6 避免六歲以下小孩直接接觸精油

避免小孩接觸性過敏或吞食而發生危險，30 個月以下的嬰幼兒避免使用含桉油醇及薄荷腦含量高的精油，如尤加利、辣薄荷。因此熟悉風險性高的化學分子在該精油的比例是絕對重要。例如尤加利的 1,8 桉油醇含量可達到 75%，而紅桃金孃的 1,8 桉油醇含量只有 24%，因此紅桃金孃相對比尤加利更適合使用在嬰幼兒的呼吸道治療。

7 新生兒注意使用劑量

1～3 個月的嬰兒，低劑量使用精油，且需芳療師或醫師指導。新生兒 2 週內不可使用純精油，2 週後可倒薰衣草 1 滴於 3mL 的植物油中，再倒入浴盆內。12 歲以下兒童是成人常規使用精油稀釋後的 1/2。6 歲以下是成人常規使用精油稀釋後的 1/4。30 個月以下是成人常規使用精油稀釋後的 1/8。例如全身性的 3% 按摩油，成人是 50 滴的精油加入 50mL 的甜杏仁油中，12 歲以下是放 25 滴的精油，6 歲以下是放 12 滴的精油，30 個月以下是放 6 滴精油。

8 使用精由先測試是否會過敏

皮膚或體質敏感者,請在使用前先進行敏感測試,將調製好的按摩油抹右手肘內側,觀察是否有紅疹出現。含高量薄荷醇的精油如日本薄荷含有超過 70% 的薄荷醇,而辣薄荷精油的薄荷醇約 40%,不在脖子大範圍使用純劑。若精油不小心噴入眼睛裡,建議先用洋甘菊精露沖洗,讓眼睛整個被精露浸泡著,不到 30 分鐘即可痊癒。若是皮膚上的精油量過高,可以先用精露沖洗消炎抗過敏,再抹上甜杏仁油。

9 勿將精油直接取代藥物

精油的獨特療癒力,有如藥物的效能,可以用來治療疾病,又能夠促進健康。但,不建議你將精油取代藥物,除非你是醫師並熟悉精油的效能。因此,使用後如果症狀沒有改善,請一定要就醫。絕不可因使用精油而放棄原先已在服用或使用的藥物。

10 精油保存於陰涼處

精油必須儲存於密封完好且為深色的玻璃瓶內,並且放置於陰涼的場所,避免陽光直射,如此可延長精油的有效期限及確保精油的療效。

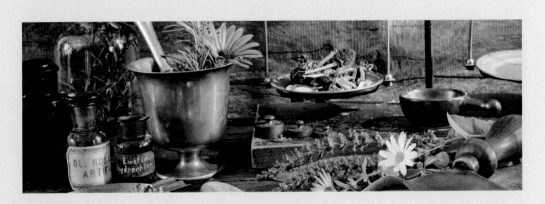

11 精油要裝在適當材質的容器

避免將精油裝於塑膠、易溶解或油彩表面的容器，當稀釋精油時，請使用玻璃、不鏽鋼或陶瓷器瓶罐為佳。

12 精油必須適當稀釋

書中的精油，原則上都是稀釋後才能使用，除非遇到特殊緊急狀況，需要有臨床芳療師的個別建議。精油處方會因個人身心症狀不同而調整。

13 遵守產品原廠建議用量

請按照精油原廠的指示用量，勿參考其他精油供應廠商的建議使用量。不同廠牌應避免混用，以確保醫治效果及避免反效果。

14 有疑問請諮詢專業人員

使用時如果有任何疑問，必須詢問芳療師，或專業從業人員。

✔ 精油應該融入生活之中，為我們服務，直到生命的終點。守護自己與家人的健康不再是單單倚賴醫生、護理師，臨床的長期照護也不是託付給家裡的幫傭或醫院的看護，我們自己才是守護健康最適合的人，精油芳療值得終身學習，幫助群己。

✔ 我充分了解精油的安全使用原則，若有不當的使用或意外的發生如過敏、暈眩，我知道可以向我的芳療師朋友請益！

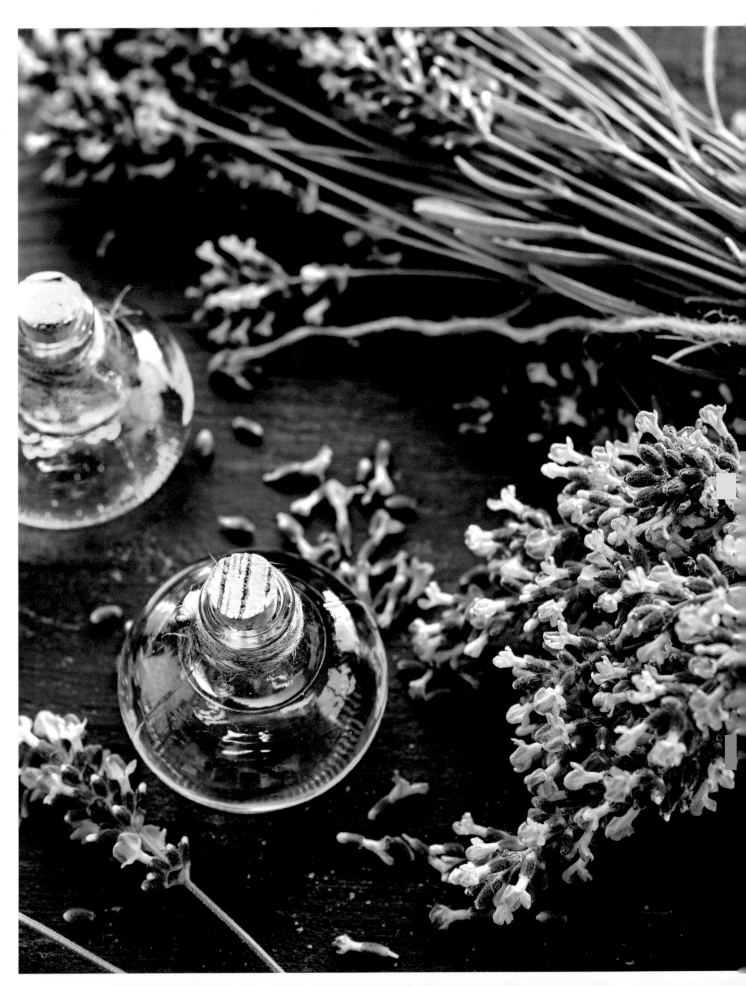

Chapter 2

Identifing the Quality of Essential Oils

辨別精油品質

高品質精油
才能進行芳香療法

High Quality
Essential Oil

" 選擇 100% 純天然精油 "

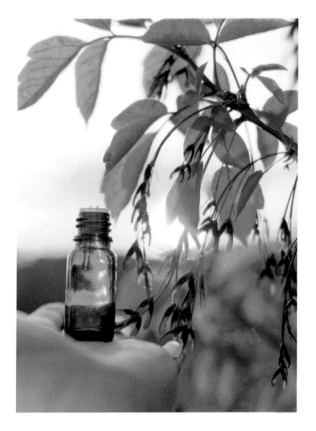

有許多人學習精油課程不是要開業，而是想避免長期使用常規醫療：打針、吃藥的治療方式，透過自然療法舒緩身體或心靈不適的症狀。例如：壓力性頭痛、偏頭痛、鼻子過敏、皮膚紅癢、月經痛、失眠、焦慮、頭痛、水腫、痠痛、疲勞、感冒、胸悶、脹氣、便秘、青春痘、斑點、老化……等，這些居家常見的問題都能透過聞香、抹油就完全改善。

非常贊同一位藥師朋友曾經如此說：「如果聞香會好，那就不吃藥；如果吃藥會好，那就不打針；如果打針就會好，那就不開刀。」

因此，對這些想要嘗試自然療法來促進健康的人，我們說：「很好！」芳療真的是我們生活中的好幫手，幫助你更掌握自己的健康，充滿活力地享受生命的樂趣。

對初學者來說，如果你想自己調製精油處方，第一個遭遇的問題，往往是購買精油時，不知如何判斷精油的品質？不知什麼才是天然的精油？

如何買到真正 100% 純天然保健級的精油？或是醫療級的精油？純天然的精油可以安心抹在皮膚上、黏膜上或吃到肚子裡，抹精油的目的若是為了舒緩個案的急症或進行芳香治療，建議選擇醫療級的天然精油更好，可以更快的幫助個案脫離疾病之苦。保健精油和醫療級精油的差別最主要在化學成分的組成及比例，這份精油化學資料須由廠商提供的 GC-MS（氣相色層分析儀 - 質譜儀）判別，也能用我們敏銳的嗅覺分別二者品質的高低不同。以農產品的選購為例，菜市場有各種不同來源的蘋果，都是天然的真蘋果，但品種、大小、香氣、口感、價格等大不相同，大家可以精挑細選適合自己預算和偏好的蘋果。若是論及治療，雖然保健級精油也可以用，但效能比醫療級弱一些，使用精油芳療者必須多方思考個案的需要及預算限制等問題，就像醫生為病人治病給藥也有分不同等級的用藥標準。

　　如果買到摻有雜質，特別是人工化學的精油，只適合拿來做手工皂或空氣香氛或環境清潔用。市面上還是有非常多精油經銷商、養生館或 SPA 沙龍會館，會提供不純的精油，不僅價格昂貴、包裝也精美，甚至運用「有機認證、國外原裝進口、名人代言、食品級精油」等行銷字眼誘導消費者。標榜有機的精油不一定是最好的精油，這只是其中一項標準，還是要透過成分分析來判別精油品質。

　　因此，精油品質的判別是你使用精油芳療前的第一步。用了品質不好的人工化學精油，不僅浪費錢，長期使用之下，對腦神經、皮膚、血液、肝腎都會累積化工毒素，失去寶貴的健康。以下是測試精油的一些方法。這些方法可確保你花錢花得很值得！

> **保健級精油和醫療級精油的差別，最主要在化學成分的組成及比例，可自瓶標上判別**

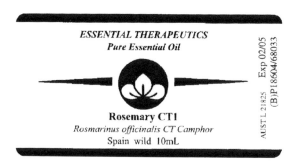

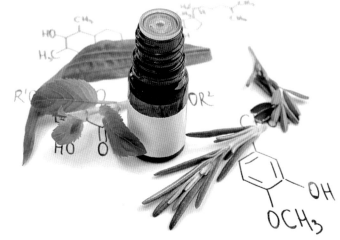

▎辨別精油品質的方法

1st **精油摸起來的「油」感和植物油不同**

精油滴在皮膚上，會很快滲入皮膚，穿透角質層，影響細胞的 DNA。但是，奇妙的是，當你滴 1 滴精油在乾淨的聞香紙上，就會瞬間吸進紙裡，時間過去了，精油會完全揮發，不會留下油漬。每一種精油的揮發速度不同，你可以同時滴上四種揮發速度不同的精油在四個聞香紙上：佛手柑、薰衣草、乳香、岩蘭草，每 15 分鐘觀察一次，不僅香氣在不同時段會改變，漸漸地，油漬也會消失。

2nd **單方精油的價錢不會相同**

精油像是農產加工品，像是葡萄酒一樣，來自不同的國家、不同的產區、不同的萃取技術，品質不同，價格不可能是一樣的，所以如果銷售架上的每一種不同精油的價錢全都一樣，就非常可疑。

3rd **你的「鼻子」會隨時間和經驗進步，分辨真偽**

百年前，芳香精油是天然香水的素材，近代化工的進步，人工的香氛取代了天然的芳香精油成為香水的主流。人工香氛也因此進入精油芳療領域，不肖精油經銷商會給你聞起來像標籤所說的味道。例如：他們以低於市價的價格讓你便宜購入很昂貴且不易取得的花瓣類精油（玫瑰、茉莉、橙花精油）。遺憾的是，這些仿造的花瓣類精油，有經驗的人一聞就知道是成分摻假的或人工化學的香氛精油。雖然我們無法立刻教你這些需要靠時間和經驗累積的本事，但是只要你用過真的、天然、品質好的精油，你的鼻子和感覺，自然會讓你有能力分辨真偽及好壞。

4th **查閱精油瓶上的標籤說明**

精油是身心靈嚴肅的治療用品，也能成為愉悅生活的香氛元素，主要以外用為主。因此，在台灣對精油品質的管理不像中藥如此嚴格。不管精油品質的好壞，一律不能宣稱療效，一視同仁，把所有精油當香氛品。沒有政府的法規介入，精油商按自己的業務需要包裝販賣，魚目混珠的真假精油充斥市面，消費者只能憑運氣和經驗購買精油。澳洲是全世界少數國家對精油有詳細的規定及管理辦法，特別是在工廠管理端就規定倉儲、檢驗、分裝、標籤、使用說明的各種辦法，因此，我們可以藉著澳洲的法規條件，看看一瓶品質好、保健、醫療用的精油，標籤上應具備什麼樣的說明標籤。

▎TGA 藥草、藥用精油的國家證書

　　TGA 是澳洲治療物品管理局（Therapeutic Goods Administration）的縮寫。

　　澳洲國家認證的精油（Essential oil）為滿足輔助與另類醫療保健的使用，主要是透過水蒸氣蒸餾，採用嚴格篩選的藥用植物蒸餾出的精油。高品質的100％純精油可以選擇登列在「澳洲治療物品管理局」（Therapeutic Goods Administration），並領有精油身分證號（AUST L xxxxx），供專業人士芳香治療使用。

　　由於植物及精油是跨國界的種植、生產與萃取，精油會流通全球，所以國際標準組織會要求供應商在販賣藥用的 100% 純精油時，應充分標示其濃度、拉丁學名（因為學名不同，植物別就會不同，直接影響所萃取出的精油的應用方向）、使用法、注意事項、生產日期、有效日期……等。避免誤用了高濃縮的植物精油，造成未蒙其利，反受其害之苦。例如：市面上俗稱的薰衣草精油若沒有標示拉丁學名，可能會讓使用者把提振精神效果的穗狀薰衣草（*Lavandula latifolia*）誤用為安撫心靈、幫助睡眠效果的真正薰衣草（*Lavandula angustifolia*）。

　　少數的植物會因不同產區的自然耕種條件不同，而造成植物本體的化學成分組成產生的變化。因此除了標示拉丁學名外，還要另外明示其化學型態（chemical type），例如：西班牙產的百里香（*Thyme ct thymol*）具有 50-75% 的百里酚（thymol），法國產的百里香（*Thyme ct linalool*）具有 79% 的沉香醇（linalool），二者雖然都有很好的抗菌、抗感染力，但百里酚百里香對皮膚、黏膜、肝臟都有直接的接觸性過敏或肝損傷，必須謹慎，必須經專家調配指導後使用。

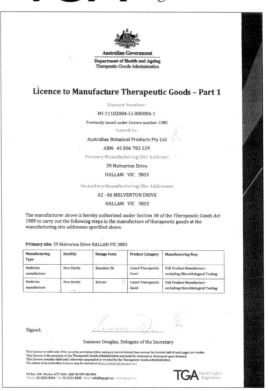

▲ TGA 證書

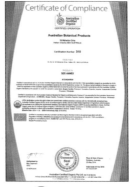

▲ ACO 證書

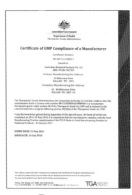

▲ GMP 證書

如果你希望獲得藥用精油產品或任何一種療癒性產品的保健養生效果，就應該先確定你使用的是「真正的」天然產品，而非「人工的」合成品。真正的天然產品必須經過專家測試，而且經獨立機構審核。如此，才能享受精油療癒所帶來的益處。

　　澳洲的地利條件，盛產尤加利、茶樹、薰衣草、橘子、澳洲檀香。因此早在 1920 年代，政府即介入油品的買賣及研究，發展至今，擠身世界領導地位，並設立完整的治療油品管理規範，其標準陸續被新加坡、日本、美國、法國及其他歐洲國家所採用。運用於人體作為藥用的精油，源自世界各地最優質的產區，不僅每一瓶精油都經過「氣相色層分析儀合併質譜儀（GC-MS）」的判定，更應該通過澳洲治療物品管理局認證，同時確保使用者的安全及療癒的效益。若沒有專家的分析，即使通過各種標準（B.P., ISO, AFNOR）等，所謂的純精油仍然可能是假冒品。

　　澳洲市面上優質的藥草或精油產品，可申請澳洲治療物品管理局（TGA）的認證，TGA 可保障實際內容物的品質與精油瓶上內容標籤所宣稱的內容與效果相符。

　　然而，世界上有太多芳香療法的產品不是這麼一回事。一般市面上的大多數產品只是藉由芳香治療的概念所衍生出的生活類產品。這類產品通常經常強烈暗示產品的養生健康效果，卻不清楚標示這些特殊的療癒用途。大多是含有人造成分的假精油或混合多種人工香氛的劣質品而已。這些消費性商品其實只是濫用大眾對芳療的好印象──「感覺很好，是天然的香氣」的概念。

　　更有甚者，有些精油商品是廠商打著 100% 純精油和天然芳療 SPA 用油的名號，販售給低警覺性的芳療師、按摩師、醫療保健從業人員等，也販售給一般大眾。即使這些精油都宣稱是高純度，但透過檢驗的儀器如 GC-MS，發現很多都是摻了人工成分的合成精油。

> **❝ 使用芳療前，**
> **消費者必須自行審慎判斷精油品質，並小心使用。❞**

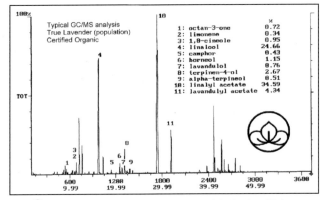

▲ GC-MS 報告，數值越高代表單體化學成分越高。
也可以測出精油所含的各種成分。

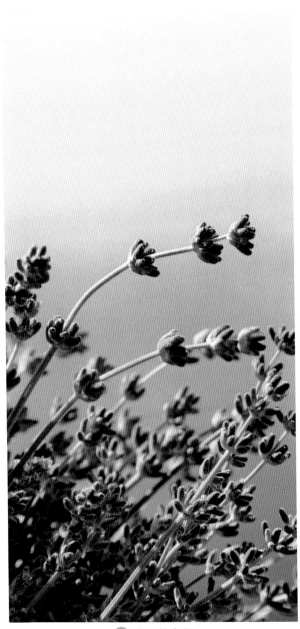

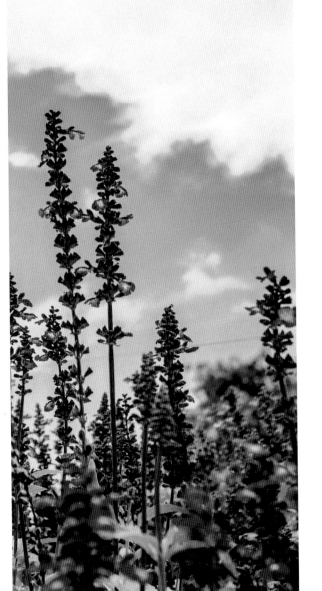

 真正薰衣草　　　　　　　　　　　　　　　穗狀薰衣草

　　即使號稱是 100% 純正且天然，卻不需要通過任何澳洲治療物品管理局（TGA）的監督，及優良藥品製造標準（GMP）所要求的品質監督控管標準。事實上這些未驗證卻號稱天然的產品，有些是好的，也有些是摻假的劣質品。即使這些廠商提供你所謂的品質分析認證，常常拿到的產品與證明書上所印的內容，不一定是符合的。對於沒有被 TGA 監督的精油產品，消費者必須自行審慎判斷品質，並小心使用。

昂貴設備 GC-MS 及專業人士的化學分析

對於工廠端而言，為了保證世界各產區送達精油廠的每一種、每一批精油都是可靠的，需要一套嚴謹的精油品質保證程序應運而生。例如：1991 年澳洲本草產品公司的總裁 John Fergeus 購買了第一套「氣相色層分析儀合併質譜儀（GC-MS）」。氣相色層分析法合併質譜儀分析技術，加上標準物理性測試，是當代用來分析精油品質最先進、具可靠度的科技設備。

然而光靠這些儀器是不夠的。除了氣相色層分析加上質譜分析的設備，資料庫經長年不斷置入眾多精油樣本，發展出一套完整分析精油的數據，才有能力比對每一種、每一瓶精油。即便是非常複雜、以假亂真的假貨也都能分辨真偽。John Fergeus 總裁親自率領品保人員（包括兩位有機化學博士）花費無數時間研究，以及在科學期刊上發表論文，參加相關國際性的科學研討會……等努力，才成為精油化學及品質分析的專家。

換言之，如果只是單純把精油樣本送到無最新精油資料庫的公司，或送至大學研究室去做簡單的氣相色層分析或加上質譜分析，這樣的檢驗品質是不夠完整。更有甚者，有些公司只是為了行銷的目的買了昂貴的分析設備，卻沒有熟悉精油特性，以及了解最新假精油成相的專業精油分析人員，最多也只能鑑定出某些主要成分而已。

因此，一瓶普通等級的真正薰衣草精油，分析樣本的結果可能是符合英國藥典所載的標準：有一定比例的沉香醇、乙酸沉香酯、樟腦……等等為主要成分，以及基本的物理性測試。可能還附加品質分析認證，這瓶普通等級的薰衣草精油就可以搖身一變成為市售的真正薰衣草精油。

但是，如果是透過資料庫完備的 GC-MS 分析比對，就可以追蹤到很多瓶真正薰衣草精油樣本中，含有人造香精混合的成分，例如：二氫沉香醇。偵測到這類的混合物就是一個明確的警訊：這一瓶精油混合了人造的沉香醇。二氫沉香醇是人工合成的副產品，天然的真正薰衣草精油並沒有此成分。

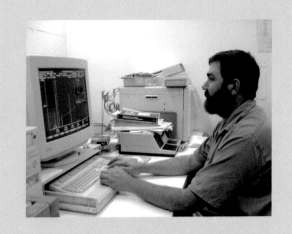

▋10mL 精油小瓶裝的完整標示

根據澳洲治療產品法（*Therapeutic Goods Act*），新一批的精油必須和過去的精油資料庫比對，確認精油化學比例、品質無誤，才能在無菌室中完成小瓶裝，附上清楚的標籤，才能成為芳香治療師所信賴、倚靠的治療武器，滿足個案及病患對身心靈治療的需求。

精油高揮發、怕光的特性，慣例會以深色的小玻璃瓶，如茶色、藍色、綠色或黑色來避免光害，以延長精油的保存期限。精油不是油性物質且不溶於水。但是，可以溶於植物油或酒精濃度80度以上的酒。若將薰衣草精油滴於紙上，在20分鐘內會完全揮發；保加利亞玫瑰精油（水蒸氣蒸餾萃取），於冬季低溫（如15℃）時，就會自動冷凝成固態，用手的溫度又可還原成液態。若是化學合成，或添加雜質的玫瑰精油，不會有此現象。大部分流通在市面上的精油都以2mL、5mL、10mL 或30mL 等大小的深茶色玻璃瓶包裝，附有精準的控油口。因此精油是用滴數來調配在基礎油或媒介油中。若是以澳洲的精油品牌，通常是以1mL=32滴的控油口，1滴會是25mg的重量。在10mL 的植物油中如甜杏仁油，倒入10滴的精油，就是3%的精油濃度，一般可用於健康成人的臉及全身；若1mL 精油加入9mL 的甜杏仁油中，是10%的濃度，比較適合用於局部，並避開身體皮膚敏感的位置，如臉、脖子、鼠蹊、腋下。（精油濃度詳細算法參考第50頁）

更高品質保證

精油包裝需符合澳洲治療物品管理局（TGA）監督的優良藥品製造標準。這項標準包含了：

1 純度

100% 純正、天然的精油都沒有添加或混合任何劣質精油（例如：重組過的香蜂草油或是便宜的薰衣草混合油），也沒有添加人造的化學芳香劑（例如：增加香氣的人造沉香醇）。所有的精油都經過當代最進步的「氣相色層分析儀合併質譜儀（GC-MS）」設備完整分析。

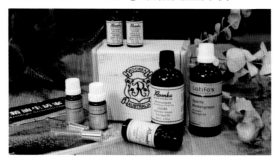

2 植物拉丁學名

治療性精油要求必須使用指定的純植物種屬萃取，這個要求經常被製造商故意忽視，高品質的薰衣草精油市場需求量大過供給量，不良廠商會使用比較便宜的醒目薰衣草提煉，再添加單體化學成分到薰衣草精油中的例子。精油產品應提供精確植物屬名稱，有更進一步區分的需求時，再標示其化學型態。載於澳洲治療物品管理局（TGA）所許可的植物種類學名清冊，一種植物有時會多種學名，例如薰衣草的學名是 *Lavandula angustifolia*，但是另一種傳統學名 *Lavandula officinalis* 也經常被人使用。

3 名稱與萃取方法

精油瓶身需清楚標示大眾熟知的植物俗名以及萃取的部位。

以俗名命名的所有的精油，則皆採取「一次」水蒸氣蒸餾法，不會作修正萃取，也不會有第二次的萃取程序。

● 超臨界萃取法（ CO₂ extraction ）
二氧化碳處於臨界壓力 72atm 以上和臨界溫度 31.1℃ 以下，二氧化碳會介於液態和氣態之間的型態，可將精油從油囊中釋放出來。

● 原精萃取法（ Absolute ）
是由高度純化的有機溶劑（己烷）提煉，己烷殘留物質不會超過 0.0001%（ 1 part per million ）。

● 冷壓萃取法（ Cold expeller pressing ）
所有柑橘類植物的精油都是由冷壓法榨取果皮中的精油。

4 產區

高品質精油除了來自澳洲，也源自世界各地，有些芳香植物有其特定的最佳產地，栽培出來的品種，成分比例比較均衡且香氣更迷人。例如：野生高山薰衣草，來自法國高海拔的普羅旺斯；茶樹來自澳洲的新南威爾斯北方等。所以，註明每一種精油的原產地，有助於了解精油品質或香氣特性。

5 栽培方法

精油瓶身必須標示精油植物的栽培方式，說明它是特選、傳統、野生採集、有機或者野生採集合併有機……等。並非不支持大規模農業，但經驗顯示，大規模的耕種型態必須使用殺蟲劑、除草劑等等，使得植物產出的精油品質較差。所以，具備有機認證，並用小規模栽種或環保永續收割法的農場，會栽培出最高標準的療癒性精油。以下詳細載明每一種精油植物的栽培方式：

● 特選（ Select ）：傳統式的農場發展出特選的可靠頂級精油，保證 100％ 純正，適合治療用途。例如：保加利亞產的大馬士革玫瑰精油。

● 傳統（ Traditional ）：用非有機認證方式栽培提煉出來的精油。例如：廣藿香就是用傳統方法在印尼耕種，雖然沒有使用殺蟲劑、人工肥料或除草劑，但耕種者沒有申請國際的有機認證。

● 野生採集（ Wild harvested ）：野生精油是採集野生植物提煉出來的。與其他高成本的有機莊園耕種相較，這類精油通常具有最高品質與效果，因此選取來源穩定的野生採集植物。最好的例子是西班牙（Spain）的迷迭香 *CT1* 與阿曼（Oman）的乳香。

● 有機（ Organic ）：經有機認證資格的栽種者及國際有機運動聯盟（IFOAM）或其他聯盟如歐盟有機認證（ ECOCERT ）保證的會員所生產的精油。

● 野生採集／有機（ Wild/Organic ）：有些野生採集植物是經過有機認證的。野生有機茶樹即是此類。

6 化學型態

某些植物種類，例如：迷迭香、百里香、尤加利，由於其天然的變異性很大，同物種可以提煉出二種或更多種成分的精油。因此，會在精油植物的拉丁學名後面加上化學型態的縮寫（CT）及獨特成分。例如：**樟腦**迷迭香是 *Rosemarinus officinalis CT camphor*（*CT1*）；**桉油醇**迷迭香是 *Rosmarinus officinalis CT cineole*（*CT2*）；以及**馬鞭草酮**迷迭香是 *Rosmarinus officinalis CT verbenone*（*CT3*），每個含獨特化學型態的精油都有自己的獨特香氣及特性。

7 植物部位

說明採用植株的哪一個部位來提煉。這點很重要，因為不同的部位會有不同的化學成分、比例與用途。例如：肉桂葉（富含丁香酚）與肉桂皮（富含桂皮醛），因此標示萃取部位是有必要的。

8 批號

每一瓶精油都有批號，顯示這一瓶是哪一批生產的，如果有天然變異的狀況，可以找到是在哪一批採收的貨。每一批貨在控制溫度的環境中保存樣本，如果是易氧化的油（例如：柑橘類油）則冷藏於氮氣環境中。

9 當地認證字號

即 AUST L 或 AUST R 的號碼，代表這瓶油是經過澳洲治療物品管理局（TGA）認證的治療性產品，它的效用符合主管機關所許可之療癒用途。

10 保存期限

每一瓶子上的保存方式和保存日期，保障消費者使用新鮮的產品。

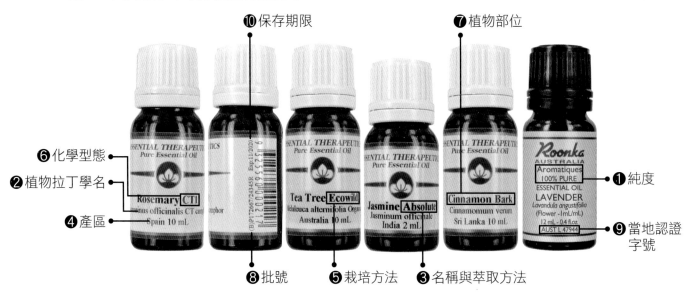

❿ 保存期限　　❼ 植物部位

❻ 化學型態
❷ 植物拉丁學名
❹ 產區
❶ 純度
❾ 當地認證字號
❽ 批號　　❺ 栽培方法　　❸ 名稱與萃取方法

Rosemary CT1
...inus officinalis CT cam...
Spain 10 mL

Tea Tree Ecowild
Melaleuca alternifolia Organi
Australia 10 mL

Jasmine Absolute
Jasminum officinale
India 2 mL

Cinnamon Bark
Cinnamomum verum.
Sri Lanka 10 mL

Roonka
AUSTRALIA
Aromatiques
100% PURE
ESSENTIAL OIL
LAVENDER
Lavandula angustifolia
(Flower - 1mL/mL)
12 mL · 0.4 fl.oz.
AUST L 47944

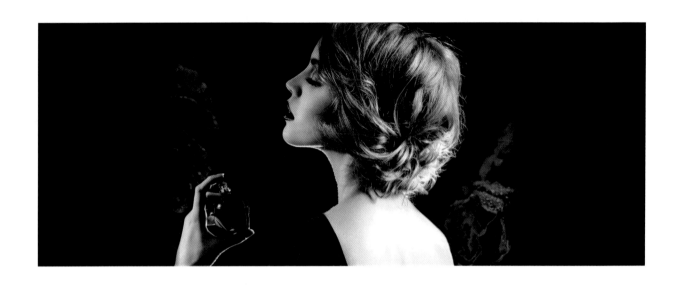

▌訓練你的嗅覺記憶與區分精油品質

精油芳療在澳洲、法國、奧地利、德國、瑞士、英國、日本等國廣受安寧病房、長照安養院、慢性病房，以及芳香治療師所使用，透過薰香、嗅聞、泡浴、按摩、塗抹、栓劑、內服等方式，處理身心靈及能量失衡的問題，為病患帶來舒適護理、舒緩身心靈不適及能量阻塞或中斷的問題，因此精油不僅可以天天用於養生保健、促進健康，遭遇急症或重症時，精油芳療更是能彌補常規醫療的不足。

我的一位個案之前因癌腫瘤療程造成嚴重的噁心嘔吐，無法吃飯，因此體力下降，精神更加頹喪消沉，就算吃了醫師開的藥物也沒幫助。我為他做了一個精油嗅棒（辣薄荷＋甜橙），讓他插入鼻孔內，就此改善了噁心的問題，終於可以享受家人準備的營養食物，有了抗癌的氣力。精油芳療可以協助病患找回健康的力量，找回生命的活力與青春。

為避免因精油品質不良降低療癒效果，除了選擇有國家認證的精油外，你的嗅覺力也能幫助你判別精油品質的優劣，鼻腔內含有上千萬的神經細胞，不僅區分了交感和副交感神經，也能透過嗅覺快速影響大腦的內分泌中樞－腦下垂體。嗅覺的刺激更能快速傳遞到負責短期記憶的海馬迴，因此你的嗅覺是你直通大腦中樞神經系統最棒的、最快速的「治療管道」。平常只嗅聞純粹天然及最高等級的精油，嗅覺自動會將精油正確的氣味印象留在大腦的記憶庫中。試試將 1 滴的 100% 純精油倒在試聞紙上，每 5 分鐘聞一次，你會聞到精油不同層次的氣味，感受到精油的信息，以及精油對情緒和心思的影響。

當你日日嗅聞精油，你的呼吸系統和大腦中樞神經系統會比其他組織器官先得到精油分子的好處，特別是呼吸變得更順暢，能

夠預防感冒、提升內在的在精神力量、放鬆心情。或者，當你想要給家人舒適愉悅的溫馨感，讓室內充滿芳香，精油就是最好的秘密武器。

　　若你對手中精油純度一直無法放心，請和有臨床經驗的芳療師一起來辨別精油的品質。因為唯有追求高品質的精油，在臨床芳療師的輔導之下，才能將手中的優良精油發揮到最大的效能。如果你和我一樣喜歡用天然的方法療癒自己的任何層面，或想要透過安全又有效的使用芳療來守護你所愛的人，真正實踐芳香治療對身心靈的整體好處，平時就多多實驗各種單方精油和處方，並與家人朋友分享您的體驗與發現，你很快就能成為有療癒力量的人，成為芳香天使。明白芳香植物的信息、能量、物質，透過芳香療法療癒人、動物、社會及周遭的世界。

　　每當我們接觸精油的香氣時，我們便直接接觸了植物的生命力，呼應著我們體內的綠色基因，喚醒了體內的自癒醫師。這香氣不單單只是感覺很好，很時尚，很有氣質。更重要的是，它關係著我們身心靈的健康，透過聞香，也就是嗅覺療法來促進健康。

> **每當我們接觸精油的香氣時，**
> **我們便直接接觸了植物的生命力，喚醒體內的自癒力。**

✓ 我檢視我手中的精油標籤是否滿足高品質精油的標準標示。

✓ 我每次使用前，會先嗅聞手中的精油，確保精油的味道無誤。

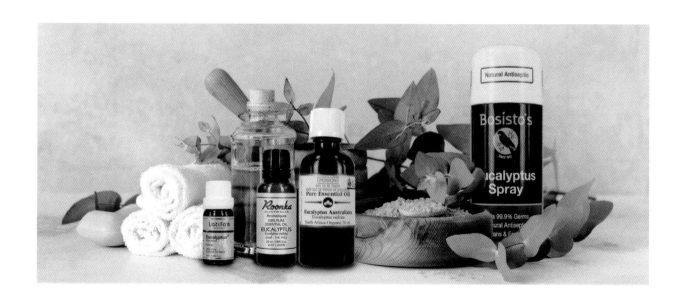

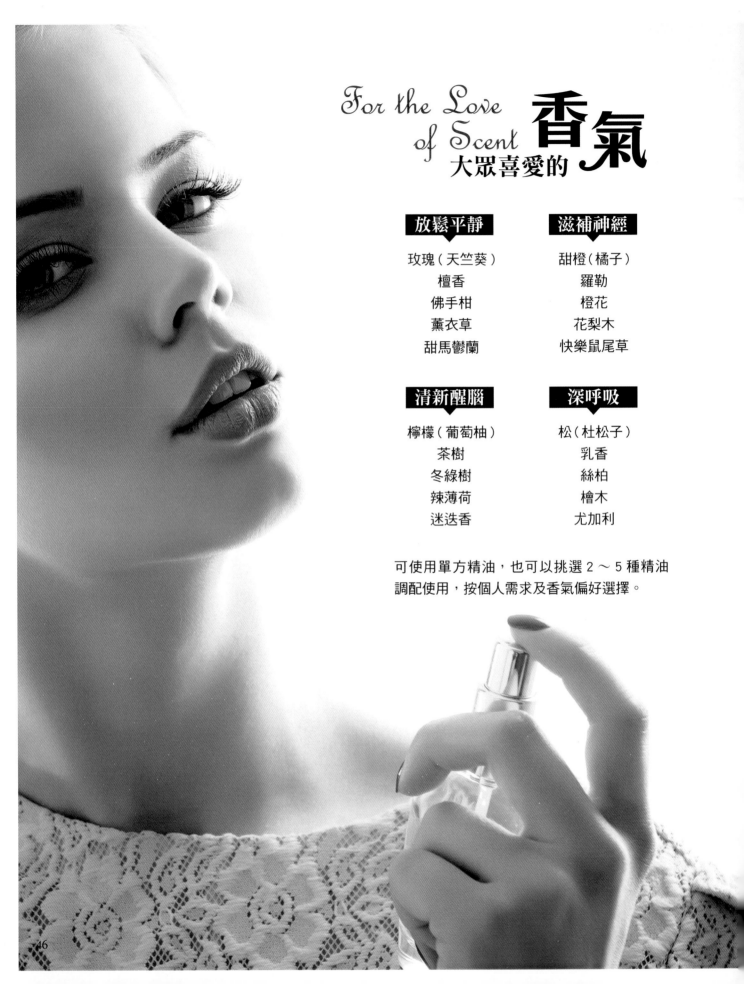

For the Love of Scent

大眾喜愛的 香氣

放鬆平靜

玫瑰（天竺葵）
檀香
佛手柑
薰衣草
甜馬鬱蘭

滋補神經

甜橙（橘子）
羅勒
橙花
花梨木
快樂鼠尾草

清新醒腦

檸檬（葡萄柚）
茶樹
冬綠樹
辣薄荷
迷迭香

深呼吸

松（杜松子）
乳香
絲柏
檜木
尤加利

可使用單方精油，也可以挑選 2 ～ 5 種精油調配使用，按個人需求及香氣偏好選擇。

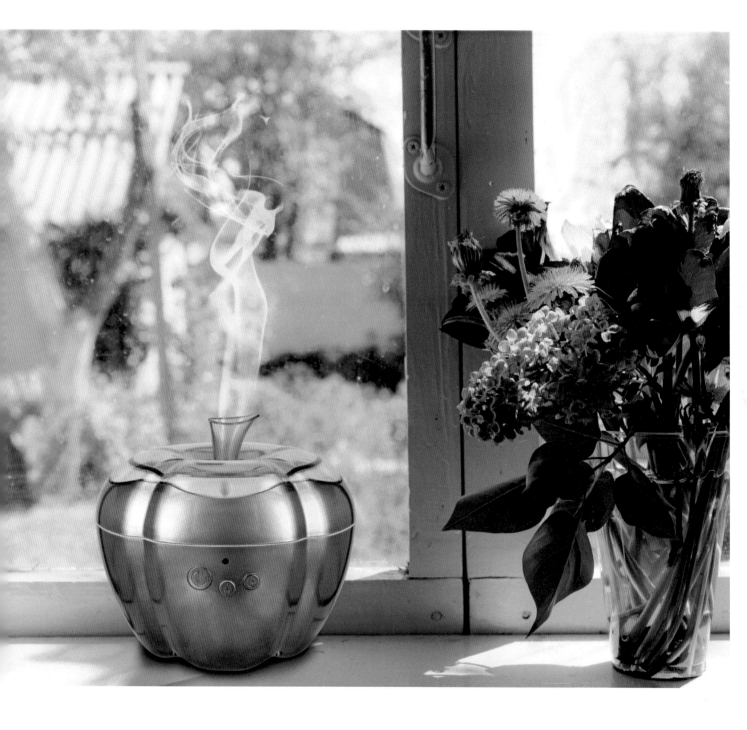

香氣不只是透過嗅覺的感受，作用在邊緣系統，
更是開啟心靈情緒的鑰匙；
一方面使你／妳出色迷人，
另一方面，更為你／妳打開過去記憶之門帶來安慰、溫暖及正向能量。

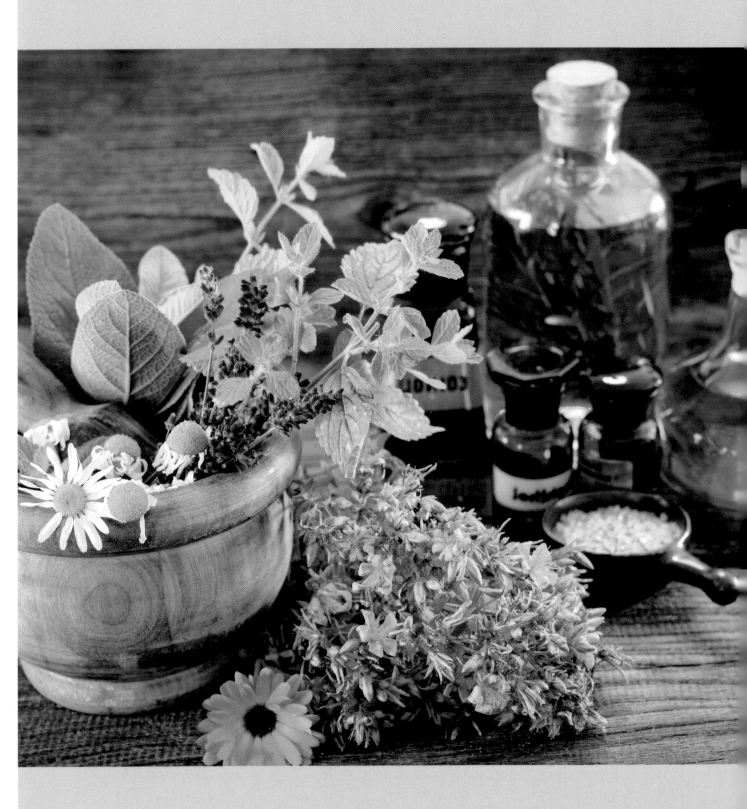

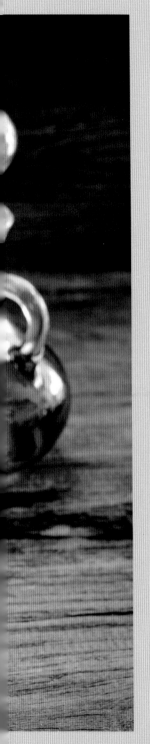

Chapter 3

Most Popular Ways to Apply Essential Oils

最常見的精油使用法

Most Popular Ways
to Apply Essential Oils

最常見的精油使用法

　　數次的精油浴或精油塗抹之後，你很快可以感受到精油提振活力、鎮靜心神、清除阻塞或平衡身心的效果。

　　透過正確的使用，許多問題都能藉由精油沐浴、塗抹或芳香包紮，達到全身性的身心靈保健、心靈療癒效果。舉凡肥胖、蜂窩性組織炎、關節退化症、循環系統問題、肌肉疲弱、頭痛、失眠、慢性疲勞、焦慮、沮喪、溼疹、青春痘、皺紋、斑點……等問題都能夠用精油處理。

　　至於精油內服，雖然可以讓療癒更加速，我們希望你能更謹慎選擇最高品質的精油進行內服，若對手中的精油品質沒有絕對信心，建議你還是將精油使用在皮膚、呼吸道，避免用於消化道及黏膜上。

精油濃度的算法

X= 精油量（mL）、Y= 基劑量（mL）、Z=% 濃度、T=複方總量（瓶子）、1mL=1cc＝1 毫升 ≒ 32 滴

※ 本書作者所用的精油瓶的控油口是 1mL ≒ 32 滴，而非一般市面上常見的 1mL ≒ 20 滴
※ 基劑是用來調合精油的基礎材料（如：植物油）

10% 以下的濃度：$\frac{X}{Y}$=Z%（常使用在英系芳療）
以 10 mL 瓶子，用 10mL 基劑，調製 5% 濃度的精油，算所需精油滴數：
X=Y×Z%
精油量（X）=10（Y）×0.05（Z%）=0.5（mL）
精油滴數 =0.5（mL）×32（滴）=16（滴）
※ 雖然此例複方總量為 10.5mL，但因為一般標示 10mL 的瓶子都會稍微大一點點，所以還是裝得下。

10% 以上的濃度：$\frac{X}{X+Y}$=Z%（常使用在法系芳療）
以 10 mL 的瓶子，調製 15% 濃度的精油，算所需精油量和基劑量：
T=X＋Y
X= T×Z%
Y=T-X
精油量（X）=10（T）×0.15（Z%）=1.5（mL）
基劑量（Y）=10（T）-1.5（X）=8.5（mL）

※1 湯匙 =15mL　1 茶匙 =5mL

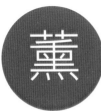

薰 芳香家庭 ｜工作室

Vaporisation and Spray

01 【空間氣氛與消毒殺菌】

- 用法：使用 10 滴精油於薰香器（薰香燭台、水氧機、震盪儀）。
- 說明：釋放獨特的信息與營造獨特的居家氣氛。照顧心理或情緒需求（安撫、激勵或平衡）。試試薰衣草、天竺葵、快樂鼠尾草、香水樹、柑橘、尤加利、冬綠樹。感受不同香氣給你不同的情緒心靈感受。

02 【神聖空間噴霧】

- 用法：使用 10 滴精油於 100c.c. 純水，外加入少許鹽在噴瓶中。
- 說明：作為空間潔淨儀式，早晚各一次，讓空間潔淨，充滿能量。試試迷迭香、佛手柑、花梨木、檀香、杜松子、松。

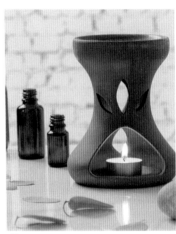

▲ 薰香燭台

03 【燭光靜心】

- 用法：加入 3 滴精油於流動的蠟油中，再點上燭光。
- 說明：熱的流動的蠟油中，必須先熄火，再滴上精油，再點上燭光，火能燃燒空間的不潔，特別是公共空間，多人出入，留下負面態度時，試試精油燭光靜心、排濁與淨化。試試肉桂、丁香、甜橙、杜松子、松。

04 【全效潔淨噴霧】

- 用法：倒 20 滴精油於 2 湯匙卡斯提爾液態皂（liquid castile soap），再加入 250c.c. 的純水中。
- 說明：噴在流理台表面或其他髒污處，再以溼毛巾擦拭，享受天然香氣釋放在空間。試試檸檬草、百里香、茶樹。

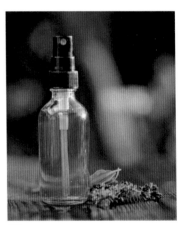

▲ 空間噴霧

聞　芳香覺醒
Energy Awakening

01 【能量油】
- 用法：1mL 精油於 9mL 的荷荷芭油。
- 說明：拭於手肘、手腕脈搏處，或抹在鎖骨、耳後、後頸，散發自然的能量香氣。

02 【能量香水】
- 用法：1mL 精油於 19mL 的 96% 精餾伏特加（波蘭生命之水）。
- 說明：可噴在手腕脈搏處，也可以直接噴在第四脈輪 - 心輪處，或噴在枕頭上好好睡。

03 【能量噴霧】
- 用法：1mL 精油於 200mL 的純水在噴瓶中。
- 說明：噴在人的外圍能量場上或噴在皮膚上，透過絲瓜絡、纖體刷，順著經絡能量流的方向，刷體膚，調理能量。

04 【芳香祈禱】
- 用法：倒 1～3 滴精油在手心上。
- 說明：雙手手心互相摩擦後，合十感謝神，向天上舉手擴胸，隨著呼吸吐納，重複 3～5 次。

05 【精油項鍊】
- 用法：將 7 滴精油（7 代表勝利與安歇）倒入溢香項鍊瓶中。
- 說明：香氣帶著走，透過自然呼吸，讓嗅覺接觸香氣能量 2 小時，精油的香氣充分調整中樞腦的神經傳導物質，最好白天使用。

芳香分子能直接刺激邊緣系統，調節情緒。用最天然的香氣調配出獨一無二能影響個人信息的療癒香氣。自然呼吸或搭配靜心與正念，讓心可以重新出發。試試佛手柑、天竺葵、玫瑰或橙花修護心的傷口。甜橙、薰衣草、檀香、甜馬鬱蘭幫助睡眠。薰衣草、天竺葵、回青橙、香水樹鎮定神經緊張、痙攣。尤加利、茶樹、羅文莎葉、辣薄荷行氣、補氣、提升免疫力。苦橙、橙花、回青橙抗憂鬱和提振心情。

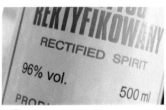

△ 96% 波蘭生命之水

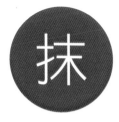

抹 芳香按摩與塗抹
Massage & Friction rub

01 【按摩油】

- 用法：在 10mL 的植物油中外加入 5 ～ 10% 的精油。例如：16 滴的精油加入 10mL 的甜杏仁油，是 5% 濃度，可全身按摩；32 滴的精油加入 9mL 的甜杏仁油中，是 10% 濃度，可局部按摩。特調的按摩油應標示成分、比例，可 1 週內用完或單次用完更好。

- 說明：手是心的延伸，以芳香精油按摩，傳達關懷及愛，是芳香療法最重要、最受歡迎的方法。按摩油效果又廣又深，有益嬰幼兒成長、使皮膚柔順光澤、促進新陳代謝、幫助瘦身、浪漫催情、紓壓放鬆、提高生命活力、疏通經脈能量流、調理五臟六腑、消炎止痛。平常可以使用一般的保養按摩油，人人適用，保養胸乳部、婦科、心肺、消化、氣血淋巴循環。若是生病了，必須根據個人的體質及疾病的嚴重度、不同的病程或復原階段，給予不同的處方與濃度來協助恢復健康與活力。先自己調製 3% 的濃度，只用 1 ～ 2 種精油調入 10mL 甜杏仁油中，在 1 週內用完，享受精油帶給你的心情、皮膚、神經、肌肉、能量活力的獨特感受。

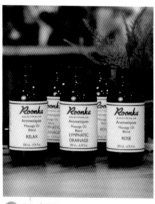

▲ 按摩油

02 【腳底抹油】

- 用法：腳底洗淨後或完成深度的能量潔淨儀式，塗抹 3 ～ 20 滴的純精油。

- 說明：提升整體活力、使精油更有效的進入靜脈、循環全身、抗菌／抗發炎、釋放情緒、協同五臟六腑經絡能量、釋放腳底的能量阻塞、提升活力與免疫力。睡前用 3 滴薰衣草或岩蘭草精油純劑抹腳底，連續 7 天，觀察睡眠品質的改變。腳底的皮膚是最耐受精油的位置，甚至嬰幼兒塗抹 1 滴在腳底都很安全。不過，對於嬰幼兒，還是建議你稀釋成 25% 的濃度再抹腳底。

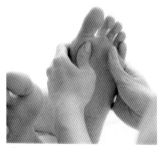

▲ 精油純劑抹腳底

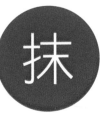

抹 芳香按摩與塗抹
Massage & Friction rub

03 【穿上芳香金縷衣】

- 用法：淋浴後趁著身上還有水珠，將5～32滴精油（可外加5～32滴冷壓植物油），由腳後跟往上塗抹，再由身體前面（任脈）往下抹，在身體的後面（督脈）往上塗抹。

- 說明：連續使用一週，細細品味香氣給你的身心感受，使用單方精油為佳。先試試薰衣草、天竺葵、尤加利、快樂鼠尾草、絲柏、黑雲杉、檜木、乳香、杜松子、羅勒精油。建立身心對精油的敏感度，提高自身直覺的敏銳度。

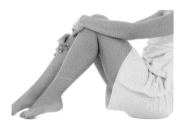

🔺 浴後身上仍有水珠抹上精油

04 【吹風機溫灸術】

- 用法：將1～2滴的精油抹在經穴上，再以負離子的吹風機對準想要溫熱的經穴，距離10公分以上的距離，以皮膚可耐受的溫度吹1～2分鐘，感覺舒服即可。

- 說明：透過吹風機的熱能與精油的植物能量，更加完全發揮中國傳統的溫灸養生理論，在WTO公認的361個穴道上，選擇基本的24個大穴：湧泉、太衝、崑崙、三陰交、陰陵泉、足三里、委中、關元、八髎穴、命門穴、中脘、膻中、天突、大椎穴、肩井、風池、風府、印堂穴、翳風、聽宮、百會、合谷、內關、曲池，早晚使用精油和吹風機溫溫吹，可在沐浴前使用，或方便時即可進行，改善畏寒的體質，調整氣、血、水失衡，逐漸強壯身心。孕婦或燥熱體質或發炎疼痛處應避免使用吹風機熱療。選擇2～3個大穴熱療即可。

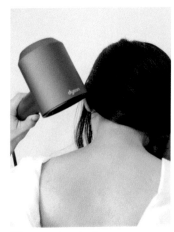

🔺 吹風機溫灸術

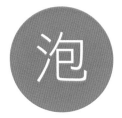

泡 🛁 芳香水療
Body and Foot Bath

01 【芳香浴】

- 用法：滴 10 滴精油滴於浴缸水中，浸泡 10 ～ 15 分鐘，若怕會刺激皮膚，可加入等量的冷壓植物油或 1 湯匙的沐浴乳調合精油，再倒入水中。若不方便使用浴缸時，也可倒 2 滴的精油在平常喜歡的沐浴乳中，若能使用無香精的沐浴乳更好。

- 説明：精油盆浴特別能改善下肢循環不良引起的浮腫、痠痛，幫助淨化能量，調理神經、免疫力及內分泌，幫助放鬆好眠，舒緩肌肉關節、感冒不適，促進新陳代謝。可添加入 50 ～ 250g 瀉利鹽，更加放鬆肌肉、幫助排除毒素、代謝乳酸、中和電磁場。理想的水溫是 37 ～ 40℃。飯後 2 小時後再進行芳香浴。

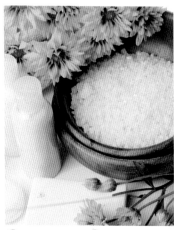
🔺 瀉利鹽

02 【足浴或臀浴】

- 用法：4 ～ 6 滴精油於 1/2 杯的瀉利鹽中，倒入泡腳桶中，浸泡不超過 20 分鐘，微出汗即可。

- 説明：排除留滯體內的負面能量、放鬆、促進下肢循環。足浴的理想的水溫是 42℃以下，微微發汗或 20 分鐘內即可停止足浴。適合臀浴的溫度是 35 ～ 37℃。

03 【精油熱蒸氣】

- 用法：2 ～ 3 滴精油滴於一盆熱水中，以大毛巾蓋頭，深呼吸。

- 説明：排除呼吸道的痰，以及臉部皮膚的阻塞症狀（氣喘、皮膚微血管破裂患者不適用）。

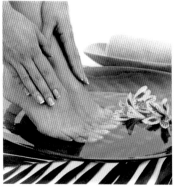
🔺 足浴

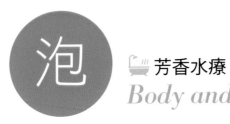

泡 🛁 芳香水療
Body and Foot Bath

04 【手部淨化】
- 用法：倒 1 茶匙的海鹽或山鹽在溼的手心上，倒入 2 滴精油，由手掌部分搓至手肘處，再透過流動的水沖淨。
- 說明：除去沾染他人的負能量，建議使用杜松子、迷迭香、鼠尾草、松。

05 【推薦配方】

芳香浴	提升免疫	檀香 3 滴＋薰衣草 2 滴＋茶樹 2 滴
	降血壓	香水樹 2 滴＋甜馬鬱蘭 2 滴＋薰衣草 2 滴
足浴	香港腳	檸檬 2 滴＋茶樹 2 滴＋丁香 1 滴
	瘦腳丫	辣薄荷 2 滴＋檸檬草 2 滴
臀浴	婦科感染	薰衣草 1 滴＋天竺葵 1 滴＋茶樹 1 滴
	痔瘡	絲柏 2 滴＋天竺葵 2 滴＋廣藿香 1 滴
精油熱蒸氣	咳嗽	尤加利 1 滴＋辣薄荷 1 滴
手浴	關節炎	迷迭香 2 滴＋杜松子 1 滴＋ 3% 洋甘菊精華油 2 滴
	舒緩僵硬	薰衣草 2 滴＋天竺葵 1 滴＋迷迭香 2 滴

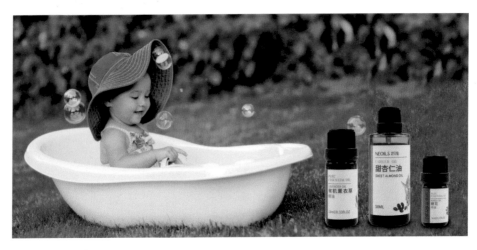

敷

🌸 芳香包紮
Wrap and Compresses

01 【冷熱敷】

- 用法：以 5 ～ 10% 濃度的精油調入基底乳，然後直接塗抹在患部，然後再覆蓋熱敷袋或冷敷布。這種方法可促使大量精油高度滲透入患部。止痛最常用的精油是辣薄荷或日本薄荷，具有麻醉、止痛效果，急性的撞傷疼痛，可以直接純劑點狀式塗抹，但不宜整片塗抹，免得引起冰凍不適感。

- 說明：熱敷適用於慢性疼痛，冷敷則用於嚴重的急性疼痛，以及受傷時的急救（如扭傷）。冷敷及熱敷能輔助精油舒緩疼痛、腫脹，以及減輕發炎。熱敷法可用微波爐 2 分鐘加熱自製的熱敷袋。熱敷法特別適用於月經痛、背痛、風溼痛、關節炎、膿瘡、耳痛、牙痛等。

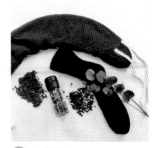
▲ 熱敷袋

  自製熱敷袋：5 分鐘就能手工完成，取乾淨的厚棉襪，倒入八分滿的粗鹽或亞麻籽，再用線縫合，即可使用。也可使用厚棉布，裁切成適用在眼部、肩部、腹部、膝部、腳底的尺寸，三邊縫合後，倒入粗鹽、黑胡椒粒、山雞椒粒或亞麻籽八分滿，再縫合第四邊。

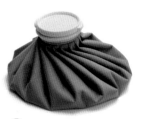
▲ 冷敷袋

  自製冷敷袋：冷敷法取自冷水，而且越冷越好，可借助碎冰塊降水溫。冷敷法適用於發燒、頭痛（敷在前額或後頸）、扭傷、撞傷、網球肘及其他正發炎、腫脹的情況。當冷敷布的溫度升高至一般體溫時，就必須重新換過一次，但是若情況不允許經常更換的話，讓冷敷布持續放在患部無妨。

02 【推薦配方】

皮膚排毒	杜松子 6 滴＋葡萄柚 6 滴＋絲柏 4 滴＋基底乳 10mL
橘皮組織	葡萄柚 7 滴＋茴香 3 滴＋檸檬草 5 滴＋基底乳 10mL
上癮沉溺	檀香 5 滴＋馬丁香 5 滴＋薰衣草 6 滴＋基底乳 10mL
月經痛	羅勒 6 滴＋辣薄荷 4 滴＋快樂鼠尾草 6 滴＋基底乳 10mL

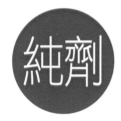

純劑 急症處理
Neat Application

- 用法：1～3滴的精油純劑塗抹，可因特殊的療癒需要而重複使用，最好在臨床芳療師的指導之下使用，避免誤用、濫用引起不必要的損傷如過敏、暈眩等。以下是法系芳療學派的獨門用法，源自 Dr. Daniel Pénoël 的 41 年臨床經驗。(除了第 4、5、 6 點外)。

- 說明：❶**淋巴區**：1滴的精油，如：茶樹抹在下頜淋巴、耳後淋巴和頸部淋巴，預防發生咽喉感染的問題。

  ❷**手肘靜脈區**：1～3滴的精油，如：尤加利倒在手肘靜脈區，以另一手的手腕覆壓，促進滲透，完成一分鐘進入心肺的速度，有效對抗病毒性感冒的初期症狀。

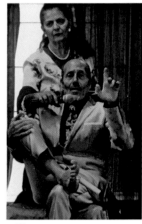

▲ Dr. Daniel Pénoël

  ❸**背部督脈或膀胱經區**：以 3～8mL 的純精油，如：尤加利＋茶樹＋迷迭香精油，於後背的督脈或膀胱經脈區，搭配吹風機熱療 2 分鐘，加速滲透入皮下血循、經脈。處理感冒咳嗽問題、調理五臟六腑、排濁。

  ❹**經穴區**：1～2 滴的精油，如薰衣草、永久花精油，搭配吹風機熱療溫灸 1 分鐘，注意不要燙傷。

  ❺**脈輪能量區**：將 1～2 滴的精油先倒在手掌心上，再用雙手掌心一前一後的按壓在身體的脈輪上，可以不用和身體直接接觸，直到脈動改變。為各能量中心補充能量(如：百里香精油)或淨化(如：如杜松子精油)能量，進而影響元氣、內分泌、腺體與神經系統。

  ❻**傷口區**：止血用天竺葵，灼燙傷用薰衣草，幫助淺層傷口癒合用乳香，活血化瘀用永久花，殺菌抗感染用茶樹。直接純劑使用在患處，可以重複使用，例如每 5、10、15、20 分鐘使用純劑一次，確保得到想要的療癒效果。

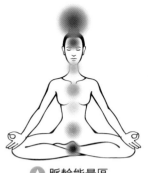

▲ 脈輪能量區

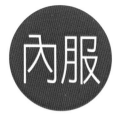

內服 ～ 身心保健與治療
Internal Consumption

01 【精油蘋果】

- 用法：將 1 滴精油用牙籤沾取，再劃在切成薄片的蘋果上。
- 說明：添加辣薄荷精油是為了打開鼻後的嗅覺力，改善鼻塞。添加芳枸葉精油是為了打開情緒阻塞、釋放壓抑在心中的情感。

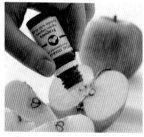

▲ 精油蘋果

02 【精油 C 片】

- 用法：將 1 滴精油滴在 100mg 或 500mg 可嚼的維他命 C 片上。
- 說明：特別適合處理咽喉、氣管的問題，一日不超過 2000mg 的維生素 C，精油不超過 16 滴為安全。試試絲柏精油的止咳力。辣薄荷 C 片改善宿醉的頭痛、疲憊。

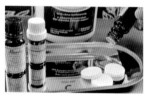

▲ 精油 C 片

03 【精油膠囊】

- 用法：將 2～8 滴精油滴在 「0」號膠囊中，再用合宜的植物油如橄欖油或療癒油，如：月見草油、黑種籽油，添滿膠囊。
- 說明：身心的各種失調都可借助膠囊的方法，例如：氣喘或感冒用藍桉尤加利（*Eucalyptus globulus*）精油。腸躁症用甜馬鬱蘭精油。發炎用坤希草精油。助肝解毒用有機檸檬精油。一天 2～4 次，精油濃度請依臨床芳療師指示。

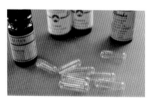

▲ 精油膠囊

04 【精油酊】

- 用法：將 10 ～ 15 滴的精油滴在 30c.c. 的 96% 生命之水伏特加中。每次倒 10 滴的精油酊在一杯水中。
- 說明：薑的暖胃除穢效果特別適合給胃寒的人，10 滴的薑精油酊倒入一杯的紅茶中，一杯暖薑的紅茶力，提升新陳代謝、減肥。茴香酊給腸胃痙攣痛的人。推薦試試辣薄荷酊助消化的效果。

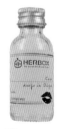

▲ 精油酊

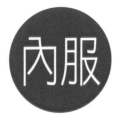

內服 身心保健與治療
Internal Consumption

05　【精油唾沫】

- 用法：將 1 滴的精油倒在手的虎口上，先繞舌製造很多的唾液，再用舌頭舔虎口上的精油。
- 說明：試試茶樹精油的抑菌能力，當咽喉癢癢的初始症候有立刻的紓解效果。

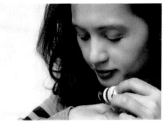

 舌頭舔虎口上的精油

06　【精油薑蜜】

- 用法：15mL 的蜂蜜中倒入薑粉 1～2 茶匙中，再將 2～4 滴的精油倒入薑蜜中，直接送服。適合溼寒體質的人。
- 說明：蜂蜜溶於水，但精油不溶於水，所以調好的精油薑蜜不需加水，否則加入水中時，精油與薑蜜分開了，消化道可能因精油而引起接觸性過敏或灼傷黏膜。試試沉香醇百里香強化免疫力。絲柏用於聲音沙啞或幫助改善腦部的血液循環。甜馬鬱蘭平衡情緒紊亂。辣薄荷處理暈車噁心。檸檬處理孕吐的噁心。香水樹用於心悸或高血壓。馬鞭草酮迷迭香緩和肝炎。一天不超過 4 次為安全。

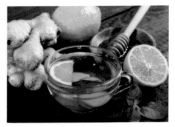

 精油薑蜜

07　【精油料理油】

- 用法：1～2 滴的精油倒在 5～15mL 的料理油中，作為風味沙拉。
- 說明：刺激食慾、幫助消化、穩定情緒、提升免疫力，都會因你選擇不同的精油而帶出不同的效果，羅勒、茴香、芫荽籽、甜橙、佛手柑、保加利亞玫瑰是我喜歡的風味，歡迎你試試。一天不超過 45mL 的精油料理油為安全。每 15mL 放 2 滴的精油。

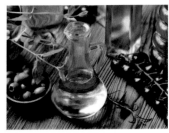

 精油料理油

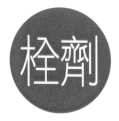

栓劑 ✎ 生理性疾病治療
Suppository

01 【肛門栓劑】

- 用法：10% 濃度的精油調入融化的基底膏中，再一起倒入 6mL 的唇膏空瓶，放在冷凍庫中。每次使用 1/3 量，1 天 3 次。若緊急需要，來不及做成膏狀的劑型，可用空針的注射筒 2.5mL 的植物油中含 8 滴的精油，使用時，記得為筒前端上油，避免刺激肛門的皮膚。

- 説明：處理呼吸系統問題的必殺絕技，特別是咳嗽有痰或沒痰都可，氣管炎、支氣管炎、細支氣管炎、咽喉炎、發燒等等問題，尤加利、辣薄荷、迷迭香、絲柏精油都是值得一試的處方。若有嚴重的痰問題，加一點土木香精油，直接中止痰的產生。大人用 10% 濃度，12 歲以下用 5% 濃度，30 個月以下的嬰幼兒用 2% 濃度，嬰幼兒避開藍桉尤加利、辣薄荷精油，預防吞嚥肌肉受刺激收縮，可改用桃金孃（香桃木）、穗花薰衣草精油。

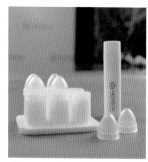
▲ 肛門栓劑

02 【陰道栓劑】

- 用法：10% 濃度的精油調入 5mL 的基底油中，再用婦女用的衛生棉條沾取調好的精油，置入陰道中，每次如廁完後就應取出換新的栓劑，避免因尿液沿著栓劑的棉線上循而感染。

- 説明：用於陰道感染、發炎的困擾。常因慢性壓力、疲憊過勞、產後、大病用藥後，造成腸道菌群破壞與免疫力下降，陰道栓劑可以立即舒緩陰道的搔癢，速速解決癢引起的坐立難安問題。推薦的處方：茶樹、百里酚百里香、沒藥、天竺葵、馬丁香，共 16 滴，其中百里酚百里香只占 1 滴，調入清爽的 5mL 植物油中或 12 珍草膏 1 茶匙，使用衛生棉條沾取，再置入陰道。由於陰道是我們比較難用肉眼觀察的位置，務必回到婦產科做內診檢查。

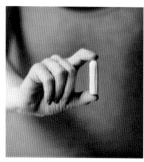
▲ 陰道栓劑

快速簡單的 22 種生活精油應用

❶ Aromatic Wrap 芳香包紮	在溫水中滴 10 ～ 15 滴的精油，取厚的棉布巾沾取精油水，再溼敷患處。常用在退燒的預備。
❷ Bathe 洗沐	在沐浴精或洗髮精之中滴 4 ～ 6 滴的精油。
❸ Bath 盆浴	在盆浴中滴 8 ～ 10 滴的精油。
❹ Sitz Bath 坐浴	在小盆浴中（水深及腰）滴 4 ～ 6 滴的精油。
❺ Hand Bath 手浴	在小盆浴中（水過腕關節處）滴 2 ～ 3 滴的精油。
❻ Foot Bath 足浴	在小盆浴中（水過腳踝處）滴 4 ～ 6 滴的精油。
❼ Body Scrub 身體去角質	透過馬鬃刷、絲瓜絡沾取按摩油刷身體。
❽ Compress 溼敷	在溫水中滴 1 ～ 2 滴的精油，取美容巾沾溼，溼敷在臉部。
❾ Friction Rub 摩擦	精油 1 比 1 等比例稀釋在植物油或薰衣草精油中。
❿ Hand Friction Rub 雙手摩擦	在手掌中滴 2 滴的精油，再放在鼻前嗅聞。
⓫ Hydrosol Spray 精露噴霧	在 100mL 的精露之中，滴入 10 滴精油。

⑫	Gargle 深喉嚨漱口	在 30c.c. 的溫水中滴 1～2 滴的精油。
⑬	Steam Inhalation 蒸氣嗅聞	在熱水蒸氣中滴 2～3 滴的精油。
⑭	Massage 按摩	在 10mL 的植物油中滴 10 滴精油，可從頭按摩到腳。
⑮	Paper Funnel Inhalation 捲紙嗅聞	在捲成號角筒狀的紙捲中滴 2～3 滴的精油。
⑯	Pillow 枕頭	在枕頭的兩側各滴 1 滴精油。
⑰	Poultice 泥膏藥	在 3 湯匙的泥岩粉中滴 3 滴精油及約 3 湯匙適量的精露調製成膏藥。
⑱	Room Air Spray 空氣噴霧	在 100c.c. 純水中滴 16～32 滴精油。
⑲	EO Cream ／ Lotion 精油霜／乳	用 2 滴的精油調合 2mL (身體用)，4mL(臉部用)。
⑳	Ointment 抹香膏	在 10mL 基底膏中滴 16 滴精油。
㉑	Tissue ／ Hankie 面紙／手帕	在手帕上滴 1～2 滴的精油。
㉒	Vapouriser 擴香	在水氧機或薰香燭台中滴 8～10 滴的精油。

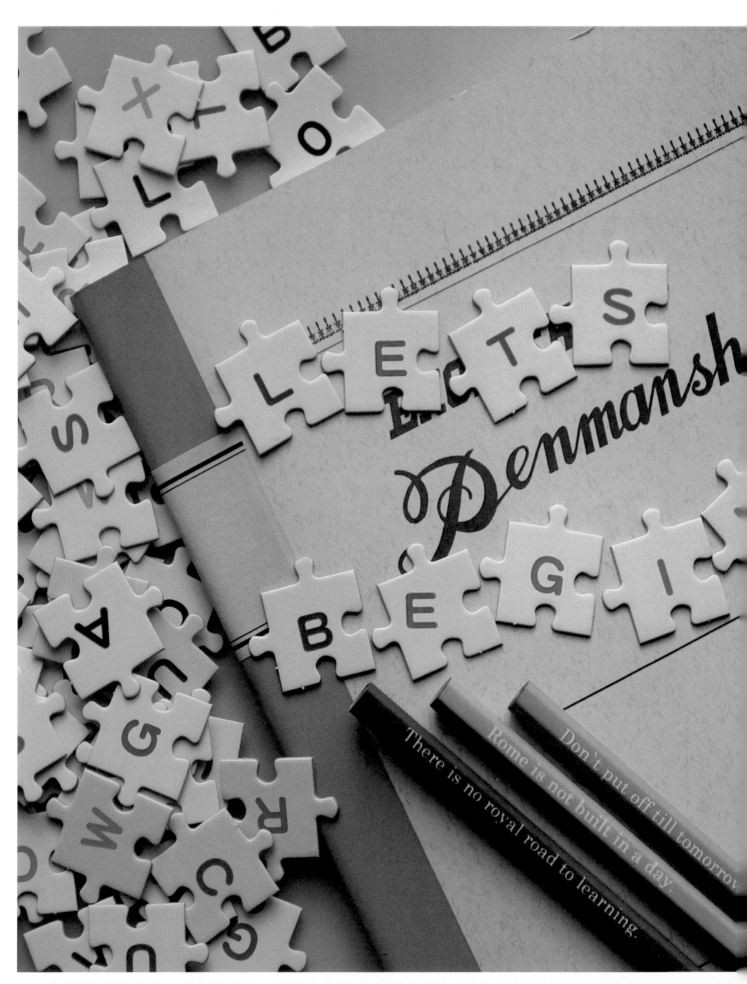

Chapter 4

Mind Activities & Essential Oil Chemistry

心靈活動與精油化學

心靈活動與精油化學

芳香治療的目標一直是身心靈整體的健康。

芳療和身心靈之間的關係是什麼？
心靈是什麼？
心靈就是情感或情緒嗎？
心靈就是正面或負面的思考嗎？
心靈就是性格或人品嗎？

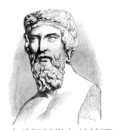

古希臘哲學家 柏拉圖

心靈就是聰明才智、專注力、意志力的表現嗎？
是什麼因素影響心靈的平衡？
精油如何促進心靈的健康與強壯？
精油為何可以影響內在的心靈活動，紓壓放鬆？

▌心靈的定義

古希臘哲學家柏拉圖（約西元前427年～西元前347年）認為人有兩個世界，一個是靈魂所在的理性世界，另一個是身體所在的現實世界，也就是心靈（或稱為靈魂）和身體二元並存的理念，二元論主張人有二重本性，包含靈魂（非物質）和形體（物質）。

三元論則主張人性的要素分成三部分：靈、魂、體。認為靈和魂是兩種不同的實質。使徒保羅對帖撒羅尼迦教會會眾的祝福：「願賜平安的神親自使你們全然成聖！又願你們的靈與魂與身子得蒙保守！」指明人擁有三部分：靈、魂與身體。

1.「靈」是我們內在最深的部分，有神所賜的良心、直覺及自由意志，使我們能與奧祕的神交通，並建立合宜的關係，而有了不朽的生命。
2.「魂」是我們的自己，介於我們的靈與體之間，有自己的心思、情感、意志與性格。
3.「身體」是我們外在部分，肉眼得見的器官，對物質世界的感知，使我們能夠和物質的世界互動。

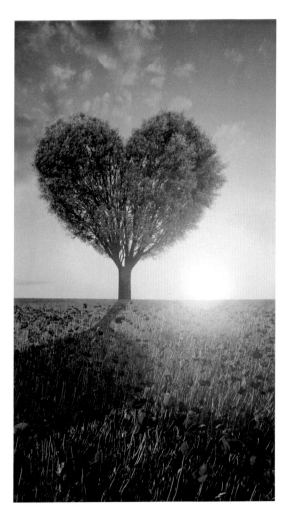

心靈是大腦活動的結果

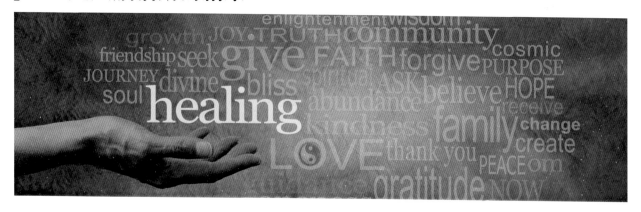

　　本章採用三元論的主張，將靈、魂、體三者分開，並以現代習慣的用語「心靈」取代「魂」一字。希望讓大家更進一步了解心靈的表現與變動，並善用手中的精油芳療來維護心靈之平衡，心靈包含了心思、情感、意志與性格。20 世紀知名的心理分析大師卡爾・古斯塔夫・榮格（西元 1875 ～ 1961 年）認為：人格是一個浩瀚而神秘的系統，人類的內心世界就像宇宙一樣，人生最偉大的探險就是對內心世界的探索。

　　心靈是位於身體的哪一個器官呢？自古的先賢費盡心思尋找這個答案。古埃及人認為心靈在心臟。希臘醫學之父希波克拉底（西元前 460 年～西元前 370 年）認為心靈在大腦。哲學家柏拉圖認為心靈在大腦與脊髓。羅馬時代的蓋倫醫生（西元 129 ～ 200 年）認為心靈在大腦的深處。19 世紀末期的大腦科學進步與現代科學飛躍式的發展，現在一般認為心靈是大腦運作與反應的結果。

　　聖地亞哥・拉蒙・卡哈爾（西元 1852 ～ 1934 年），是西班牙病理學家、組織學家及神經學家，對於大腦的微觀結構、神經科學有開創性的研究。卡哈爾獲得 1906 年諾貝爾生理醫學獎，被認為是現代神經科學之父。人之所以能夠看見、聽見、聞到、摸到，品嚐食物的味道，甚至用腦思考，產生靈感、情感、情緒……等，完成這些複雜的過程，關鍵在於長得像樹枝狀的神經細胞。

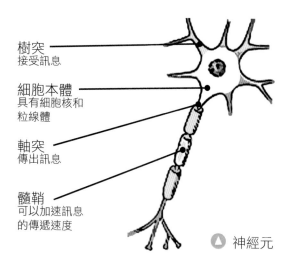

樹突
接受訊息

細胞本體
具有細胞核和
粒線體

軸突
傳出訊息

髓鞘
可以加速訊息
的傳遞速度

▲ 神經元

卡哈爾提出有關腦結構的「神經元學說（neuron doctrine）」，他認為在神經系統中，這些神經元（單一細胞）在結構、代謝和功能上自成一體，神經元是神經系統的基本單位，神經元之間以「突觸」互相連結以傳遞訊息，20世紀電子顯微鏡不斷改良，神經解剖學家觀察到了突觸的詳細結構，進一步證實並肯定了卡哈爾的「神經元學說」。

66 從鼻子、眼睛、耳朵收到的外部信息，神經細胞再把電子信號轉換成化學信號 99

大腦中約有千億個以上的神經元，大量神經元互聯而形成網絡。從鼻子、眼睛、耳朵收到的外部信息，以電子信號傳遞給神經細胞，然後神經細胞再把電子信號轉換成化學信號，在相關的神經細胞間彼此傳遞。神經元由細胞本體、軸突、樹突所組成。神經元之間的縫隙就稱為突觸間隙，雖然間隙很窄，只有幾十埃到幾百埃（1埃等於千萬分之一毫米）不等，但是這樣的距離無法傳遞電子的信息，必須把電子信息轉換成化學信息；在神經元的樹突收到信息後，就在軸突內以電子信息的方式繼續傳遞，到了軸突末端的膨大部位。由於電子信息促使細胞外的鈣離流入軸突末端並刺激了末端的囊泡，又將囊泡中的化學物質釋放出來，這些化學物質（稱為神經傳遞物質）被釋放至突觸間隙，

神經傳遞物質有許多的種類，如血清素、多巴胺、正腎上腺素等等，被下一個神經元的樹突接收。這些化學神經遞質和積存於腦中記憶互相作用，產生了稱為心靈的各種心思、意念、情感、情緒、強弱的意志力及多元性格。

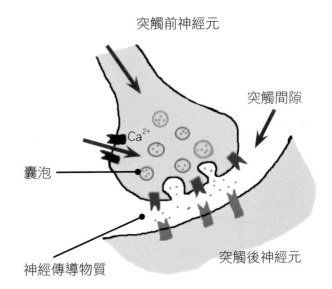

突觸前神經元

突觸間隙

Ca^{2+}

囊泡

神經傳導物質

突觸後神經元

🔺 外部信息從鼻子進入，以電子信號傳遞給神經細胞，然後神經細胞再把電子信號轉換成化學信號，在相關的神經細胞間彼此傳遞。

66 突觸間隙只有幾十埃到幾百埃不等 99

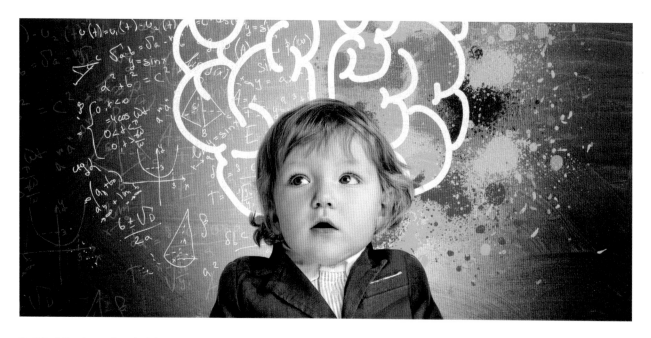

▊情緒心靈是神經傳遞物與記憶的交互作用

　　每天我們經歷的快樂、幸福、興奮、陶醉、滿足、驕傲、討厭、生氣、憂思、卑微、內疚、悲傷、害羞、害怕、無精打采、情慾、心平氣和……等，多樣的情緒感受變化從哪來？我們是否有可能控制這些情緒的變化？

我們是否可以更快放下對別人的憤怒？

我們是否可以早早脫離悲傷的情緒？

我們是否可以少一些憂愁的情緒？

我們是否可以拒絕害怕的情緒？

我們是否可以更快走出負面思考？

我們是否可以讓快樂的情緒維持久一點？

我們是否可以擁有更多的幸福感？

我們是否可以每天都擁有清明的心思，能夠條理、邏輯清楚？

　　這些情緒和感覺都是因為大腦傳遞信息產生的結果，擔任此一任務的是「神經傳遞物」的化學物質，簡稱「神經遞質」，其種類和數量左右了我們的心靈狀態。

> ❝情緒和感覺都是因為大腦傳遞信息的結果，
> 「神經傳遞物」擔任此一任務❞

腦的組成：大腦、小腦與腦幹

▽ 腦由三個部分組成：大腦、小腦與腦幹。

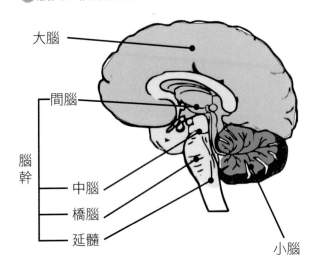

大腦
間腦
腦幹
中腦
橋腦
延髓
小腦

▽ 大腦皮質，分為：額葉、頂葉、顳葉及枕葉系統。

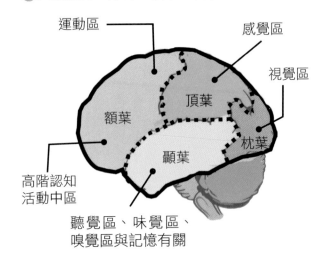

運動區
感覺區
視覺區
頂葉
額葉
枕葉
顳葉
高階認知
活動中區
聽覺區、味覺區、
嗅覺區與記憶有關

> " 腦的運作與反應除了皮質系統外，還有
> 邊緣系統、基底核、小腦、腦幹 "

大腦主要由皮質、邊緣系統、基底核構成

◎**大腦皮質**：分額葉、頂葉、顳葉及枕葉系統。額葉區（占 41%）司精神功能與思維功能，頂葉區（占 21%）司體覺功能，枕葉區（占 21%）司視覺功能，顳葉區（占 17%）司聽覺功能。

◎**邊緣系統**：邊緣系統和憤怒、害怕、食慾、性慾、記憶有關。由扣帶迴、杏仁核、海馬迴、伏隔核等所組成：杏仁核調控喜歡、討厭或害怕的感覺；海馬迴負責短期記憶；扣帶迴能將訊息分成愉快或不愉快，內在評估後再採取行動；伏隔核和快感、動力、衝勁的心靈有關。

◎**基底核**：位於大腦的最深之處，作為大腦和小腦、腦幹之間的聯絡，負責運動及平衡，若有損傷就會出現運動功能障礙。

小腦：小腦主要是用來控制動作和保持平衡，特別是透過學習而記住的動作功能，如：騎腳踏車、游泳、彈鋼琴等，這些所謂熟能生巧的「身體記憶」就是透過小腦的功能而記住。

腦幹：廣義來說，腦幹可分為間腦（視丘、下視丘）、中腦、橋腦及延髓。間腦透過自律神經及內分泌系統負責體內環境的平衡，也包括調節食慾、性慾。中腦傳達視覺及聽覺。橋腦連接大腦、小腦、延髓及脊髓，與呼吸、咀嚼、臉部的動作有關。延髓負責呼吸、心跳、血壓、吞嚥、咳嗽及打噴嚏等。

大腦是由神經元的網絡所構成，神經元之間是靠神經傳遞物傳遞信息，目前已知的傳遞物有 100 多種，扮演不同的功能，主要可分為興奮型傳遞物（像汽車油門的作用），如：多巴胺、正腎上腺素、乙醯膽鹼、血清素；以及抑制型傳遞物（像汽車煞車的作用），如：γ-胺基丁酸（GABA）。其他主要的神經傳遞物還有褪黑素、腦內啡。

　　這些傳遞物互相作用，過多或過少時，就會失去平衡，情緒心靈也就失去了平衡，若興奮型的傳遞物，如：多巴胺過多，會讓人焦躁不安或有攻擊性或出現幻覺。相反地，若興奮型的傳遞物，如：血清素不足，會使情緒低落，造成憂鬱或焦慮，無法平靜。這些神經傳遞物主要在腦幹的神經核中產生，透過大腦邊緣系統的杏仁核、下視丘和大腦的額葉皮質區的整合，冒出了我們常見的各種情緒：憤怒、憂愁、悲傷、不安、害怕、快樂、幸福、滿足、活力、精神平和等。

　　美國前總統歐巴馬於 2013 年公告開始推動「BRAIN Initiative」的計畫時說到：「我們可以瞭解距離我們數萬光年以外的銀河，也能研究比奈米還小的粒子，但是我們卻對在我們的兩個耳朵之間，三磅重的大腦所知甚少。」生醫技術不斷進步，不斷研發新的藥物和治療方法。然而大腦相關的疾病，例如：帕金森氏症、失智症（如：阿茲海默症⋯⋯等）、自閉症、思覺失調症、憂鬱症、躁鬱症、強迫症、恐慌症⋯⋯等，對其成因所知有限，預防與治療的方法更顯不足。

▼額葉區（占 41%）司精神功能與思維功能，頂葉區（占 21%）司體覺功能，枕葉區（占 21%）司視覺功能，顳葉區（占 17%）司聽覺功能。

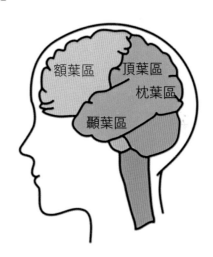

▼大腦邊緣系統：扣帶迴、海馬迴、杏仁核、伏隔核。

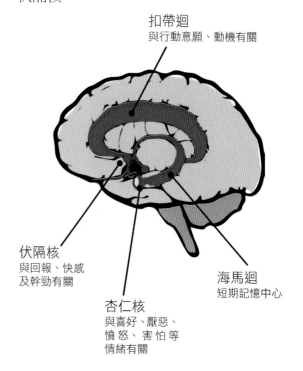

扣帶迴
與行動意願、動機有關

伏隔核
與回報、快感
及幹勁有關

杏仁核
與喜好、厭惡、
憤怒、害怕等
情緒有關

海馬迴
短期記憶中心

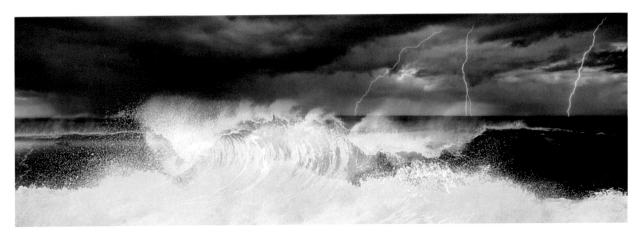

▌壓力與情緒

　　當身體承受急性壓力，喜歡、不喜歡、討厭或害怕的感覺會使杏仁核活躍，將情緒性的壓力反應傳送到下視丘，下視丘會分泌荷爾蒙促進交感神經發揮作用，使腎上腺髓質分泌正腎上腺素及腎上腺素，讓身體發揮戰或逃的力量，以應付可能影響生存的危機事件；壓力易使交感和副交感神經失衡，引起自律神經失調的病症。

　　自律神經是由腦幹及脊髓延伸出來的末梢神經，分為交感及副交感神經以拮抗作用調節組織器官功能，交感幫助身體應付緊急狀況，副交感促使身體放鬆，彼此作用相反卻互相協調，以便維護身體的平衡，並將怒喜思悲恐的情緒傳達到五臟六腑，影響我們的肝心脾肺腎。例如：心生害怕時，不僅心跳加速，極度害怕恐懼時，甚至立刻引起尿失禁，還會傷害腎臟功能。憤怒會使肝臟功能失調。左思右想，憂思過度傷害脾胃功能，甚至引起胃潰瘍的病症。強烈的負面情緒造成身體的壓力，更引起自律神經失調，常見的症狀有心悸、暈眩、頭痛、腹瀉、胸口悶、喘不過氣、全身無力、手腳發麻、失眠等。

**66 壓力分為
急性壓力和慢性壓力 99**

66 20分鐘壓力，足以使免疫下降 3 天 99

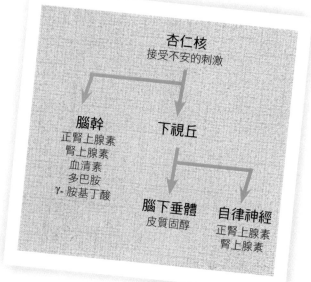

杏仁核
接受不安的刺激

腦幹
正腎上腺素
腎上腺素
血清素
多巴胺
γ- 胺基丁酸

下視丘

腦下垂體
皮質固醇

自律神經
正腎上腺素
腎上腺素

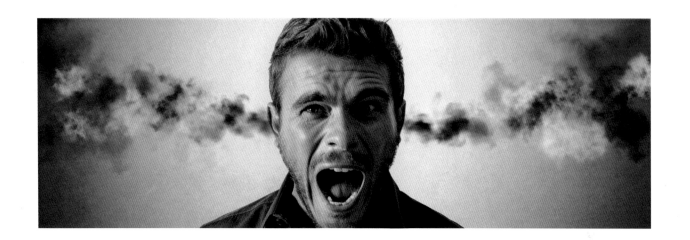

　慢性壓力下，下視丘的交感神經反應系統無法應付壓力，會轉由腦下垂體的荷爾蒙系統支援，促使腎上腺皮質分泌皮質固醇，導致血糖、血壓上升，並抑制免疫系統，破壞海馬迴的神經元，使負責短期記憶的海馬迴萎縮，造成記憶損傷。長期的慢性壓力不僅易使荷爾蒙失調、崩潰，發生甲狀腺亢進或低下或月經失調、胰島素分泌失調等。壓力也使神經系統緊繃、神經老化，使得身體變得不健康，提高罹患高血壓、中風、氣喘、失智症…等疾病的機率，或造成身體諸多不適，像是頭痛、腰痠背痛、膝蓋痠軟無力、頻尿、便秘。更可能使心靈困頓，產生憂鬱、焦慮、易怒、害怕等情緒。壓力破壞免疫系統，使免疫系統間的通信聯絡受阻，造成免疫細胞反應過慢或過激，容易發生感冒、疱疹、念珠菌感染、皮膚過敏、甲狀腺失調、自體免疫疾病（如：類風溼性關節炎、紅斑性狼瘡、漸凍人、纖維肌痛症、癌腫瘤等）。

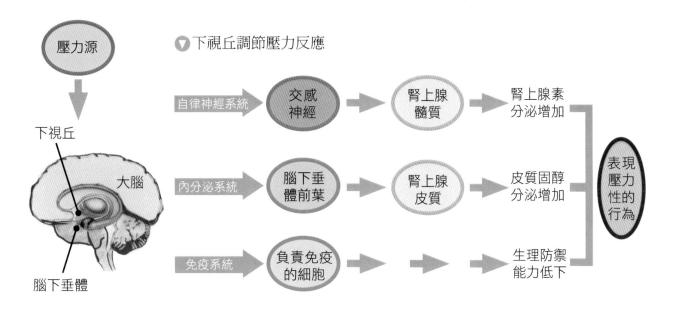

▼下視丘調節壓力反應

芳香精油的心靈紓壓

　　精油芳療是協助個人進行壓力管理的絕佳方式。選擇一瓶適合自己心靈的精油，每天輕鬆薰香、抹油、泡澡、泡腳。每週一次，進行兩小時芳香按摩，絕對可以由外而內讓身心靈舒暢，再由內而外更新自己，感受回春的快感。Marguerite Maury 是精油臨床治療的先驅，曾在她所寫的書《摩利夫人的芳香療法》（*Marguerite Maury's Guide to Aromatherapy: The Secret of Life and Youth*）引述喇嘛醫生法蘭德摩‧巴迪‧馬杰夫（Vladimir Badmad Jeff）的話：「如果我們能運用外在的力量來影響一個人，進而使他改變自己的人生觀，這時我們必須仰賴芳香物質，而且要經由皮膚。」

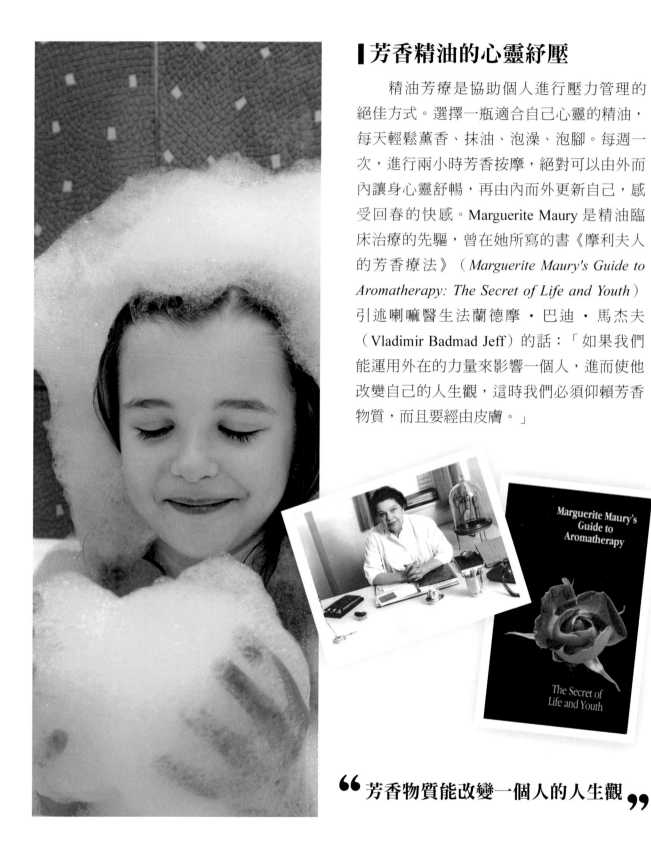

❝ 芳香物質能改變一個人的人生觀 ❞

芳香物質經由皮膚影響我們的身體、心靈或性格，可以透過塗抹或按摩。按摩的好處在日本神經外科醫生工藤千秋博士的眼中，更是能讓「神經變年輕」的秘訣，是打造不生病體質的最強健康法，例如：眼睛的神經老化，透過按摩臉部，可以使腦內的氧含血紅素量變成 2 倍，不僅讓大腦的血流變得旺盛，同時視神經的電子訊號流動也變通暢了，因此「藉由按摩臉部來給予神經刺激」——這就是讓神經變年輕的第一步。在工藤醫生的書《90 秒揉臉操，老化神經也能變年輕》歸納了三個讓神經加速衰老的主要原因：阻塞（姿勢不良）、漏電（髓鞘損傷、神經被壓迫）、流量過大（神經被壓迫、自律神經失衡、外界對神經的刺激過多）。因此，正確使用精油，透過按摩不僅可以幫助神經淨化，促進健康、抗老化，更能重新塑造我們的性格心靈。

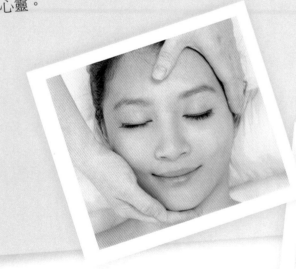

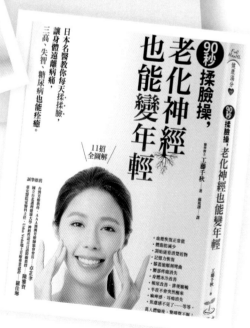

**❝藉由按摩臉部來給予神經淨化，
提高腦內的含氧量❞**

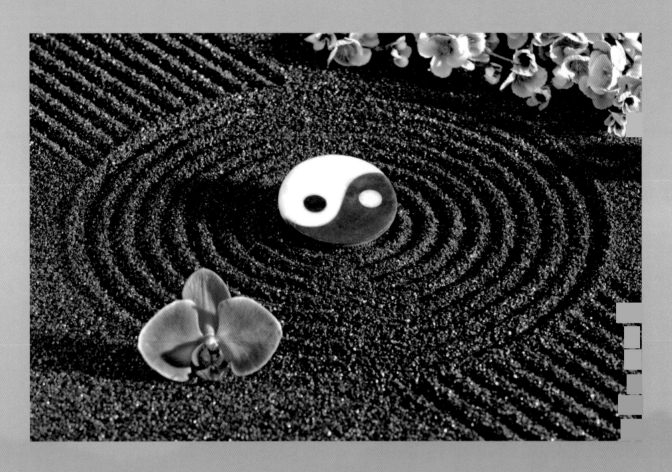

五行精油舒緩基本情緒──怒喜思悲恐

中醫以陰陽五行經絡理論診斷疾病，認為生命活力與陰陽五行學說的「木、火、土、金、水」五大元素息息相關，「陰陽協調，百病不生」是中國古老的醫學智慧，因此中醫養生保健的重心是促進五大元素的平衡，恢復身心健康與活力。將東方的哲學思想結合芳香精油的功能，規劃了五大類型的六瓶協同精油，稀釋後就可自行抹油或請按摩師為你專業服務，促進心靈健康、能量疏通及提高臟腑器官的機能，激發自體修復的能力，緩解不適，提高生命活力。

5 Elements
木 火 土 金 水

建議全身按摩使用 5% 精油濃度，局部按摩使用 10% 的精油濃度。協同的五行精油更可以用在薰香、泡澡、腳底抹油或自製成精油香水。依個人對五行需求選擇精油或依身心的現況選擇精油。

1

木

香橙疏
「木行」
精油

適合壓力
大、挫敗而
產生的怒
氣、憤怒、
沮喪、血
液、淨化。

2

心
火

紫薰鬆
「火行」
精油

適合壓力
大、心悸、
胸悶、憂
鬱、慢性疲
勞。

3

三焦
火

免疫強
「火行」
精油

適合壓力
大、失去信
心、疲憊、
免疫差、經
常感染、需
要支持的力
量。

4

土

消化利
「土行」
精油

適合壓力
大、停不下
來的左思右
想、消化不
良、脹氣、
腹絞痛。

5

金

呼吸暢
「金行」
精油

適合壓力
大、愁苦、
悲傷、感
冒、咳嗽、
肺氣弱。

6

水

一夜眠
「水行」
精油

適合壓力
大、緊張焦
慮、不安、
害怕、失
眠、老化、
精力不足。

心 / 君火　　三焦 / 相火

肝 / 木　　**5**Elements　　脾 / 土

The Five generating interactions
are fueling, forming, containing,
carrying, and feeding

腎 / 水　　肺 / 金

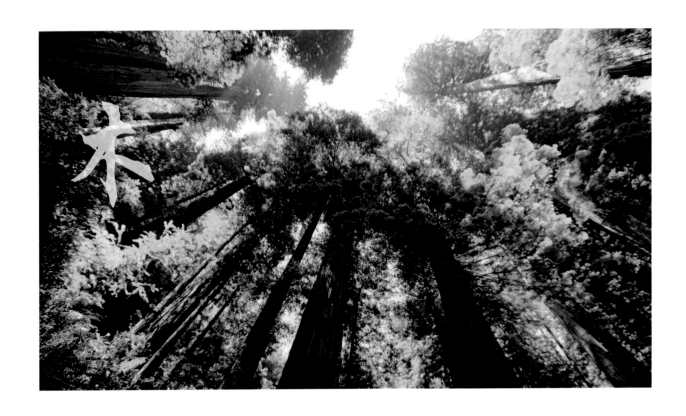

1. 香橙疏 · 木行精油

主綠色、調理肝／膽之氣、撫平怒氣。

◎精油成分：甜橙、完整香水樹、埃及天竺葵、橙花精油。

◎精油效果：提升精神愉悅性、疏肝理氣、更能舒暢筋骨。
情緒若是常處於生氣、憤怒時會傷及肝臟之氣，壓抑的怒氣，
鬱積在胸中，會引發胸乳部的病變，木行精油對膽、肝臟之
氣有紓壓釋放之效，使用木行精油按摩腳底、肝膽右脅部、
身體任督二脈及「足少陽膽經」、「足厥陰肝經」，其疏肝
理氣效果最為顯著。

舒展身心的空間噴霧

◎配方：香橙疏複方精油 20 滴＋純水 100 毫升。

◎用法：搖勻後噴在空間，瞬間安撫不平之氣，創造甜美的
氛圍。

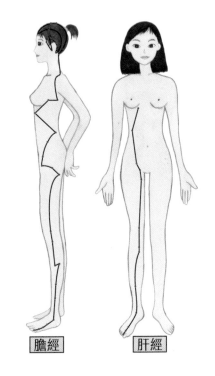

膽經　肝經

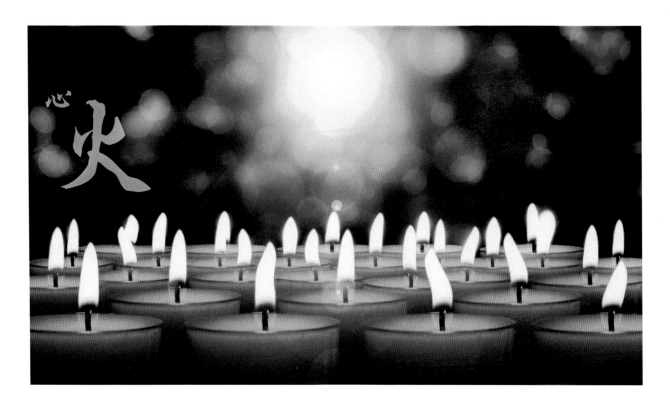

2. 紫薰鬆‧心君火行精油

主紅色、調理心／小腸之氣、改善慢性疲勞。

◎精油成分：醒目薰衣草、真正薰衣草、橘子、羅馬洋甘菊、廣藿香、岩蘭草、快樂鼠尾草、埃及天竺葵精油。

◎精油效果：安定心神、紓壓放鬆、安撫中樞神經系統。勞心勞力的人用此油調理精神與督脈能量。情緒若常處於交感狀態容易傷及心氣及自律神經失調。使用心君火行精油按摩腳底、心肺區、身體任督二脈及「手太陽小腸經」、「手少陰心經」具有護心安神，支援副交感神經，帶來放鬆與促進消化（Rest & Digest）的作用。

舒心抗焦慮的香水

◎配方：紫薰鬆複方精油 1 毫升＋ 96 度波蘭伏特加 9 毫升。

◎用法：噴在胸口心區、手肘、手腕，靜心深呼吸 5 分鐘，鬱悶、憂鬱、焦慮、沮喪時，都可隨心所欲噴一噴。

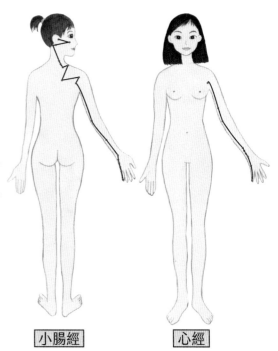

小腸經　　　心經

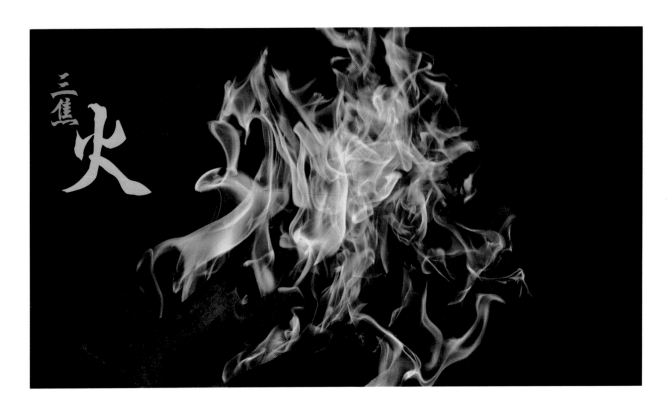

3. 免疫強・三焦相火行精油

主橘色、調理心包／三焦之氣、強化免疫防禦力。

◎精油成分：茶樹、野馬鬱蘭、百里香、天竺葵、馬丁香、檸檬。

◎精油效果：消毒殺菌、提高衛氣及免疫力、強化體質。20分鐘的壓力狀態，使免疫力下降 3 天，易感染病毒、細菌、真菌，用三焦相火行精油抹在人體的淋巴結區、腳底、脊椎兩側及「手厥陰心包經」、「手少陽三焦經」，可以快速提高衛氣、免疫力。

免疫抗菌的防護隨身油

◎配方：免疫強複方精油 3 毫升＋君子樹或甜杏仁油 7 毫升。

◎用法：裝填在滾珠瓶中，滾抹在三大淋巴區，如：頸部、腋下、腹股溝，也抹在手臂外側的三焦經上。若有香港腳的問題，此配方也能抹在腳底皮膚。

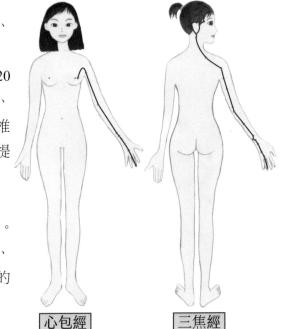

心包經　　三焦經

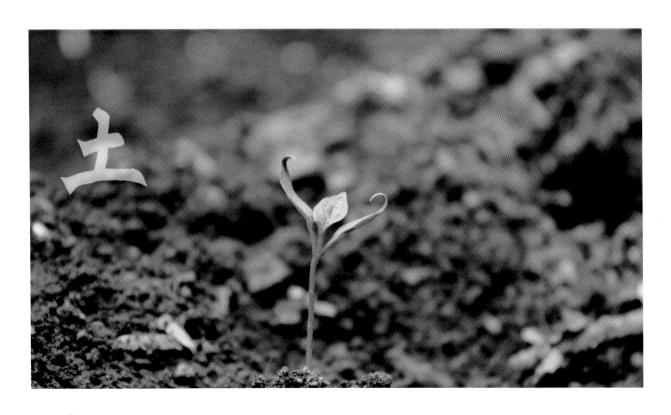

4. 消化利‧土行精油

主黃色、調理脾／胃之氣、強化消化能力。

◎精油成分：荳蔻、茴香、薑、羅勒、檸檬、甜馬鬱蘭、天竺葵。

◎精油效果：舒緩壓力性消化失調、促進胰臟功能、代謝脂肪、增強意志力。對胃、胰、肝臟有激勵功效。工作緊張，常處於焦慮狀態中容易傷及胃氣，使用土行精油按摩上腹、腳底、任督二脈及「足太陰脾經」、「足陽明胃經」，可調節脾胃氣，補充精力與能量。

脾胃好、人不老的消化油

◎配方：消化利複方精油 1 毫升 + 甜杏仁油 9 毫升。

◎用法：抹在肚臍上下的胃腸區，順時鐘方向按摩或由上往下按摩，飯前飯後塗抹都可。

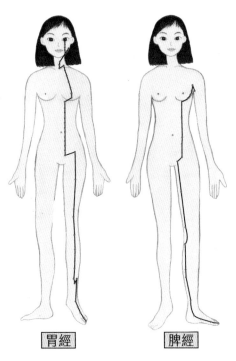

胃經　　脾經

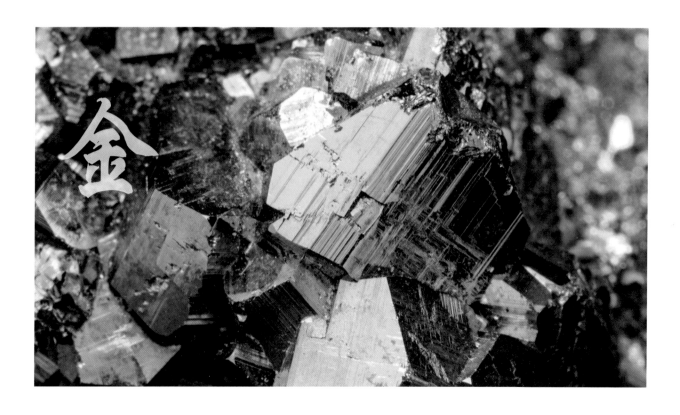

5. 呼吸暢・金行精油

主白色、調理肺／大腸之氣、清理呼吸。

◎精油成分：澳洲尤加利、迷迭香、薄荷尤加利、辣薄荷、綠薄荷、茶樹、檸檬、檸檬桃金孃、蘇格蘭松。

◎精油效果：清理呼吸道、補養呼吸肺活量、緩和悲傷情緒。悲傷、失落、鬱悶容易傷及肺氣。使用金行精油按摩前胸及後背、腳底，尤其任督二脈及「手陽明大腸經」、「手太陰肺經」可對肺臟、大腸氣有促進作用，並增強大腦的運作與反應，補充人體的肺能量，重建身心健康與活力。

清肺理氣的氧樂多

◎配方：呼吸暢複方精油 10 滴＋山金車療癒油 10 毫升。

◎用法：抹在鎖骨、前胸、後背，通暢呼吸，活血化瘀、提高氧的利用率，有氧健康多，使全身組織細胞更加有活力。

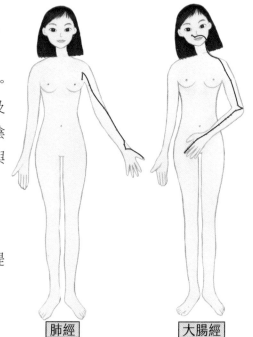

肺經　　大腸經

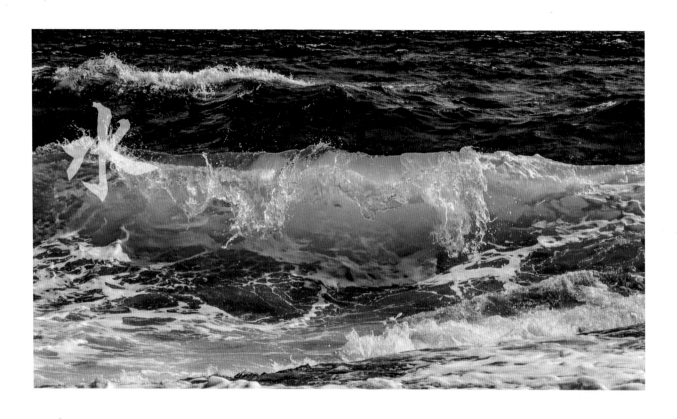

6. 一夜眠・水行精油

主黑色、調理腎／膀胱之氣、助眠、抗老化。

◎精油成分：真正薰衣草、廣藿香、天竺葵、香水樹、山雞椒、岩蘭草、甜馬鬱蘭、祕魯香脂、甜橙、大西洋雪松、回青橙。

◎精油效果：安眠、養護身心、抗老化，對膀胱、腎臟之氣有促進調理之功能。如果情緒常處於焦慮、害怕、恐懼狀態容易傷及腎氣及生殖系統，水行精油能助眠。水行精油具有利尿作用，有助於血液淨化排毒。水行精油按摩在腳底湧泉穴、腰腎區、任督二脈及「足太陽膀胱經」、「足少陰腎經」，幫助忙碌一日後的休養生息，效果最為顯著。

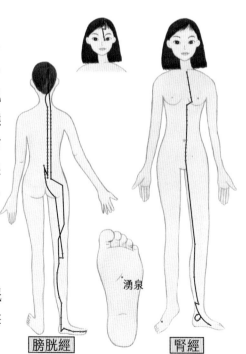

膀胱經　　湧泉　　腎經

安眠舒心的薰香

◎配方：一夜眠複方精油 8 滴＋水氧機。

◎用法：安定心靈、緩和氣息、一夜好眠。充足優質的睡眠是每個人最重要的身心營養品，睡眠中會分泌生長激素，修補體內受傷的細胞，並增強免疫力。

▍心靈處方與精油化學

　　芳療師或熱愛精油的你如何選擇 2～5 瓶精油調配一瓶有益心靈的精油處方？首先要了解個案的心靈現況，再選擇對大腦神經傳遞物質有正面調節作用的精油化學，多方練習調配後，將完成處方搭配 2～3 種適合個案的使用方法，不假時日，肯定能有出人意表的舒心療癒效果。

　　精油化學更科學的分類是由藥理學家皮耶爾・法蘭貢（Dr. Pierre Franchomme）和物理學家一起研究精油的化學及特性：溶水性所展現出乾溼冷熱的特質，同時身為化學和藥劑學專家的他，在 1990 年和潘威爾（Daniel Pénoël, M.D.）共同發表了《精確芳療學》（L'Aromatherapie Exactement）一書，書中所提出的精油化學四象限圖模型，震動了當代芳療界，為近代科學芳療的發展做出了重要的貢獻。也成為現今所有學習芳療者都必須要熟悉的精油化學特質模型，精油四象限的理論與應用，可參考卓芷聿所著的《精油大全》（大樹林出版社）一書。

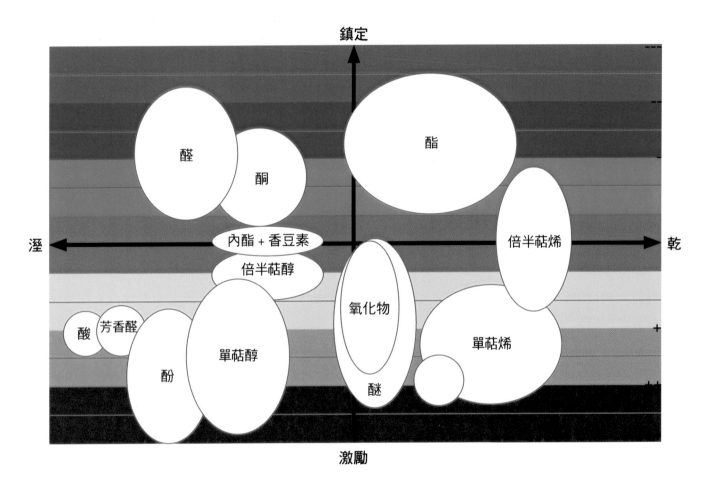

🔺 精油化學四象限圖

茹絲 · 布朗史萬格（Ruth von Braunschweig）是德國生化學者，也是歐陸著名的芳療教師，自 1992 年以來，專注於芳香療法、植物療法、生物醫學、生物皮膚護理的輔助與另類療法，在 2006 年和莫妮卡 · 維爾納（Monika Werner）共同著作《芳香療法實證學》，探討植物的芳香分子為什麼能同時影響情緒心靈及身體狀況？為了解開謎底，將 15 大精油的化學家族以「茹絲的蛋」的模型，探索大腦六大神經傳遞物質和精油相關性的論題。

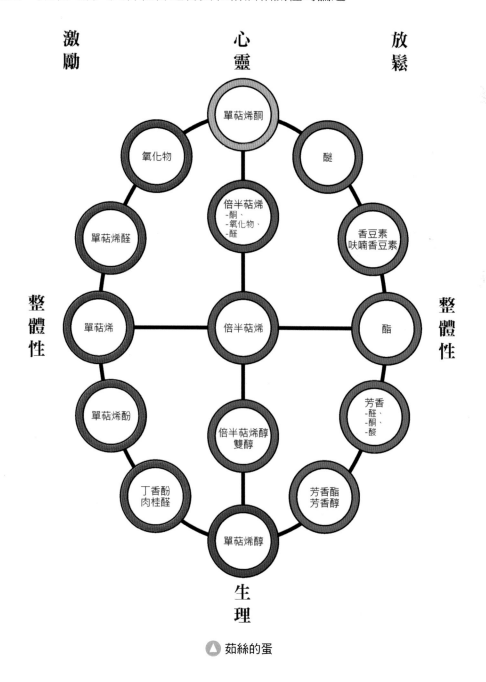

▲ 茹絲的蛋

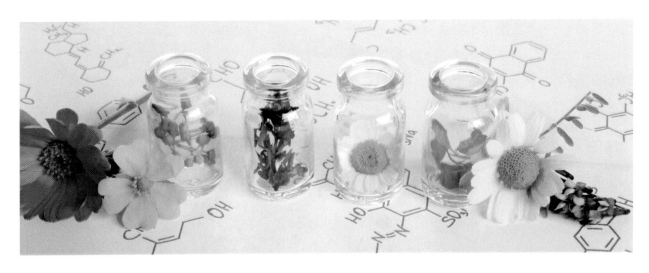

　　當使用化學分類認識精油時，請謹記於心：精油的特質並非由某單一特定化學分子所決定，而是一種綜合的協同作用。「茹絲的蛋」模型的精油化學分類，最大的優點是精油依照所含的主要化學成分大分類放在特定的位置，並將大腦的六大神經傳遞物歸於精油化學 15 大類型中，幫助學習精油者更容易記憶、更快上手，成為現今學習芳療者及心靈芳療師都會參考的基礎精油化學模型。

　　台灣自 2009 年引進茹絲的著作和芳療教育，許多芳療人士都熟悉「茹絲的蛋」模型，也許也聽過芳療師用以下的論述解讀精油化學成分和心靈的關係：

【酯類】	鎮定精神，喚醒直覺，明朗冷靜。
【單萜烯類】	強化精神力量，增進活力，消弭焦慮。
【倍半萜烯類】	提高安全感，給予內在力量。
【單萜醇類】	強化神經，提振情緒，溫暖親切。
【單萜醛類】	對心靈有強大的激勵作用。
【氧化物類】	增進邏輯思考，消除恐懼。
【單萜酮類】	使精神清澈與開闊。
【酚類】	給予力量，對抗冷漠。
【芳香醛類】	溫暖心扉。

　　以上感性的形容文辭讓我的心靈落在迷海中，有如在無邊的大海中沉浮，不知如何游回岸邊。如果你也像我一樣有摸不著邊的感受，我們一起試著從精油化學對大腦神經傳遞物的影響，來了解精油香氣對心靈的作用。

精油化學家族與大腦神經傳遞物

精油化學家族的分類，先以骨架分類（萜烯類及芳香族），再依含氧的化合物所形成的官能基（function group）的結構分類。官能基具有相似的化學生理功能（有相似的氣味、效用）。萜烯類或芳香環上的氧原子被其他的原子團取代，各自成為精油化學家族，例如：酯類、醚類、單萜酮類、香豆素類、氧化物類、單萜醛類等。

根據分子結構的大小，分為 10 個碳的結構，稱為單萜類；15 個碳的結構，稱為倍半萜類；20 個碳的結構，稱為雙萜類。

以下為精油化學家族影響了不同的神經傳遞物，包括對六大神經傳遞物及全方位對身心的調節：

【血清素】

大腦內的血清素占 2%，消化道約 90%，血小板約 8%。大腦內的血清素調節正腎上腺素及多巴胺，安定神經、消除不安、抗沮喪、緩和慢性疼痛、使心靈自在、緩和恐懼。血清素不足會造成睡眠障礙、增加食慾及性慾。消化道的血清素調節消化道的運動。血小板釋放的血清素具有止血、收縮血管的作用。大腦內的血清素可以製造和睡眠荷爾蒙有關的褪黑激素，如果白天的血清素不足，則褪黑激素生成也會不足，造成入睡困難；褪黑激素是由腦幹內的松果體所分泌，睡眠中所分泌的褪黑激素具抗自由基、抗氧化、抗老化、抗癌的效果。

★可調節大腦血清素的有酯類、香豆素類、芳香族類（酮／醛／酸／酯／醇）。

❶酯類：代表精油有薰衣草、快樂鼠尾草、回青橙、佛手柑、羅馬洋甘菊。

❷香豆素類及呋喃香豆素：香豆素類代表精油有零陵香豆、中國肉桂、薰衣草（微量）。呋喃香豆素有佛手柑、歐白芷、柑橘類（微量）。

　註：呋喃香豆素調節松果體中褪黑激素的分泌。

❸芳香族類（酮／醛／酸）：代表精油有洋茴香（芳香酮）、香草（芳香醛）、安息香（芳香酸）。

❹芳香族類（酯／醇）：芳香酯代表精油有冬綠樹、安息香、黃玉蘭、回青橙、香水樹、茉莉。芳香醇代表精油有摩洛哥玫瑰、黃玉蘭。

★可調節消化道的血清素有醚類、單萜酮類。

❶醚類：代表精油有甲基醚蔞葉酚羅勒、茴香、甜羅勒。

❷單萜酮：代表精油有鼠尾草、牛膝草、迷迭香、辣薄荷。

【乙醯膽鹼】

在大腦作為神經傳遞物質，與學習、記憶、清醒和睡眠有關，激勵腦部的運作與反應，可鎮靜或使頭腦清楚，促進邏輯力、思考力、注意力、判斷力。在身體作為內分泌物質，與休息和消化吸收的儲存能量有關。科學家認為若乙醯膽鹼在大腦的量不足會誘發阿茲海默症型的失智問題。研究發現阿茲海默型的失智患者，最一開始所退化的機能便是嗅覺，因為此型失智的元凶便是「乙型類澱粉蛋白」在大腦短期記憶區的海馬迴沉積，進而讓海馬迴不斷縮小，而導致斑塊性的病兆，讓大腦無法運作的順暢，甚至影響記憶，步上失智這條不歸路。

日本鳥取大學的神經內科醫生浦上克哉教授以十年時間，研究各種精油改善嚴重健忘及早期失智症的困擾，逐漸累積出一定量且正向的臨床實驗結果，確定目前：「日用樟腦迷迭香及檸檬」，即可達到活化嗅覺神經系統，改善認知機能；「夜用薰衣草及甜橙」促進睡眠良好的狀態，使大腦在每天在 6～8 小時內穩定的睡眠過程中，達到有效代謝「乙型類澱粉蛋白」，預防斑塊沉積在海馬迴的效果。兩種精油配方的比例都是 2 比 1。透過嗅聞精油刺激嗅覺神經以調節大腦神經傳遞物，特定的精油「香氣」確實使嗅覺神經的機能再生，活化大腦的新陳代謝與記憶力。

★可調節大腦乙醯膽鹼的精油有氧化物類、單萜酮類。
　❶氧化物類：代表精油有尤加利、羅文莎葉、綠花白千層、月桂、桉油醇迷迭香、穗花薰衣草、桃金孃。
　❷單萜酮類：代表精油有牛膝草、鼠尾草、樟腦迷迭香、辣薄荷。

【多巴胺】

當慾望滿足、達到目標或被肯定、被讚美時會感到快樂、幸福和充滿動力，激發創意力、想像力，主要是因為大腦分泌了多巴胺，因此被稱為快樂荷爾蒙。但若是分泌太多就可能引起上癮的問題或思覺失調症或具攻擊性。多巴胺分泌不足容易無精打采、陷入憂鬱的情緒。

★可調節多巴胺的精油有單萜醛類、苯基丙烷的衍生物。
　❶單萜醛類：代表精油有檸檬尤加利、檸檬茶樹、檸檬草、山雞椒、香蜂草。
　❷苯基丙烷的衍生物：代表精油有中國肉桂、肉桂葉、丁香花苞、錫蘭肉桂。

【正腎上腺素】

正腎上腺素的作用主要與害怕、生氣、憤怒、不安、清醒、鎮痛、集中精神等有關，在人體的三處可分泌正腎上腺素：大腦的腦幹、交感神經、腎上腺的髓質。正腎上腺素在腦中是主要的幸福荷爾蒙，可以使人充滿活力、樂觀十足、情緒高昂。因應外來壓力，正腎上腺素促進心跳、血壓、呼吸、瞳孔放大等以戰或逃的備戰狀態，處理緊急狀況。若過度興奮釋放，會引起恐慌症的發生，造成心悸、無法呼吸、暈眩及強烈不安。若長期壓力下，正腎上腺素無法再發揮應有的功能，分泌不足，容易焦慮不安、自律神經失調、引發精神性的憂鬱症。

★可調節正腎上腺素的精油有單萜酚類、苯基丙烷的衍生物。

1️⃣單萜酚類：代表精油有野馬鬱蘭、百里酚百里香。

2️⃣苯基丙烷的衍生物：代表精油有中國肉桂、肉桂葉、丁香花苞、錫蘭肉桂。

【腦內啡】

腦內啡被稱為腦內的天然麻醉劑，因為作用與鴉片的嗎啡成分相似，所以得此名。當我們感受到痛苦時或壓力大時，腦下垂體會分泌腦內啡帶來止痛和狂喜的陶醉感，長跑、泡澡、性行為、放鬆靜坐、大笑時都會分泌腦內啡，令人感覺舒服又愉快。激發腦內啡的精油可平撫心靈傷痛，促進心靈交流，對於產後憂鬱及冬季憂鬱症有良好的療癒效果。

★可調節腦內啡的精油有芳香族類（酯／醇）。

1️⃣芳香族類（酯／醇）：芳香酯代表精油有冬綠樹、安息香、黃玉蘭、回青橙、特級香水樹、茉莉。芳香醇代表精油有摩洛哥玫瑰、黃玉蘭。

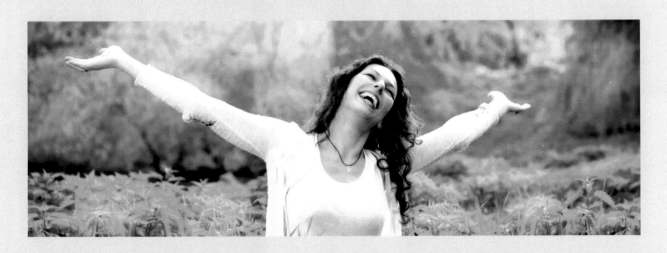

【 γ - 胺基丁酸 （GABA）】

γ - 胺基丁酸具有鎮靜神經的興奮緊張及不安的作用，和多巴胺和正腎上腺素互相作用，保持大腦內的平衡，因此，GABA 和焦慮不安、睡眠障礙、憂鬱症、強迫症、恐慌症、思覺失調症等有關，醫師所用的抗焦慮藥物或安眠藥就是促進 GABA 的作用。

★可調節 γ - 胺基丁酸 （GABA）的精油有倍半萜烯類、倍半萜烯酮類、倍半萜烯氧化物類、倍半萜烯醛類。

❶倍半萜烯類：代表精油有大西洋香柏（雪松）、香水樹、德國甘菊、穗甘松、維吉尼亞香柏、香蜂草、岩蘭草、薑。

❷倍半萜烯酮類：代表精油有岩蘭草、穗甘松、大西洋香柏（雪松）。

❸倍半萜烯氧化物類：代表精油有沒藥、德國洋甘菊。

❹倍半萜烯醛類：代表精油有檸檬草、甜橙、穗甘松。

【全方位的身心調節】

單萜烯類振奮情緒、強化心志、提高專注力、激勵免疫力，整體而言是消除恐懼、滋補心靈、提高思考力。單萜醇類抵抗壓力，幫助身體平衡、適應壓力環境，情緒高張時迅速冷靜下來，情緒低落時使心飛揚，保護身心免於壓力對神經、免疫、內分泌、心循環系統的危害。倍半萜醇類緩和長期慢性壓力對身心的傷害，恢復心靈的平衡，發揮長效的調節下視丘，滋補自律神經系統、內分泌系統及免疫系統。雙醇類消除壓力對性荷爾蒙的不良作用。

★可全方位的對身心調節包含單萜烯類、單萜醇類、倍半萜醇類。

❶單萜烯類：代表精油有檸檬、萊姆、葡萄柚、橘子、甜橙、蘇格蘭松、絲柏、杜松子。

❷單萜醇類：代表精油有花梨木、沉香醇百里香、芫荽籽、馬丁香、保加利亞玫瑰、天竺葵、茶樹、薰衣草。

❸倍半萜醇類：代表精油有檀香、胡蘿蔔籽、廣藿香、香柏木、德國洋甘菊、岩蘭草。

❹雙醇類：代表精油有茉莉原精、快樂鼠尾草、絲柏。

氣味與嗅覺

　　嗅覺不單單是幫你分辨香臭，享受食物的美味，更關乎健康，也就是聞香得健康。這道理是透過嗅覺療法，屬於芳香療法的一部分。目前以法國、日本、美國對嗅覺療法研究最多，屬於醫學未來的發展趨勢，值得投入更多的研究資源和臨床實驗。法國有一位植物人，用了許多藥物，無法有更多進展，於是採用嗅覺療法，也就是運用食物的香氣刺激病患的消化反應，再用精油的香氣活潑病患的大腦，於是病患終於睜開眼睛，病情有了好的發展。根據 Dr. Pierre Franchomm 的說法：法國的新生早產兒，如果心跳會突然停止，照顧人員會在空間中擴散香草精油，可以 100％預防嬰兒猝死的發生。

　　精油的氣味分子是一種具揮發性的化學分子，人體吸入空氣中的氣味分子，送到嗅覺上皮的嗅覺接受器（olfactory receptor）時，可產生嗅覺。由於嗅覺上皮的表面有一層黏膜，氣味分子必須通過此一黏膜才能接觸到嗅覺接受器，因此，氣味分子必須是極性分子，具備水溶性、脂溶性，且分子量非常小（必須在 300 以下）。

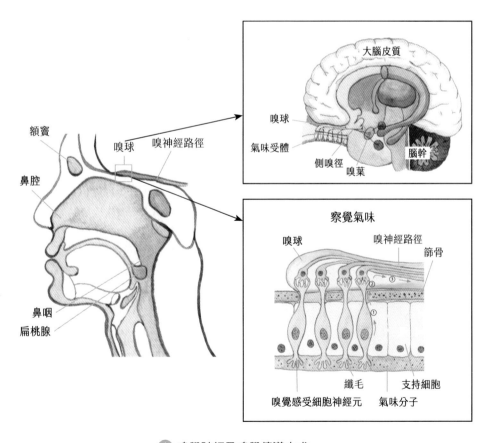

🔺 嗅覺神經及嗅覺傳導方式

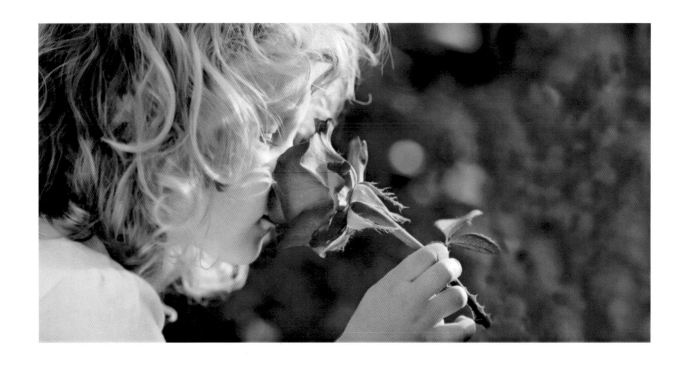

　　嗅覺神經是第一對腦神經的直接延伸，嗅覺接收器位於嗅覺上皮，在特化的樹突上，充滿了嗅覺接受器，可接收氣味分子，目前已知人類的嗅覺接受器約有 1000 種不同的受體類型，可和精油單一分子結合，透過不同的排列組合，人們能夠辨識 1 萬種不同的受體類型。隨著電子信號穿過篩板進入嗅球，再透過嗅球進入大腦。氣味分子只經過 2 個突觸的反應就進入大腦。氣味連動嗅球，直接聯繫大腦內的皮質、杏仁核、紋狀體、海馬迴等腦部結構來發揮作用。

　　嗅覺不僅幫我們辨別時尚香水的風格，或遠離臭味，有時還是時光隧道機，只要氣味啟動嗅覺，就帶著我們回到過去的記憶。氣味、嗅覺與情緒的連結是最為古老而深切，沒有其他感官有如此力量，能直接影響心靈最原始的位置。精油不僅是美好的芳香氣味，能啟動嗅覺與中樞神經的一連串作用，有助點燃生命的熱情，並使心靈甦醒綻放。

> **66** 氣味、嗅覺與情緒的連結是最為古老而深切，
> 沒有其他感官有如此力量，
> 能直接影響心靈最原始的位置。**99**

▌私家話

香氣心靈捕手，療癒情緒心靈

明明很養生，平時注意飲食與天天運動，怎麼還是痠痛疲勞、肩頸僵硬，不斷發生諸如感冒、過敏等小病？那是因為我們常忽略了健康基石之一──情緒。根據 2009 年諾貝爾生理醫學獎的科學家，伊利莎白‧布萊克伯總結：人要活百歲，心理健康占 50%，而合理的膳食只影響了 25%。累積的負面情緒並不會消失不見，久了變成情緒毒，會透過相應的生理症狀讓我們經歷它的破壞力，甚至進一步演變成棘手的疾病，例如慢性病或癌症。

情緒反應是正常的，是思維後的產物，情緒也不是壞東西，痛苦的情緒不僅是熱情最好的燃料，更是我們的人生動力，也使生命更加成熟、豐盛。根據美國精神科醫師大衛‧霍金斯（Dr. David R. Hawkins）對意識、情緒的百萬筆數據的統計研究分析，負面情緒會以振動頻率的方式削弱我們的身體健康。霍金斯醫師及近代科學研究證實當情緒開始波動時，經絡能量、臟腑就會共振，例如：當你生氣時，肝膽所屬的經絡就會受到影響。所以，怒、喜、思、悲、恐會分別影響肝、心、脾、肺、腎的經絡及五臟的功能，其共振的順序是情緒造成經絡能量失調，最後導致臟腑疾病。

古羅馬醫學家及哲學家蓋倫（西元 129～200 年）曾說：香氣是靈魂的食物。香氣最能直接療癒情緒，請根據自己常出現或未處理的情緒，運用五行精油處方，舒緩怒、喜、思、悲、恐對五臟肝、心、脾、肺、腎的危害，選擇對的精油處方嗅聞入大腦中樞，改變神經傳遞物的活動，或塗抹精油送入深層的真皮層，再透過淋巴及毛細血管，傳遍全身，用聞及抹的方式都能對經絡能量器官及組織發揮特定的療癒作用。

舒壓放鬆、照顧情緒心靈和吃三餐一樣重要，都讓我們增進快樂幸福與健康。

> **祝福你/妳一起和我透過精確的芳香植物療法，**
> **讓正能量的植物香氣進入身心靈深處，**
> **釋放受困情緒，恢復身心「自然」平衡。**

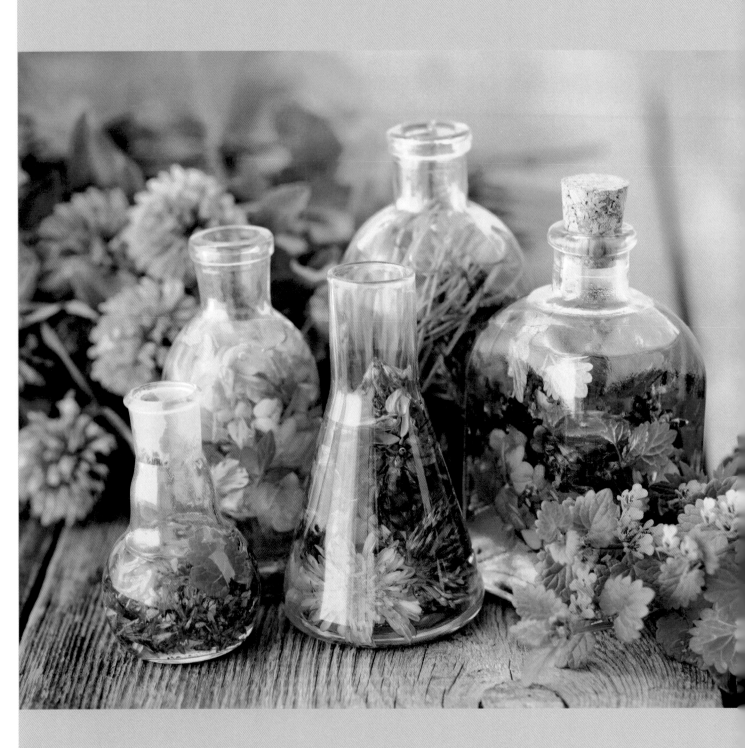

Chapter 5

Aromatic Hydrosol & Distillation

芳香精露與自萃精露法

芳香精露──
生命之水、青春之水、療癒之水

芳香精露（aromatic hydrosol）或稱為「花水」或「純露」，身心靈奢華的保養液，在 30 年前被認為是精油在萃取過程中的副產品，芳香的水性質地，不僅香氣和同一蒸餾爐萃取出的精油很接近，使用方法比精油更是簡單，更加安全及溫和，精露雖然廣受大眾喜愛，但它的療癒價值一直被忽略，過去頂多當成臉部化妝水使用，或和泥岩粉調製成泥岩面膜。自從 2001 年蘇珊・卡蒂（Suzsanne Catty）完成了第一本的精露專書《純露芳香療法》（*Hydrosols:The Next Aromatherapy*），為芳香治療產業注入了革命性的新思維，認為精露對身心靈的整體健康有極大的貢獻，特別是表現在心靈的療癒及皮膚的發炎、過敏問題。

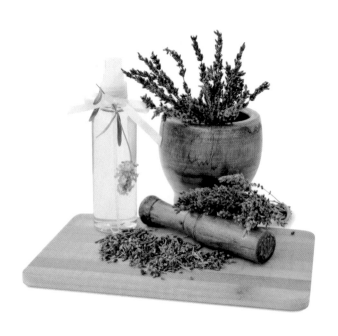

在我的日常芳香急救包裡面，一定要放入 1 瓶精露、1 瓶植物油以及 1 瓶紓壓精油香水，還有必備的 5 瓶精油：辣薄荷、茶樹、尤加利、薰衣草、天竺葵。隨身攜帶它們，可以處理突發狀況。

由於我是過敏體質，因此德國洋甘菊精露是我的首選，特別適合用在安撫紅腫、過敏的皮膚或眼睛。第一次發現德國洋甘菊精露令人驚豔的神奇效力，是某次將牛樟精油不小心噴入右眼中，造成眼睛的黏膜刺痛、紅腫，無法正常張眼。於是我馬上找出德國洋甘菊精露沖洗眼睛，再把眼睛浸泡在德國

洋甘菊精露中，30 分鐘內眼睛恢復正常。又一次因使用漂白水拖地，造成眼睛過敏、紅癢，我也同樣用德國洋甘菊精露沖洗眼睛，30 分鐘內完全痊癒。

蒸餾花草植物的過程有如「時空轉換」——體積變小，療癒時間變短，將植物精微的成分——精油、精露釋放出來，二者的功能相似，但卻不是完全一樣。精露是留在精油底下的水相物質，而精油是浮在上層不溶於水的油相物質。二者的化學成分不同，香氣卻接近，二種物質相輔相成的搭配使用，對身心靈及皮膚的神奇療癒，真是令人讚嘆。

精露的 pH 值介於 2.9 ～ 6.5 之間，親膚性高，非常容易融入美容保養。用來消炎、止痛、活化、收斂、潔淨、保溼、安敏皮膚，以及使用在日常生活中，用來提振情緒、安撫心神、鎮靜神經、排毒利尿、促進新陳代謝、消毒殺菌、提升免疫力，有各種不同的效果。對於住院的病人，精露同時具有美膚、安慰心靈、提振情緒、抗憂鬱的多元優點。只要噴在臥床病人的臉上，立即產生舒適護理、發揮強大的治療效應，沒有任何的禁忌，非常安全。玫瑰精露或橙花精露一直是探病最好的禮物之一，幫助病人心靈愉悅，促進康復。

> **蒸餾花草植物的過程有如「時空轉換」——**
> **植物體積變小，療癒時間變短，**
> **將植物精微的力量——精油、精露釋放出來**

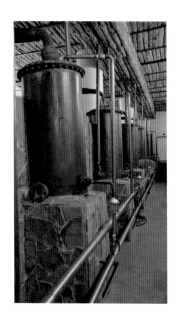

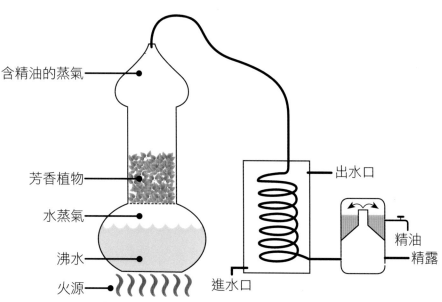

含精油的蒸氣

芳香植物

水蒸氣

沸水

火源

出水口

進水口

精油

精露

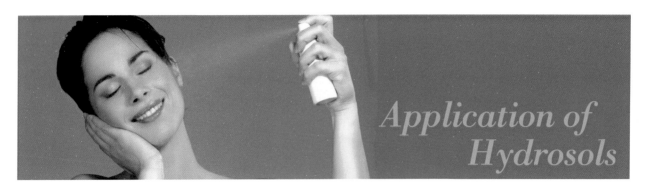

Application of Hydrosols

精露的直接用法

臉部：當化妝水使用，利用化妝棉溼敷或隨時補水的保溼噴霧，或當定妝。

頭皮：可直接噴在頭皮上，作為滋養、淨化頭皮、頭髮。

鼻部：直接當鼻內噴劑，改善鼻子過敏、平衡自律神經、平衡內分泌系統。

眼部：脆弱敏感的眼睛，特別適合用精露保養，直接噴或溼敷或進行眼浴。

陰部：陰道黏膜因感染發炎或產後護理，可稀釋 50% 濃度的精露於溫水之中，沖洗陰部。

腳底：直接噴在腳底，不僅使足部芳香，又能淨化人體的能量場。

身體：可加 20～30mL 的精露到浴缸水中，作為調理情緒、促進正向信息的能量浴。

情緒：可直接噴灑於臉、頭、手使用，或直噴在人的表層氣場上，形成一個能量的保護網，並吸引正面的能量。

內服：可將 5mL 的精露加入 250mL 飲用水後內服，一日飲用最多 30mL 的精露，連續使用 21 天，休息 7 天，再進行 21 天。幫助平衡調理五臟六腑的機能。

▌精露品質的重要性

　　精露的品質及香氣大大影響療癒的效能，好的品質深受五大因素影響：

1. 蒸餾器用的水質（使用優質礦泉水而不是自來水）。

2. 萃取植材的品質及多寡。

3. 萃取設備的材質（以紅銅製的蒸餾器為最優材質）。

4. 精露是否被水再度稀釋。

5. 精露是否受細菌、黴菌汙染。

　　因此，精露保存期限只有 12 個月，最多 24 個月。若要延長，常常需要添加抗菌防腐劑，就不宜內服使用，也無法得到精露內服的好處；若沒有添加抗菌防腐劑的精露，開瓶後最好放在冰箱保存。如何選到最好品質的純淨精露，享受精露芳香療法最棒的好處，真正考驗消費者的辨識能力。選擇優良精油品質的廠商所提供的精露或自己萃取精露是掌握精露品質的最佳方法。

▌探索新精露的建議

　　芳香的精露充滿了自然界強大的生命力，每一公升的精露含有一到三滴能溶於水中的芳香精油成分，特別能照顧情緒，如怒氣、焦慮、悲傷、害怕、遺憾、忌妒、憤恨、羞愧、被背叛、憂愁、沮喪等等，透過噴灑在皮膚上、內服及泡澡，就能接收芳香精露的信息及能量，因而對心理及生理問題產生莫大的療癒效果。

　　例如：內服大馬士革精露，特別能調理壓力性的月經失衡，多次讓因壓力問題而停經的少女再次恢復月經週期；內服橙花精露，特別能釋放受困的緊張焦慮情緒，一直是思慮多、用腦過度的人最喜歡的香氣。

　　大部分的精露都能輔助皮膚保養及身心治療，因此都能用精露取代保養品中所需的水性原料，例如：用薰衣草精露取代蒸餾水，和冷壓的植物油乳化成薰衣草乳霜，不僅香氣更加迷人，將自製的薰衣草精露乳霜，抹在臉上及太陽神經叢區，便釋放出蘊藏在精露中紓壓、滋養身心的能量。

　　推薦自己透過小型的紅銅蒸餾器萃取出薑精露。薑精露性暖適合內服或泡澡，特別適合身心寒冷的人。若調製成薑乳霜，塗抹在膝蓋上就能幫助消炎止痛、強筋健骨；塗抹在消化區可以暖胃、助消化、改善腸躁症；也可用在臉及頭髮上，特別改善蒼白的臉色及落髮的困擾。其他沒有列在本書的多種精露，精微本質都是溫和安全、蘊含藥用植物的強大療癒力，可以先參考同一植物精油的功效，再將精露以噴灑皮膚、內服、泡澡運

用在失衡的身心靈上，細細感受芳香精露的信息及能量療癒力，只要打開你的心，相信它們會帶領你更加認識它們的奧妙。

> ❝ 每一公升的精露含有
> 一到三滴能溶於水中的
> 芳香精油成分 ❞

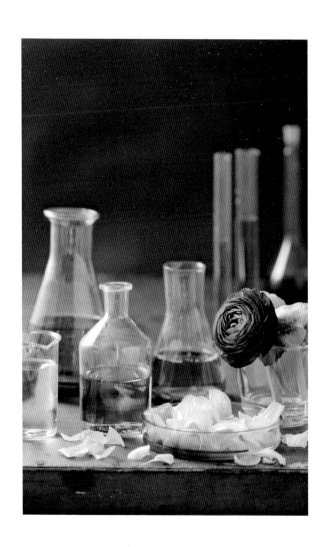

▍訂製個人化特調

　　精露可與蘆薈膠、植物甘油、泥岩粉、其他精露或精油調配，作為個人化的身心靈、肌膚保養品。更完整將植物的治療性信息與能量透過皮膚與嗅覺影響我們的內在，由外而內的重新建造美善的自己。

特調 1

修護液

蘆薈膠可以增加精露在美容上的保溼性、修護性、對紫外線的抗曬性。添加多少比例的蘆薈膠，可根據個人膚質需求而調整，如果想要擁有精華液的質地，試試 1：1 的蘆薈膠與精露。如果想要提高一點點精露的滋潤性，單單添加 10% 的蘆薈膠到精露中就夠了。

特調 2

保溼液

植物甘油是水溶性的保溼劑，是源自手工皂的副產品，是手工皂滋潤性的首要因子。因此天然的植物甘油，具有天然的保溼性，通常添加 2% 的甘油在精露中，就能使肌膚感受滋潤。試試 2mL 的甘油加入 100mL 精露之中的質地，若添加超過 3% 的甘油就會有灼熱、過膩感。

特調 3

紓壓美容液

50mL 的精露＋5 滴的精油。使用前，一定要搖一搖。

油性肌：薰衣草＋絲柏＋花梨木＋迷迭香精露

痘痘肌：薰衣草＋辣薄荷＋茶樹＋薰衣草精露

乾性肌：薰衣草＋香水樹＋乳香或檀香＋玫瑰花精露

特調 4

面膜泥

將 3 湯匙的泥岩粉如白泥岩粉或綠泥岩粉調配 2～3 湯匙的精露，特製天然的美白面膜泥及排毒面膜泥。可另加入 2～3 滴的精油在面膜泥中，天天敷面膜，不需放置冰箱冷藏。2 週內使用完，保鮮度最好。

特調 5

洗髮後的潤絲劑

尤加利＋薰衣草＋天竺葵，各 2 滴＋15mL 的無糖蘋果醋＋250mL 的迷迭香精露。

噴在頭皮上，不須沖洗掉，自然乾即可。適合油性頭皮，或乾澀的髮質。

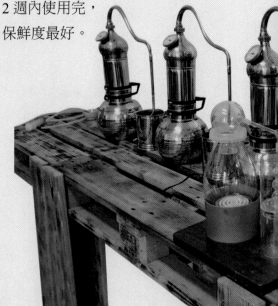

特調 6

腳的消毒殺菌噴劑

20mL 的精露 + 10 ～ 20 滴的精油如茶樹、薰衣草、百里香 + 95 度的藥用酒精 75mL（使用前搖一搖即可）

註：酒精的消毒效果最強濃度為 70 ～ 75%。95% 酒精與新加入水的比例 15:4，酒精的濃度會剛剛好降到 75%。

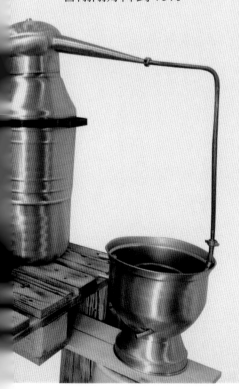

特調 7

頭皮保養液

50ml 的精露 + 32 滴的精油。精油可先加入外用調合劑 1mL，能讓精油全溶於水中，或選擇低刺激性的精油加入精露中，使用前搖一搖即可。

油性髮：絲柏 + 迷迭香 + 快樂鼠尾草 + 迷迭香精露

頭皮屑：尤加利 + 茶樹 + 香柏木 + 薰衣草精露

乾性髮：薰衣草 + 香水樹 + 廣藿香 + 玫瑰精露

受損髮：薰衣草 + 花梨木 + 檀香 + 橙花精露

落髮：薰衣草 + 天竺葵 + 乳香 + 迷迭香精露

特調 8

複方美容液

單方的精露本身就具有強大的治療效果，例如薰衣草精露用在曬後發炎皮膚，洋甘菊精露用在安撫過敏發炎肌，玫瑰精露使肌膚更加緊實、彈性、柔潤。把這三種精露等比例調配在一起形成的「三朵花」複方精露，不僅素顏發亮，打造傲人「花」美肌。若為異常落毛的寵物貓、狗噴上這「三朵花」複方精露，你會驚喜地發現毛髮的快速新生、皮膚的退紅止癢。

保溼補水：玫瑰精露給肌膚長時間保溼滋潤，使肌膚柔軟、芳香。

溫和修護：薰衣草精露舒緩受損肌膚，溫和修護肌膚各種問題。

調理肌膚：迷迭香精露幫助淨化毛孔，改善暗沉，呈現透亮光澤。

緊緻彈潤：橙花精露喚醒肌膚再生能力，給予肌膚緊緻、彈潤的效果。

安敏退紅：德國洋甘菊精露安撫過敏肌、眼、神經，使身心、肌膚回復健康。

▌我與四大精露的相遇與相知

Blue Chamomile *Lavender*
Aromatic Hydrosol
Neroli *Damask Rose*

・洋甘菊精露── 消除眼睛術後紅腫痛

　　一位氣質美女向我學習芳療，後來在台北經營二家 SPA 館，有一陣子常上電視通告，談論她的 SPA 館經營及紓壓的精油美容實務。由於她一直受苦於睫毛倒插的問題，就找了眼科醫師處理。手術後，上眼皮紅腫疼痛。她打電話詢問我，電視台問她四天後是否可以上電視通告，為此邀約，她很煩惱，不知要拒絕還是答應，因為沒把握四天後是否眼睛可以恢復美麗到可以上電視，希望我給她真誠的意見。於是，我建議她多多使用洋甘菊精露和 3% 濃度的洋甘菊精華油在紅腫痛的眼睛上。四天後，她上了電視，而且有一雙美麗又迷人的電眼，和術後那雙紅腫眼的主人真是判若二種氣質。事後她更是激動的向我直說，芳療真是太神奇了。這一刻，真相信洋甘菊在退紅、抗炎、抗過敏的高效療癒力。

> **❝ 這一刻，真相信洋甘菊在**
> **退紅、抗炎、抗過敏的高效療癒力。❞**

‧ 洋甘菊精露──清洗被精油灼傷的眼睛

友人曾送一瓶自家萃取的台灣牛樟精油給我，相當珍惜這瓶香氣別緻的稀品，據說對嚴重的傷口有奇效，一直捨不得拿來用。有一天我心血來潮，預備要向學生分享酮類精油的課程，想讓學生們比較迷迭香及牛樟精油的氣味之相同與不同。於是將牛樟精油打開先試聞，由於裝精油的瓶子並不是國際慣用的規格，沒有內塞的控油孔，當我一打開蓋子，精油立刻如香檳酒一樣噴在我的眼睛內。完全沒有料到的意外，眼睛也來不及闔上，牛樟精油噴入眼睛 1 秒內，立刻造成眼睛紅腫痛，淚液、黏液不斷直流，很難張開眼睛。趕快勉強找到洋甘菊精露來沖洗眼睛，並把眼睛泡在精露之中，短短 30 分鐘就痊癒了，紅腫的眼睛完全恢復正常的顏色，可以出門上課了。洋甘菊精露拯救了我的眼睛，至今還是心有餘悸的印象深刻。許多的芳療書告訴我們，眼睛若被精油灼傷，要用植物油稀釋在眼睛內的精油，也不能用水沖眼睛。因為精油不溶於水。我的眼傷意外與及時治癒經驗證實了：選擇用精露而非植物油，清洗被精油灼傷的眼睛。

> **選擇用精露而非植物油，**
> **清洗被精油灼傷的眼睛。**

‧ 薰衣草精露──治好愛犬的皮膚病

有一天，發現家中的邊境牧羊犬牠的腋下紅腫、又有脫毛的現象，甚是奇怪，於是取薰衣草精露直接噴在牠的腋下，一天 2 次。第 7 天的時候就發現牠的紅腫不見了，毛髮也正常了，真是神奇。治好了愛犬的皮膚病症，當下就明白了，客戶告訴我，薰衣草精露舒緩尿布紅疹，特別有益。

> **薰衣草精露治皮毛紅腫，**
> **真是神奇的不知所以然！**

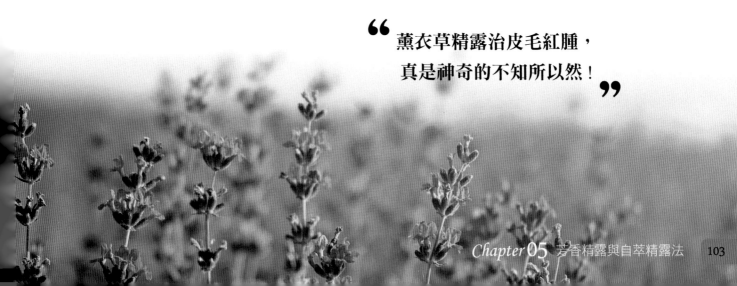

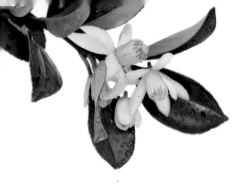

· **橙花精露——紓壓釋放情緒**

　　橙花精露的香氣是精緻之巔峰，能和焦慮情緒的振動頻率一起共振昇華，帶來鎮定神經、抒發情緒的效果，最能療癒焦躁不安、憂鬱、壓力性失眠、身心創傷的人。很久以前，在一次排膽結石的營隊活動，我們帶領客人們一起禁食、舞蹈、泡湯、喝蘋果汁、灌腸、按摩。當下身心一直處在亢奮、備戰的狀態，突然聞到一股甜美又高雅精緻的香氣，心靈非常受到感動。因為非常喜歡這氣味，努力想把這氣味吸到腦子裡，後來找到香氣的來源，原來是一位客人噴了玫瑰橙花水在臉上。這氣味的吸引力有如德國作家徐四金於 1985 年發表的一部小說《香水：一個謀殺犯的故事》所描述的「香氣」能讓眾人放下手邊的工作，沉醉在其中。對於小說中的男主角而言，每一次他的戀愛，他愛的都不是女人，而是愛上她們的體香味。為了掠奪香味而進行一連串的謀殺。我愛上玫瑰和橙花的香氣，常常把橙花精露和玫瑰精露等比例調合，噴在臉上、身上，當作美容水，也是紓壓釋放情緒的香水，又是滋養心靈，提升自己的「仙氣飄飄水」。

· **大馬士革玫瑰精露——規律月經週期**

　　更神奇的是大馬士革玫瑰精露能調理月經週期，在 2005 年時，當時我還在國立台北護理學院教授芳香治療學，學生群中有護理系，也有運保系的學生，也有在職進修的醫院護理師們。其中以護理系的學生們壓力最大，要上學、打工，也要在醫院實習，許多女同學有月經失調的問題。經痛、痘痘、水腫事小，情緒不穩定的暴躁及月經暫停，很困擾心靈。我向她們分享玫瑰精露可以規律月經，因為我自己有一次因為月經晚來了 2 天，就開始喝玫瑰精露，一天 30ml，當天月經就來了；給家裡的老狗喝，牠的月經也來了；讓我的姐姐試試玫瑰精露，姐姐的月經也報到了。因此開始鼓勵有月經失調的專櫃客人喝喝看玫瑰精露，許多個案的回饋是讚美、認同玫瑰精露規律月經的效果，香氣又甜美。因此該學期有三位護理系同學已經 1 年、6 個月、3 個月都沒有月經了，很願意試試喝玫瑰精露，結果月經在開始喝玫瑰精露後的次月就來了，同學們都很驚奇玫瑰精露對規律月經的成果。

　　"
　　更神奇的是大馬士革玫瑰精露能規律月經週期
　　　　　　　　　　　　　　　　　　　　　　"

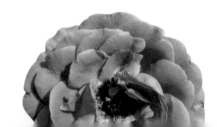

「四大天后級」精露

大馬士革玫瑰精露
Damask Rose Aromatic Hydrosol

薰衣草精露
Lavender Aromatic Hydrosol

橙花精露
Neroli Aromatic Hydrosol

洋甘菊精露
Blue Chamomile Aromatic Hydrosol

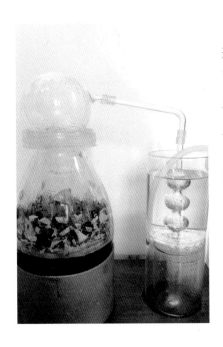

　　對於剛入芳療之門的你，以下介紹的四大天后級精露是你平時居家常用，少不了的收集品。若你已經使用精油芳療超過 10 年，那麼購入一台家用 3 ～ 5kg 水容量的紅銅蒸餾器，可以製造出高品質的新鮮精露，有些植材在台灣適合種植，有些很容易買到，例如芫荽、羅勒、迷迭香、天竺葵、甜馬鬱蘭、薑、快樂鼠尾草、薄荷、茉莉、香茅、紫蘇、萬壽菊、白玉蘭、肉桂、柑橘、茶樹、茉莉、杜松子、尤加利、柚子花、百里香、香水樹。在蒸餾植材的等待過程，自己好像是古代的煉金術士，對於植物的本質、它的能量與靈魂，常有驚豔的發現與新的啟發，不斷促進內在本我的提升。

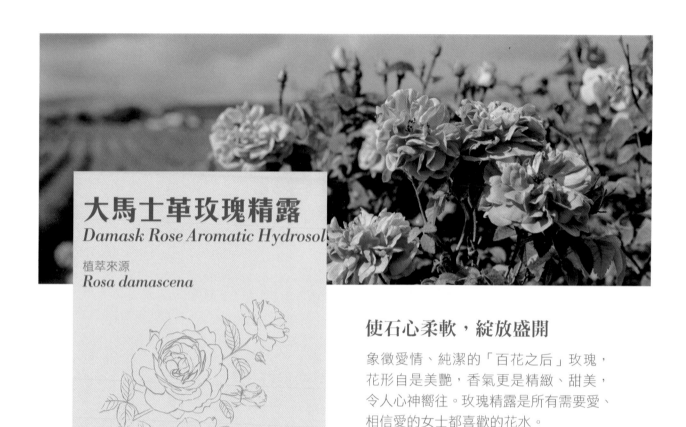

大馬士革玫瑰精露
Damask Rose Aromatic Hydrosol

植萃來源
Rosa damascena

使石心柔軟，綻放盛開

象徵愛情、純潔的「百花之后」玫瑰，花形自是美艷，香氣更是精緻、甜美，令人心神嚮往。玫瑰精露是所有需要愛、相信愛的女士都喜歡的花水。

療癒功效

◎皮膚
皮膚暗沉、粗糙、保溼、收斂、抗老化，適合搭配各類型皮膚的美容保養品。

◎身體
平衡自律神經及內分泌系統。可外用作「婦潔液」或內用改善月經前症狀及幫助排泄經血。改善肝火旺、眼睛發炎紅、口臭。

◎心靈
安撫火冒三丈的情緒，特別是挫敗的憤怒。與心輪最貼近，使心敞開，熱愛自己，也有滿溢的愛傳出去。讓你恢復自信，心靈像天使一樣純潔。

應用建議

◎外用
最好的抗老化保溼劑，提供清涼和嫩膚的效果。婦科搔癢、眼睛疲勞、情緒失衡。直接噴灑，一日數次。

◎泡澡
產後護理（坐浴）或作為沖洗劑、淨身劑。滋養石心，療癒心靈。30mL 精露倒入一浴盆水中。

◎內服
平衡性荷爾蒙，如女性更年期、月經不順、痙攣痛、壓力性停經等。肝氣鬱結、心情煩悶。每日以 30mL 的精露加入 1500mL 的溫熱水飲用連續 21 天休 7 天。

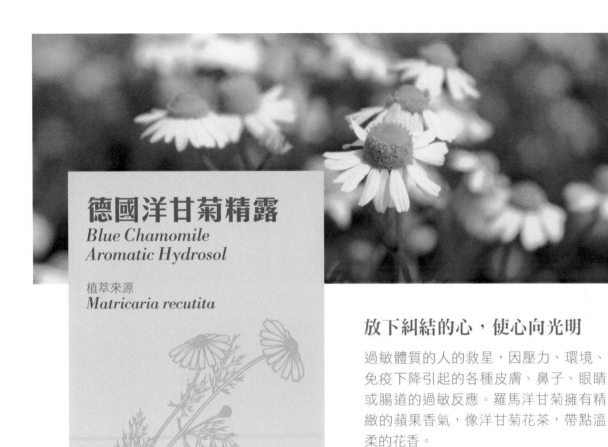

德國洋甘菊精露
Blue Chamomile Aromatic Hydrosol

植萃來源
Matricaria recutita

放下糾結的心，使心向光明

過敏體質的人的救星，因壓力、環境、免疫下降引起的各種皮膚、鼻子、眼睛或腸道的過敏反應。羅馬洋甘菊擁有精緻的蘋果香氣，像洋甘菊花茶，帶點溫柔的花香。

 療 癒 功 效

 應 用 建 議

◎皮膚

抗過敏、抗發炎、適合接觸性過敏、灼傷、燙傷、曬傷。陽光過敏症、蕁麻疹。可與薰衣草精露合用，獲得最佳效果。

◎身體

眼部痠痛、腫脹、發炎過敏。鼻子過敏。牙齦發炎、疼痛。助消化、抗腸胃痙攣。泌尿道及陰道感染。月經不順、經痛。腳汗臭。

◎心靈

鎮靜安神、抗焦慮。移除眼中的樑木，去掉挑剔他人的心。

◎外用

處理過敏發炎性肌膚，如紅疹、搔癢、刺痛，粉刺、痱子效果佳。收斂效果強，非常乾燥的肌膚勿長期使用。直接噴灑，一日數次。也可溼敷、眼浴。

◎泡澡

嬰幼兒的最佳選擇，可天天使用。產婦可處理會陰傷口發炎疼痛。30mL 精露倒入一浴盆水中。

◎內服

緊張、情緒暴躁、易怒或壓力性失眠、月經失調。30mL 精露加入 1500mL 的飲用水中，連續 21 天。

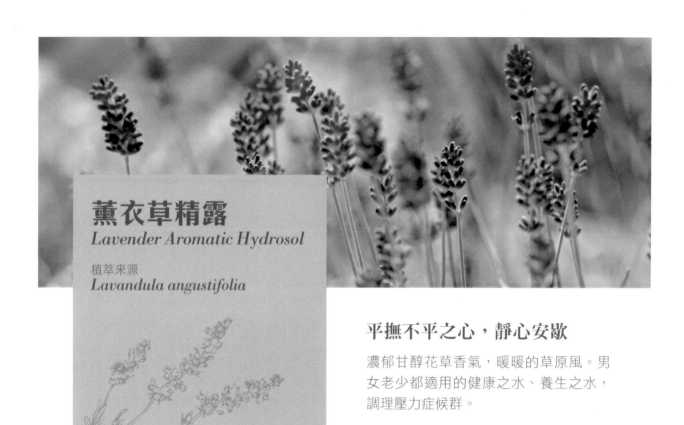

薰衣草精露
Lavender Aromatic Hydrosol

植萃來源
Lavandula angustifolia

平撫不平之心，靜心安歇

濃郁甘醇花草香氣，暖暖的草原風。男女老少都適用的健康之水、養生之水，調理壓力症候群。

療癒功效

◎皮膚
細胞再生、抗菌淨化、退紅止癢、安撫修護，適合各種皮膚炎、尿布疹、曬傷、放射治療後灼傷、蚊蟲咬傷、敏感、溼疹、青春痘、傷口。可與各種皮膚保養品調合，增加香氣、抗菌力、修護力。適合搭配清潔卸妝。

◎身體
壓力緊張引起的緊繃、偏頭痛、高血壓、心悸、失眠、疲憊、胃痙攣。

◎心靈
安撫緊張焦慮不安，可潔淨來自他人的負面能量，淨化身心靈的不潔，恢復身心平衡。

應用建議

◎外用
適用所有問題膚質，舒緩皮膚紅癢。直接噴灑，一日數次。

◎泡澡
鎮靜易怒、壓力緊張的情緒。放鬆身心，滋養心靈。30ml 精露倒入一浴盆水中。

◎內服
舒緩壓力引起的各種身心不適症如腸躁症、失眠、心悸。每日以 30mL 的精露加入 1500mL 的溫熱水飲用，連續 21 天。

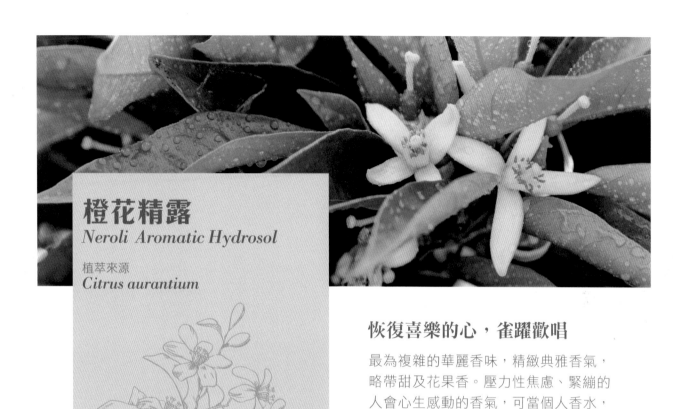

橙花精露
Neroli Aromatic Hydrosol

植萃來源
Citrus aurantium

恢復喜樂的心，雀躍歡唱

最為複雜的華麗香味，精緻典雅香氣，
略帶甜及花果香。壓力性焦慮、緊繃的
人會心生感動的香氣，可當個人香水，
噴臉、噴心輪區。

療癒功效

◎皮膚
肌膚新生、收斂油性、敏感性膚質。男女老少、
嬰幼兒肌膚適用。

◎身體
鎮痙攣，內服可處理細菌性感染的問題，壓力
性消化失調、便秘，外用處理白帶、念珠菌。

◎心靈
鎮定安撫中樞神經系統，幫助解決成癮問題，
如咖啡因、菸、酒。安撫憤怒情緒、心靈驚嚇、
焦慮、失眠。使心生喜樂，有益與人建立友善
關係。

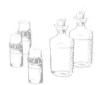

應用建議

◎外用
當化妝水噴灑或調製成精露面膜泥，處理粉刺
和痘痘問題。改善心靈問題，也作為婦科分泌
物的沖洗劑。直接噴灑，一日數次。精露面膜
泥一日一次。

◎泡澡
紓解心靈、焦慮情緒問題。30mL 精露倒入一
浴盆水中。

◎內服
舒緩胃灼熱和胃食道逆流、脹氣、便秘、腸道
感染和消化道痙攣的現象。降肝火。幫助解決
成癮問題。30mL 精露加入 1500mL 的飲用水
中，連續 21 天。

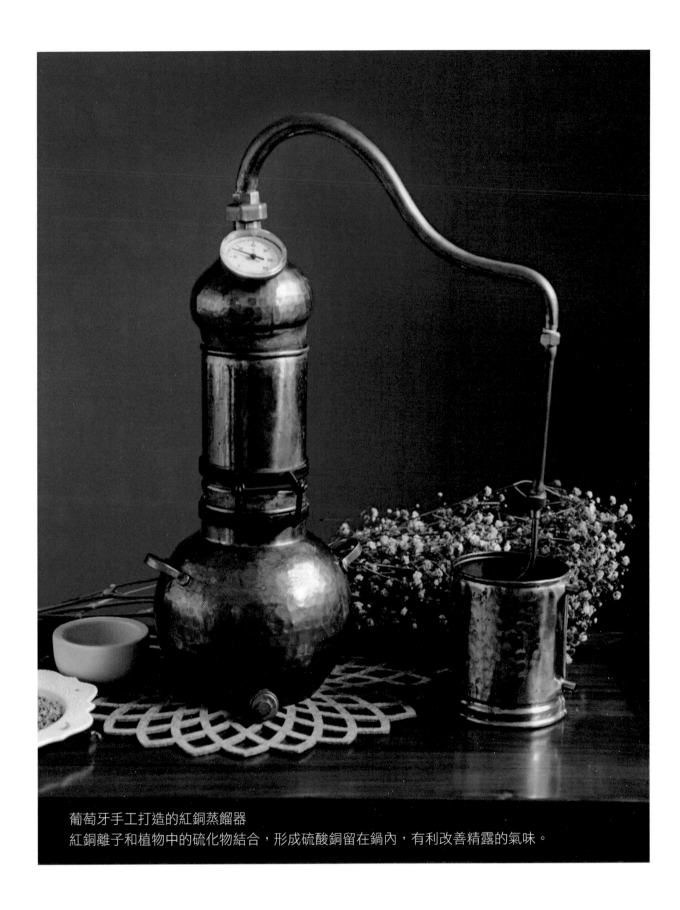

葡萄牙手工打造的紅銅蒸餾器
紅銅離子和植物中的硫化物結合，形成硫酸銅留在鍋內，有利改善精露的氣味。

▌自萃九種精露

自行運用紅銅蒸餾器，萃取本地農作物或花園香草香料的精露。

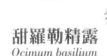

甜羅勒精露
Ocimum basilium

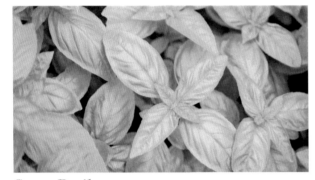

Sweet Basil
Aromatic Hydrosol

羅勒是印度皇家的藥草，更是台灣人氣小吃
——鹽酥雞必放的辛香料。驅風助消化是羅勒
的基本功能。滋補神經、抗痙攣、鎮定焦慮是
神經纖細人必備的良藥。是舒緩搔癢症，蕁麻
疹發作時的解藥。一位在大學教授芳療、瑜伽
的朱老師有一陣子備受暈眩所苦，心靈已漸漸
受疾病所困，於是使用精油洞悉卡，想找出適
合自己的精油。她抽到了羅勒精油卡，平時朱
老師並不喜歡羅勒的氣味，後來還是用了羅
勒，想不到暈眩就好了。對於用眼過多，使視
神經疲勞的人，自古羅勒和茴香一直有利神
經，恢復健康的美名。內服、外用皆宜。

快樂鼠尾草精露
Salvia sclarea

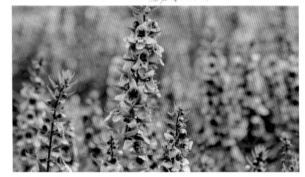

Clary Sage
Aromatic Hydrosol

快樂鼠尾草精露是草原風的香氣，有如站在
草原上嗅聞著風吹來的綠色氣息，那樣的令
人舒心與自由自在，激勵心，打開心，讓心
歡喜快樂的透過語言、透過笑容表達出來。
根據一位法國的芳療師前輩的經驗，站在收
割中的快樂鼠尾草田，就讓月經當下釋放了，
因此快樂鼠尾草一直是以調理女性荷爾蒙聞
名，改善經前症候群、月經痛、產後憂鬱症、
更年期症候群等。快樂鼠尾草的驅風性質可
以改善脹氣。在中世紀歐洲多用快樂鼠尾草
萃取液清潔眼部的疾病，使眼睛明亮。可內
服，也可外用或沖洗眼睛。

芫荽精露
Coriandrum sativum

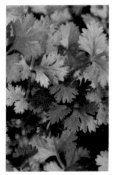

Coriander
Aromatic Hydrosol

台灣菜市場常見的香料植物，也是蚵仔麵線必用的香菜。不僅開胃促進食慾，激勵胰臟機能，還可幫助消化，特別是脹氣、腹痛、火氣大、口臭問題。滋補心氣、補養神經衰弱，幫助腦的運作與反應，使記憶猶新，改善暈眩。消毒、殺菌、消炎，可緩和聲音沙啞、支氣管炎，提振免疫力。內服外用都適合。

天竺葵精露
Pelargonium aperum

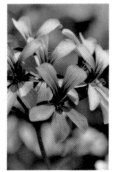

Geranium
Aromatic Hydrosol

天竺葵精露的香氣比精油更加甜美，能平衡油水分泌，非常適合當作美容保養品的素材。如化妝水、調入乳液、面膜，或當作醫療的水，修護身心的傷口，如止血、清洗傷口。放鬆身心、抗憂鬱、調理女性荷爾蒙、有益心血管彈性、保養靜脈，舒緩過敏皮膚，提高胰島機能。內服外用都適合。

薑精露
Zingiber officinalis

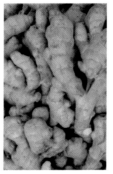

Ginger
Aromatic Hydrosol

薑精露氣味新鮮微辣，口感特好，可以舒緩身心失調引起的腸胃不適，或胃寒引起的腹瀉。溼敷在臉上，幫助肌膚表面微循環，促進肌膚緊實、防治老人斑。薑精露刺激頭皮微循環，非常適合給壓力性落髮的個案。與熱開水對沖，可噴在足部，暖化冰涼的腳，改善僵硬。內服外用都適合。

茉莉精露
Jasminum officinalis

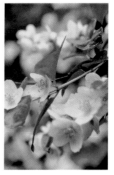

Jasmine
Aromatic Hydrosol

將茉莉花浸泡在小型的 3～5kg 紅銅蒸餾器的水中及水上，一起蒸餾，可以收集香氣迷人的茉莉精露，如茉莉一樣芬芳的精華，適合作為精緻典雅的天然香水。直噴臉上，非常適合成熟老化肌膚，鎮定、保溼、美白及增加自信感。性感又令人陶醉的茉莉花精露，幫助遠離憂鬱症及刺激性慾。

馬鬱蘭精露
Origanum majorana

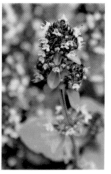

Marjoram
Aromatic Hydrosol

香氣淡雅，拉丁學名「*Origanum*」原意是山的喜悅。支援副交感神經系統，是現代壓力病的解藥，安撫焦慮不安，幫助睡眠，緩和精神性腸躁症，舒緩神經性的問題如經痛、心悸、甲狀腺亢進、神經衰弱、偏頭痛，可以噴在臉部，也可以添加在飲用水中或加 30c.c. 的精露在出生嬰兒的泡浴中，幫助放鬆。

迷迭香精露
Rosmarinus officinalis CT verbenone

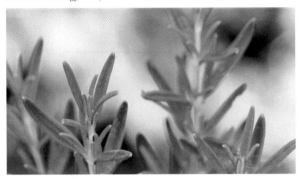

Rosemary
Aromatic Hydrosol

珍貴的迷迭香 *CT verbenone*（化學型態：馬鞭草酮）所萃取的迷迭香精露，深受法國芳療醫生肯定，用在養肝療程、改善衰退的記憶力、頭皮失調及臉部皮膚老化鬆弛、細紋、青春痘、粉刺問題。特別激勵腎氣，幫助淨血排毒。滋補慢性的身心疲憊感。學生族群用來提振精神、恢復記憶力、油性肌膚的保養。可內服及外用。在澳洲西維多利亞也是馬鞭草酮迷迭香的產區，因此也有馬鞭草酮迷迭香精露。

由於台灣也是容易看到迷迭香香草的種植，透過家用的小型蒸餾器，也能萃取出香草風味迷人的迷迭香精露，若不確定自萃的迷迭香香草的化學型態是 *CT* 樟腦，還是 *CT* 馬鞭草酮，那麼自萃的迷迭香精露，請外用就好。如同精油的療癒性，樟腦迷迭香精油不宜內服，有肝毒性。馬鞭草酮迷迭香精油適合內服，幫助活化肝臟新生細胞；刺激膽汁分泌，助消化。

辣薄荷精露
Mentha piperita

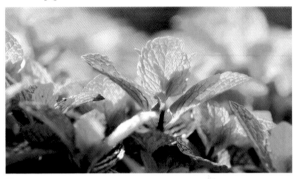

Peppermint
Aromatic Hydrosol

辣薄荷精露清新活力的口感和香氣，深受大眾喜愛，特別是在夏季和頭昏腦脹的情況，辣薄荷可以提供即時的幫助，清涼退熱、提神醒腦、驅風止痛、舒緩身心疲憊。廣效的辣薄荷在止癢、抗菌、抗病毒、止吐、激勵淋巴液及腦脊髓液也有明顯的成效。辣薄荷藥水是法國化學家 Henri de Ricqles 在 1838 年的專利發明，可加幾滴在方糖上吃、加進水、奶和酒中飲用！這種可內服可外用的神奇小藥水，最初被發明出來的時候，被用於舒緩消化問題，抑制口臭，緩解噁心和頭疼，至今歷久不衰。辣薄荷精露不含酒精，更加安全溫和，非常適合老弱婦孺，內服、外用皆宜。

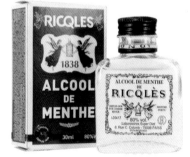

▲ 辣薄荷藥水

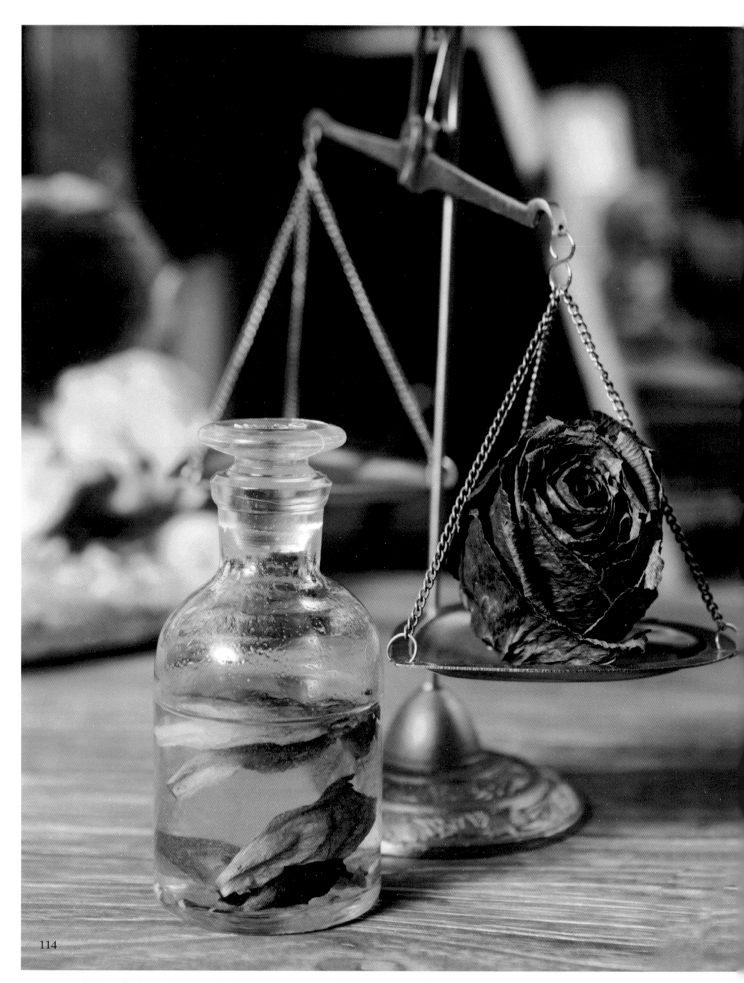

自萃精露入門

蒸餾器的構造

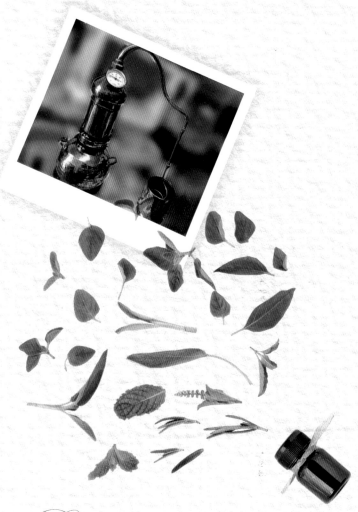

1 加熱鍋（壺）

負責煮水產生熱水或蒸汽。

2 管柱

底部有孔，讓蒸汽透過又能承載植材。

3 頂部（帽子）

內部有一個大空間，讓沸騰的水汽緩衝，降低突沸現象，防止熱水衝出來。另一個作用是帽子表面有很大的面積，跟空氣接觸冷卻，會讓低沸點較大分子組份凝結，滴下迴流，再度被重複加熱，蒸發純化，達到精餾效果。

4 冷凝器

主要的功能是將含有精油及其它成分的蒸氣冷卻還原成液相。

兩種蒸餾方式

A 水蒸氣蒸餾法

將植材放在鍋中上方的管柱中，透過下方鍋子煮沸的水蒸氣上升，蒸餾出精油，並收集精油和精露(參考圖示)。

B 熱水蒸餾法

將植材放入鍋中一起煮沸，將溶在熱水中植物精油及化合物蒸發，再透過冷凝收集精油及精露(參考圖示)。

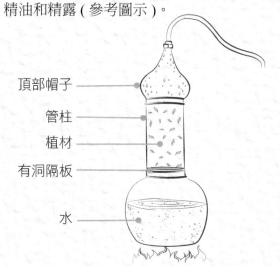

頂部帽子
管柱
植材
有洞隔板
水

🔺 水蒸氣蒸餾

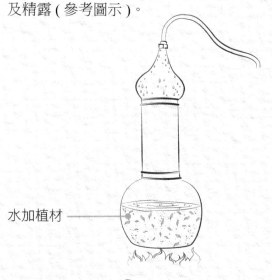

水加植材

🔺 熱水蒸餾

▎蒸餾萃取的 17 個步驟

步驟 1

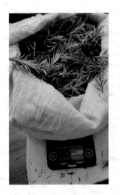

植材透過水蒸汽蒸餾法或熱水蒸餾法，可萃取植材中的精油及精露。先準備所需的植材。1kg 的新鮮植材約可收集 1 公升的精露。

步驟 2

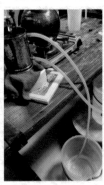

接上水泵將冷卻水送入冷凝器低位端，再由高位端送出。冷凝器可將含精露的水蒸汽凝結成液相。蒸餾前先測試冷凝器的進水及出水的流量是否正常運作。

步驟 3

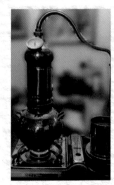

蒸餾前先將蒸餾器實施熱殺菌。將水倒入鍋中加熱煮至沸騰，透過水蒸汽熱量消毒紅銅蒸餾器的內部及冷凝管線（此時冷卻器不可接冷卻水）等冷卻器精露出口端冒出蒸氣後，持續 3 分鐘進行蒸氣熱殺菌作業。

步驟 4

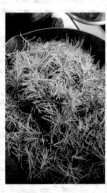

若放入 1000 克的新鮮的植材，可萃取 1000mL 的精露，則需要 2500mL 的礦泉水。若是使用乾燥植材，則只需要使用 100～150 克。因為乾燥植材的重量是新鮮植材重量的 1/8～1/10。

步驟 5

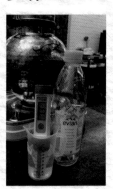

將 Evian 礦泉水倒入鍋中，量測其 pH 值為 7.0，好的水質可獲得更好品質的精露。家中自來水的值是弱鹼性，界於 7-8，若使用自來水，會影響精露最終的 pH 值。

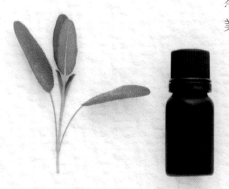

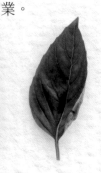

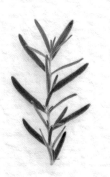

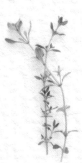

步驟 6

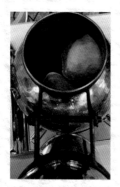

將植材剪小並去除枝幹放入紗布袋，分別放入鍋內（熱水蒸餾）或管柱內（水蒸氣蒸餾）後開始加熱。

步驟 7

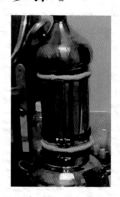

用麵粉加水並搓成細條狀，將蒸餾器上下的兩個接連處的細縫密封，防止蒸氣洩漏。

步驟 8

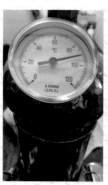

當蒸餾器上面的溫度計顯示蒸汽溫度達到90度C時，含精油的精露開始蒸餾出來，並開始測試精露的pH值。

步驟 9

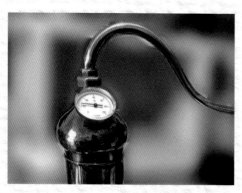

高沸點的精油和水一起蒸發，產生共沸現象，二者合而為一成為汽相，在長管住內向上升高，大分子的含精油蒸氣接觸到蒸餾器上的圓頂表面時，因空氣冷卻凝結而掉落回流到植材中，再度被加熱蒸發反覆進行多次，精露的分子愈來愈細，這現象叫做精餾，因此蒸餾器蓋子的圓頂設計，能使精露分子更細緻並能防止突沸現象發生。

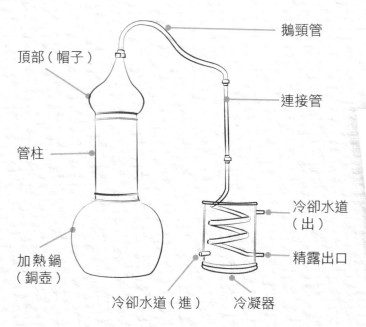

頂部（帽子）

管柱

加熱鍋（銅壺）

鵝頸管

連接管

冷卻水道（出）

精露出口

冷卻水道（進）　冷凝器

▲ 蒸餾器的構造

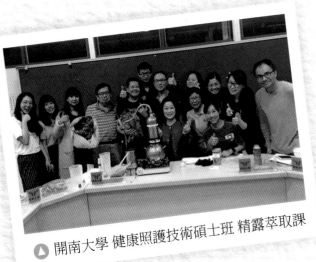

▲ 開南大學 健康照護技術碩士班 精露萃取課

▌蒸餾萃取的 17 個步驟

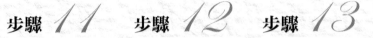
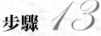

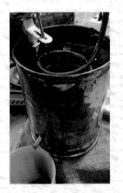
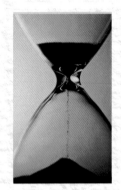
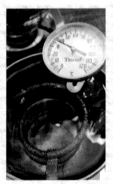
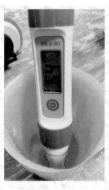
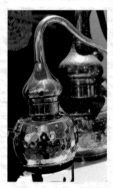

步驟 10	步驟 11	步驟 12	步驟 13	步驟 14
精露開始滴出後，轉小火慢慢的加熱，以緩慢滴下的節奏收集精露，若是出現噗噗的聲音，表示出水太快出現了突沸現象，或植材可能在細管中塞住。鍋內的水蒸器的溫度太高，會將分子大的精露送出。避免突沸現象，此時必須將火轉小。	小火慢煮的條件下，收集精露的時間最好是 3～5 小時，精露的氣味會更加細緻。	冷凝器中的水溫最好在 25℃以下，若是超過 40℃，就必須換水桶中的水。或將冰塊加入冷凝器或水桶中。	在蒸餾前，先測礦泉水的 pH 值記錄，萃取中的精露要分段測量計錄 pH 值，完成萃取後的精露也要測 pH 值記錄。靜放一個月熟成後的精露，再測 pH 值記錄。在存放過程中也需要定期量測 pH 值記錄，掌握 pH 值可以確保自萃的精露沒有因細菌或污染而變質。	偏愛紅銅材質所做的蒸餾器，而不選擇青銅或不鏽鋼製品，是因紅銅塑性極好適合手工打造，紅銅會產生銅離子具有殺菌的效果。紅銅（Copper）是純銅（雜質<1%）未氧化時，色澤亮；氧化後，紅銅變為黑色。因此使用紅銅蒸餾器後必須擦乾或用吹風機吹乾，以保持亮澤顏色。

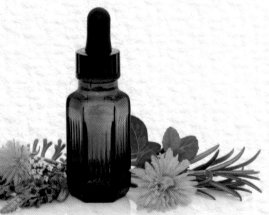

步驟 15

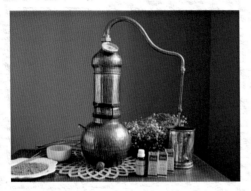

植物中的植物酵母加熱後會產生硫磺，進一步與銅蒸餾器的銅離子接觸後，產生硫化氫，再轉化成硫酸銅，會結灰留在紅銅製的蒸餾器內壁中，蒸餾過後只需要輕輕刷洗去除。因此紅銅蒸餾器會美化精露氣味，使口感更好。

步驟 16

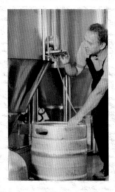

不鏽鋼材質的蒸餾器，無法像銅蒸餾器具有銅離子，因此獲得的精露會有一股硫磺味（俗稱臭青味）。

步驟 17

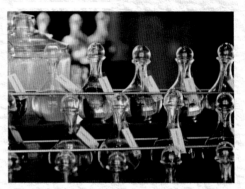

自萃的精露沒有放防腐劑，最好 3 個月內用完，或放冰箱保存，或加入 40% 量的 40 度伏特加，可常保精露的新鮮。新鮮剛萃出的精露的 pH 值和存放一些時候的精露的 pH 值，必須是一致不變，如果變化則表示純露已經變質。

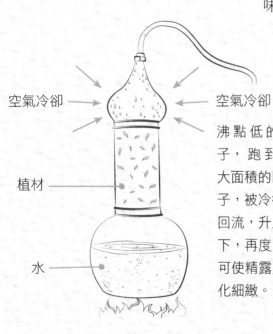

空氣冷卻 → ← 空氣冷卻

植材

水

沸點低的大分子，跑到上方大面積的圓頂帽子，被冷卻凝結回流，升上、滴下，再度回流，可使精露更佳純化細緻。

🔺 蒸餾器圓頂帽子設計的優點

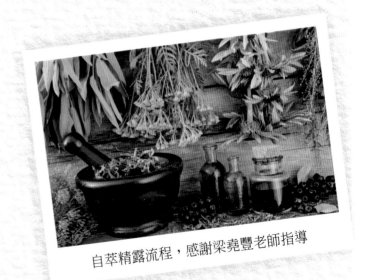

自萃精露流程，感謝梁堯豐老師指導

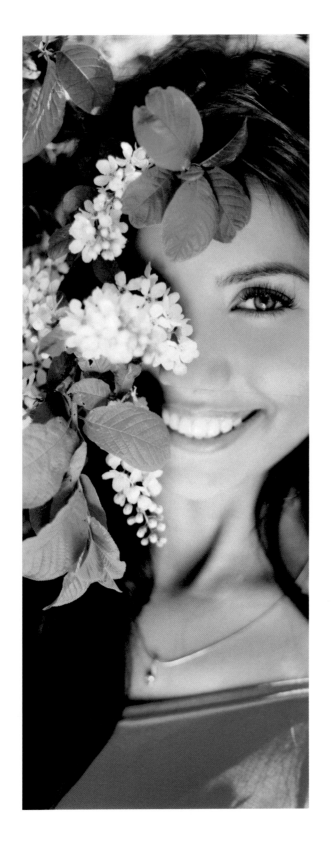

▌滿滿植物生命氣息的精露

　　精露是植物性的生命之水、青春之水、療癒之水，更是芳香治療的核心之一，對於定製一份天然的抗老化美容產品，更不可少了精露，它可以取代所有美容產品中所需的含水成分，例如化妝水、精華液、乳液、面膜，發揮精露獨有的植物信息及能量療癒，讓美容保養品提升到精神療癒的層次，不僅紓壓放鬆，更以植物的力量給予使用者新的心靈感受，讓我們的氣場充滿植物性的活性能量。

　　最簡單美好的使用精露就是當化妝水用，直接噴在臉上，「水潤肌膚」幫助肌膚角質的通透性，在肌膚水水的狀況下，接著抹美容油或抹護膚霜，幫助肌膚「鎖住水嫩」，三天內你的肌膚就會水嫩的發亮，肌膚質地也能細緻光滑。這樣的二階段肌膚保養原則：「水肌＋鎖水」不限於臉部肌膚，對於問題性肌膚如異常乾燥的皮膚、慢性溼疹、乾癬皮膚、異位性皮膚炎、乾燥脫屑的足部皮膚，更需要先噴上精露，再抹上合適的精油保養處方。

　　如果你用了很多昂貴的保養品，肌膚還是暗沉粗糙，歡迎你試試這源自澳洲的草本植物美容學「水肌＋鎖水」，只要一週的時間早晚使用，肌膚就會發生明顯的變化，如果你是從不保養肌膚的中年人或是老人的乾粗皺紋肌膚，試試精露和美容油，效果更加顯著，我常見到個案根據我的建議使用精露，讓整個人「容光煥發」，肌膚有明顯的改變。

▌私家話

　　精露的神奇療癒力，可以媲美精油，卻又更安全溫和，人人適用。很久以前，我剛入行的時候，總覺得精露很貴，500ml 的精露可能要花上 2500 元的價格，捨不得買精露、用精露，因為它就像香水一樣，就是聞起來香香甜甜的，噴一噴很快就用完了。若自製精油保養品，例如：調製面膜泥就用便宜的純水就好，反正市面上很昂貴的進口乳霜的第一個成分也是蒸餾水，因此買一瓶 500mL 的純水或礦泉水只要 20 ～ 40 元，去調製保養品也是心安理得，能輕鬆地省下荷包裡的有限預算。

　　但是，自從親身體驗到它不凡的療癒力，拯救了我的眼睛、月經及皮膚過敏的問題，不再抱怨它的昂貴價格，因為我們的身心靈真需要它神奇的療癒力，精露的奇效是無法被中性的純水取代，精露值得這樣的價格，便宜的礦泉水是無法做到精露所達成的身心靈療癒。

　　希望你一定要試試本章所提的四大天后級的精露，多年來也是深受市場歡迎的精露——大馬士革玫瑰、洋甘菊、薰衣草、橙花。或者自購一台家用型的紅銅蒸餾器，自己萃取香草精露，發掘更多芬芳的美好精露，還能將那份美好，自在的分享給需要精露療癒力的人。

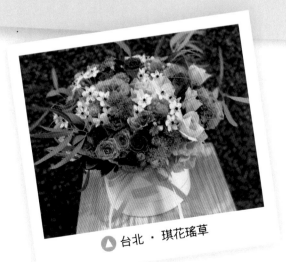

▲ 台北‧琪花瑤草

> **玫瑰是愛情的餘香，**
> **尤加利最能攪動肺腑，**
> **我心為之歡喜，**
> **終生不渝。**

芳療生力軍：植物細胞液

❝ 11 世紀到 21 世紀千年的革新：
從第一瓶玫瑰精露到第一瓶野薑花細胞液 ❞

11 世紀的阿拉伯醫生阿維西納，萃取出第一瓶的大馬士革玫瑰花水（精露），沿用千百年至今。21 世紀，國內開發出低溫真空蒸餾提萃技術，將植物細胞液完整萃取出，保留植物活性的生命力、營養力及最大的香氣。台灣產的野薑花細胞液香氣細緻、典雅、濃郁，其抗氧化力、收斂力更優於玫瑰。

熱愛精露芳療的妳，更多了一項 21 世紀才有的美容、養心聖品——植物細胞液。細胞液是植物細胞本體細胞內外的液體，也是孕育植物生命的活水，含有維持植物生命不可或缺的營養成分如無機鹽、醣類、多酚、花青素、維生素和礦物質等活性成分及植物的精質如精油。註：阿維西納（Avicenna, 980-1037）是阿拉伯哲學家、自然科學家、醫生，根據記載，他 10 歲可以背誦《可蘭經》，16 歲開始習醫，一生寫過 100 多本書。

細胞液是成分複雜的水溶液，包含內液：細胞內所有液體，以及外液：細胞外的所有液體。具備天然的抗菌力，幫助植物用來保護本身免受病原體侵害，例如包粽子用的月桃葉本身具有優良的抗菌、抗黴菌力。高濃縮的細胞液營養成分及芳香成分可充分發揮紓壓、滋補、美容和抗老化效果，改善負面情緒、肌膚鬆弛、暗沉、皺紋、黑斑等。如：野薑花、茉莉花、玫瑰花等。傳統萃取精油的方法主要有水蒸氣蒸餾、冷壓、溶劑及超臨界 CO_2。其中水蒸氣蒸餾法是市面上獲得精露（花水、純露）的主要方法，將植物的活性稀釋到水中，但是精露中的活性成分和芳香成分大都對熱非常敏感，會流失部分香氣，甚至會降低精露的品質。冷壓萃取無法完整的萃取出植物活性成分，也無法產生精露。

採用非外部加熱的方式，在低溫真空（無氧）的條件下萃取細胞液。保留植物活性成分的最適當溫度（約 35°C）下萃取出細胞液，不外加入任何一滴水，收集 100％植物內的體液，此細胞液含有極高的植物活性生命力，不須添加任何化學香料，不用抗菌劑就能妥善保存，因此，內服外用都很安全。

提萃細胞液的原理

水由液體變成水蒸氣稱為「汽化」。

水在 1 大氣壓下加熱到 100℃會產生沸騰汽化，這個溫度被稱為沸點。

但是水的沸點是會隨著氣壓的變化而變化，氣壓增大，水的沸點便增高；氣壓減小，
水的沸點便降低。

例如：海拔 4000 公尺的高山上，水會在 87℃左右沸騰蒸發。

低溫真空萃取方法就是利用了這種特性。

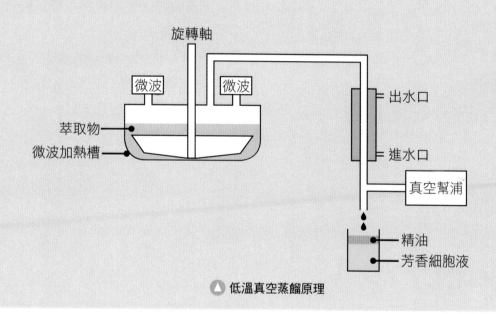

△ 低溫真空蒸餾原理

梁堯豐先生是國內最早投身研究低溫真空萃取精油及細胞液的技術，其原理是：真空幫浦將萃取容器抽真空減壓，然後微波照射萃取容器內物料，利用微波振動磨擦生熱原理，把被萃取物裏面的油胞及細胞液直接加熱，油胞迅熱膨脹破裂，細胞內外的有效成分自由流出。因為減壓的關係使得沸點下降，精油能在低溫下 (35℃或更低) 被萃取出來。微波是非游離輻射，運用電磁波電場震盪植物內的分子，相互摩擦生熱，和兩手用力互搓一樣，並不會產生毒素；不像核能和

X 光（游離輻射）會穿透人體，造成細胞核的損傷。

低溫真空是一種創新的萃取技術，起步比超臨界的 CO_2 萃取法晚一些。將新鮮植材、花瓣直接萃取，不放水或溶劑，保留植物活性療癒力。由於芳香精油及植物活性成分對熱敏感，利用減壓能降低沸點，精油及其他植物精華如維生素、礦物質、胺基酸、多酚、花青素等成分，可以被完整的釋放出來。香氣不因熱或水的添加流失減少，更貼近植物原有的香氣，保留植物的治療價值如紓壓、

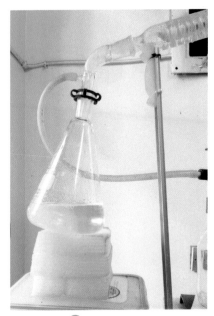

▲ 低溫真空蒸餾

滋養、美容、抗氧化、抗老化、芳香特性。日本在 2009 年已經採用低溫真空萃取植材，例如杉木、檜木、高山冷杉、玫瑰花、山茶花、茉莉花、野薑花、柚花、橙花、月桃葉、柑橘皮等等。低溫真空萃取較傳統的水蒸氣蒸餾萃取能獲得含松油萜更多的松柏科精油，極芳香典雅的花瓣類細胞液，抗菌力優秀的月桃細胞液，柑橘皮細胞液及精油。其中低溫真空萃取的檸檬精油，不會引起光敏反應。

低溫真空萃取方法，在植物剛被採摘下來，依然充滿生命能量的情況下，不添加一滴水或溶劑去提萃，只需要 30 分鐘即時快速萃取出植物活性能量，完全沒有稀釋過的 100% 的綠色植物原液，當然能發揮出更好的抗老化效果，早晚使用一次，連續 1 週，肌膚明顯獲得滋補，自然光澤水潤，細胞液可被比喻為植物性的胎盤素。

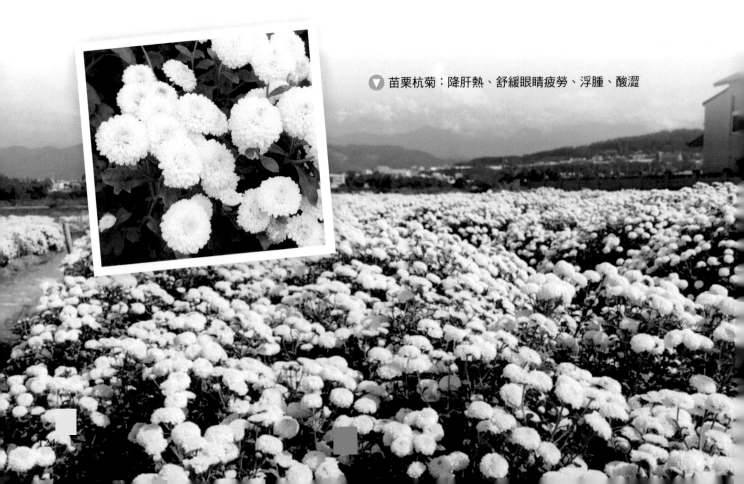

▼ 苗栗杭菊：降肝熱、舒緩眼睛疲勞、浮腫、酸澀

▌植物細胞液的三個特徵

1.完整萃取細胞液成分

由於是低溫萃取，植物中含有的營養成分如維生素、礦物質、胺基酸、多酚、花青素等及香氣完整保留，不會被破壞。

2.高滲透皮膚

水液性的保養品最重要在於它的滲透力。100% 的細胞液表面張力很小，隨著降低表面張力，會提升穿透皮膚力，因此細胞液能將有效成分更輕易滲透到皮膚角質深處。以細胞液水潤肌膚，提高肌膚的通透性，取代純水調製的膠乳霜，可以提高護膚品對肌膚的滲透性。

表面張力是液體表面盡量收縮的性質，這個收縮力稱為表面張力。

比較不同水液的表面張力：

玫瑰細胞液：53.6dyn/cm　　　　蒸餾水（100℃）：58.85dyn/cm
薑黃細胞液：53.5dyn/cm　　　　蒸餾水（40℃）：69.59dyn/cm
月桃葉細胞液：60.2dyn/cm　　　蒸餾水（20℃）：72.75dyn/cm

溫水（40℃）比冷水（20℃）表面張力低，滲透力強，髒東西很容易被清洗出來，用溫水洗東西比冷水洗得更乾淨，就是這個原理。

3.100%天然植物香氣

由於細胞液在其製造過程中溫度不超過 35℃，因此不會破壞植物的芳香成分，得到的細胞液香氣，幾乎與植物原來的香氣相同，使我們得以享受到植物 100% 的原始香氣。

高活性的植物細胞液俱有優異的滲透性和吸收性，在於它非常容易親近身體皮膚。我們可以從各種植物中萃取細胞液。根據植物種類和不同部位萃取出來的細胞液，其性質、特長及用途也是不盡相同。

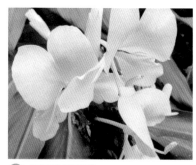
🔺 新鮮的野薑花

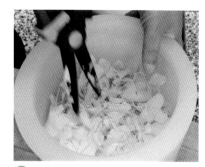
🔺 萃取前

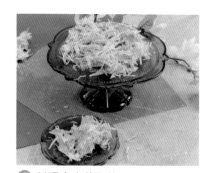
🔺 低溫真空萃取後

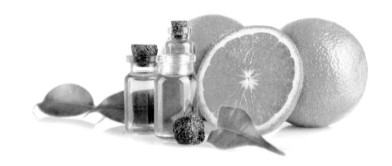

主要細胞液提萃的植物別

1. 柑橘類

柑橘類的果皮可萃取精油及細胞液，作為食品的芳香劑及調製飲料氣泡水，例如柚子、檸檬、柑橘。

2. 水果類

水果萃取的細胞液，可使用於調製無色果香飲料及氣泡水，例如：蘋果、西瓜、鳳梨、芒果等具有香氣的水果。

3. 花瓣類

花瓣類含精油量太少，可單單萃取細胞液，含微量精油的細胞液，帶有濃郁馨香的氣味，植物獨特的生命信息，除了享受芳香外，具有調理情緒心靈、美白、保溼、滋養、抗敏、抗菌、抗黴菌、抗氧化、抗老化效果等，例如玫瑰花、野薑花、茉莉花、茶花、柚花、橙花。

根據每種植物細胞液不同的特性，使用兩種以上的細胞液協同調配，可以獲得非常優異的複方細胞液，滿足對美白、保溼、滋養、抗菌、抗敏、抗老化等不同的護膚美容及心靈療癒需求。

低溫真空提萃月桃葉細胞液的前後對照

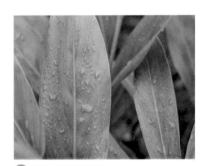
🔺 新鮮的月桃葉

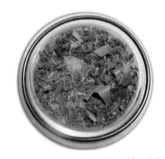
🔺 粉碎後的月桃葉子置入萃取罐內

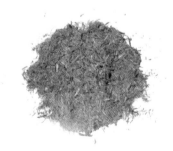
🔺 萃取完後的月桃葉子呈現乾燥狀態

▌私家話

　　植物細胞液，國內最早由梁堯豐老師研究開發，專長是工業用高週波及微波加熱設備設計製造。10 多年前應日本教授末田信博的邀請，赴日本研究低溫真空的精油、精露提萃技術。近年將微波加熱設備與精油萃取技術結合，在國內首先研發了低溫真空的細胞液提萃技術，將萃取的溫度維持在 33 ～ 35℃之間，完整保留植物的香氣、生命能量及療癒力。

> **66** **低溫真空提萃：**
> **在植物剛被採摘下來，**
> **依然充滿生命能量的情況下，**
> **不添加一滴水或溶劑去提萃** **99**

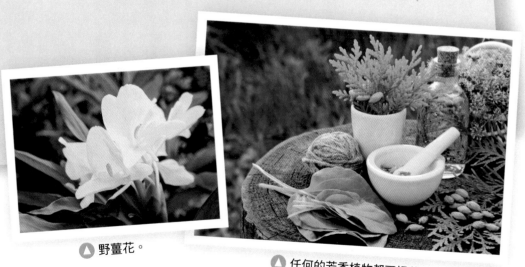

🔺野薑花。

🔺任何的芳香植物都可提萃。

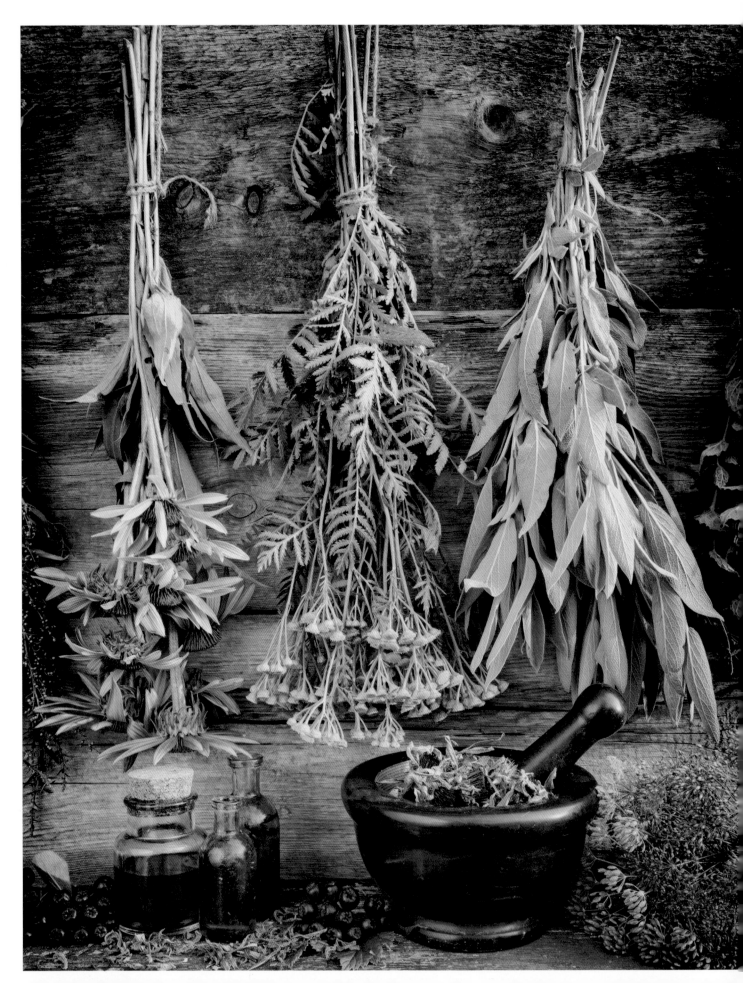

Chapter 6

42
Essential Oils
for Body,
Mind and Spirit

42 種精油的身心靈密碼

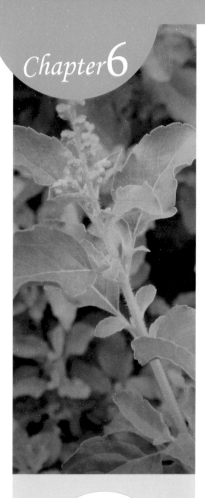

化學成分：
沉香醇 (30-40%)
甲基醚蔞葉酚 (30-40%)
1,8 桉油醇
丁香酚

化學家族｜單萜醇

特　　性｜陽性

蒸 發 率｜快板

氣味強度｜7

注意事項：
對敏感肌膚可能有刺激
性，低量使用為佳。

羅勒 Basil
Ocimum basilicum var album

羅勒含有均衡的沉香醇與甲基醚蔞葉酚，鎮定溫暖及激勵神經系統，是疲勞與病後初癒有效的滋補劑。對於癲癇及暈眩的改善非常有益。幼童適用。

主要功效

◎皮膚效用
緊實下垂、鬆弛皮膚、調理毛孔粗大、清理阻塞現象、預防粉刺、壓力性過敏。

◎身體效用
神經緊張、失眠、偏頭痛、暈眩、耳痛、鼻竇充血、慣性感冒、支氣管炎、氣喘、祛痰、發汗退熱、腸胃痙攣、消化不良、健胃、打嗝、通經、經血少、乳房脹滿、刺激腎上腺皮質、降低尿酸、痛風、肌肉痠痛、強身。

◎心靈效用
提振、利腦、專注、抗歇斯底里、抗焦慮。

◎芳香信息
無偽的表達自我。

◎脈輪｜喉輪

◎足部反射的主要應用
額葉、神經系統、上消化道、腎上腺。

最受歡迎處方

1. 腦力渙散
羅勒 3 滴 + 檸檬 4 滴 + 迷迭香 3 滴 (薰香或精油項鍊)。

2. 抗焦慮
羅勒 1 滴 + 甜馬鬱蘭 1 滴 + "0" 號膠囊，再以基底油填滿 (與飯送服，一天 3 ～ 4 次)。

3. 毛孔粗大
羅勒 5 滴 + 絲柏 3 滴 + 迷迭香 2 滴 + 玫瑰果油 10mL (全臉按摩)。

4. 幼兒強身
羅勒 3 滴 + 薰衣草 5 滴 + 橘子 2 滴 + 甜杏仁油 20mL (按摩前胸、後背脊椎二側、腳底、四肢)。

5. 提振食慾
每天 1 滴內服，可加入蜂蜜 1 茶匙。

佛手柑 Bergamot

Citrus aurantium var bergamia

具有甜美清新的柑橘及花香氣，鎮定神經緊張與釋放壓力，抗菌、抗發炎，幫助改善各種皮膚、呼吸、消化、泌尿系統問題。紓壓放鬆處方必選的柑橘精油。

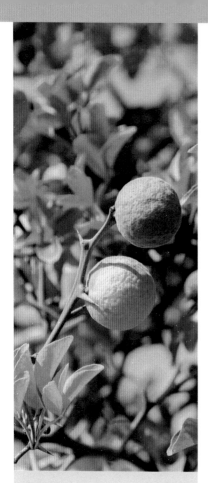

化學成分：
檸檬烯（39%）
沉香醇（10%）
乙酸沉香酯（30%）
α-（1%）& β-（6%）
松油烯
香柑油內酯

化學家族｜單萜烯

特　　性｜陽性

蒸 發 率｜快板

氣味強度｜4

注意事項：
使用後 8 小時內，避免日光浴。使用 0.4% 濃度以上，經過日曬，可能造成光敏反應。

主要功效

◎皮膚效用
壓力油性肌、粉刺、面皰、日曬斑、溼疹、牛皮癬、唇疱疹、帶狀疱疹、水痘、潰瘍。

◎身體效用
降低交感神經、安撫神經、免疫系統失調、壓力性失眠、舌炎、口臭、口腔炎、急性扁桃腺炎、咽喉炎、支氣管炎、肺結核、祛痰、退熱、食慾不振、幫助消化、胃脹氣、膽結石、腸內抗菌、泌尿系統感染、膀胱炎、陰道搔癢、腸道及寵物的皮膚驅蟲劑。

◎心靈效用
清新、振奮、抗憂鬱、抗焦慮。

◎芳香信息
使心生喜樂。

◎脈輪｜心輪

◎腳底反射的主要應用
太陽神經叢、呼吸、腎泌尿系統、淋巴免疫。

最受歡迎處方

1. 振奮情緒
佛手柑 4 滴 + 辣薄荷 4 滴 + 檸檬草 2 滴 + 植物甘油 5mL+ 瀉利鹽 1 杯（盆浴）。

2. 水痘
佛手柑 3 滴 + 薰衣草 4 滴 + 洋甘菊 3 滴 + 玫瑰花水 50mL+ 薰衣草花水 50mL（搖一搖後，噴在患處）。

3. 抗焦慮
佛手柑 5 滴 + 回青橙 2 滴 + 薰衣草 3 滴 + 聖約翰草油 10mL（深深嗅吸、抹在心輪、太陽神經叢、脊椎二側）。

4. 壓力性膀胱炎
佛手柑 1mL+ 甜杏仁油 9mL（按摩在肚臍以下的下腹部、薦椎上的八髎穴、足部反射的膀胱反射區）。

5. 愉悅的噴霧
佛手柑 8 滴 + 甜橙 4 滴 + 辣薄荷 4 滴 + 純水 100mL（清潔打掃後，將噴霧噴在空氣中，留下愉悅的香氣）。

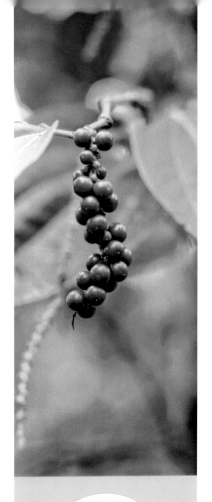

黑胡椒 Black Pepper
Piper nigrum

印度阿育吠陀傳統醫學中有名的「熱性種子」，擴張血管、良好的暖化、消炎、止痛特性，舒緩肌肉、關節、神經等方面的慢性疼痛，用於運動前後、產後、術後的自我保健。也有助於激勵消化液，促進消化。強化腎臟機能。改善貧血，促進紅血球新生。

化學成分：
香檜烯（10%）
β-丁香油烴（28%）
檸檬烯（15%）
δ-3-蒈烯（8%）

化學家族｜單萜烯

特　　性｜陽性

蒸 發 率｜中板

氣味強度｜7

注意事項：
使用量高會刺激心臟、腎臟，也可能刺激皮膚。

主要功效

◎皮膚效用
凍瘡、消散瘀血。

◎身體效用
平撫暈眩、扁桃腺炎、流行性感冒、退燒、咳嗽、祛痰、嘔吐、促進食慾、滋補受寒脾胃、脹氣、便秘、腹瀉、利尿、活血化瘀、淨血排毒、促進尿液的製造、消解脂肪、助減肥、肌肉僵硬、緊實肌肉、治手腳冰冷。

◎心靈效用
催情、興奮劑。

◎芳香信息
溫暖內在，找到方向。

◎脈輪｜太陽輪

◎腳底反射的主要應用
呼吸系統、上下消化道、腎泌尿系統、肌肉關節。

最受歡迎處方

1. 宿醉
黑胡椒5滴+杜松子5滴（盆浴）。

2. 身心疲憊
黑胡椒7滴+甜馬鬱蘭6滴+迷迭香7滴+甜杏仁油20mL（背椎兩側、腳底按摩）。

3. 骨盆腔疼痛
黑胡椒10滴+薑5滴+天竺葵5滴+山金車浸泡油20mL（骨盆腔按摩，包含背椎兩側及薦椎）。

4. 貧血性暈眩
黑胡椒10滴+佛手柑10滴+羅勒12滴+甜杏仁油20mL（耳後、枕部、眉心、太陽穴）。

5. 暖足浴
黑胡椒4滴+薑4滴+伏特加5mL（42°C以下熱水的泡腳桶）。

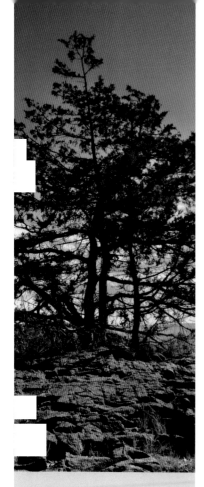

維吉尼亞香柏木 Cedarwood
Juniperus virginiana

調節神經和荷爾蒙系統，恢復身心平衡的機制，使身體漸漸回復正常，適合慢性病患的調養，具有鎮定緊張焦慮與撫慰心靈特質。緊實收斂、清新及活化肌膚。呼吸器官的乾化作用及抗感染。調節腎泌尿系統的毛病。處理慢性風溼肌肉關節問題。

化學成分：
羅漢柏烯（12%）
香柏木醇（27%）
α-紅檜油精（30%）
β-紅檜油精（7%）

化學家族｜倍半萜醇

特　　性｜陽性

蒸 發 率｜慢板

氣味強度｜4

注意事項：
高濃度可能會刺激皮膚，最好不要在懷孕期間使用。

主要功效

◎皮膚效用
特別優於處理油性皮膚、改善面皰、粉刺、溼疹、乾癬、皮脂漏頭皮屑和落髮。

◎身體效用
支氣管發炎、祛痰、止咳化痰、膀胱炎、利尿、排尿困難、慢性疼痛、風溼痛、關節炎。

◎心靈效用
放鬆、沉穩。

◎芳香信息
給予專注的力量，充滿勇氣。

◎脈輪｜太陽輪

◎腳底反射的主要應用
神經系統、呼吸系統、腎泌尿系統。

最受歡迎處方

1. 慢性支氣管咳嗽
香柏木 5 滴 + 乳香 5 滴 + 迷迭香 5 滴（嗅聞及抹在天突穴、膻中穴、大椎穴、曲池穴、合谷穴，再用吹風機暖暖吹 1 分鐘）。

2. 消毒殺菌的鬍後水
香柏木 3 滴 + 甜橙 2 滴 + 薰衣草 5 滴 + 玫瑰水 100mL（搖一搖後，倒在手上，拍皮膚）。

3. 收斂油性皮膚
香柏木 3 滴 + 絲柏 2 滴 + 乳香 5 滴 + 甜杏仁油 8mL+ 酪梨油 2mL（每次取 3 ～ 5 滴抹於全臉及頸部）。

4. 身心失調的激勵與滋補
黑胡椒 10 滴 + 羅勒 10 滴 + 天竺葵 12 滴 + 香柏木 1mL+ 甜杏仁油 18mL（抹於背椎二側、手腳的經絡線、腳底）。

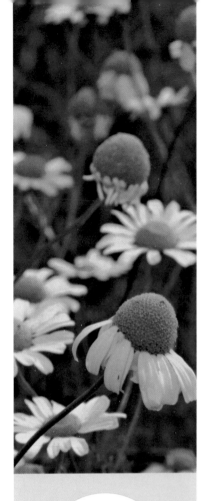

德國洋甘菊 German Chamomile
Matricaria recutita

富含抗發炎的化學型態—沒藥醇與藍烴，是一種極佳的抗發炎、抗過敏的療癒性萃取物，特別有益皮膚問題的處理，藍烴具有更多降低過敏性皮膚的發炎反應，同時有更強的抗自由基特性。超臨界萃取的德國洋甘菊才含有母菊素。母菊素的消炎性優於藍烴。

化學成分：
E-β-金合歡烯（<30%）
α-甜沒藥醇（20-45%）
藍烴（5-15%）
甜沒藥醇氧化物 A & B
（<2%；<3%）
大根老鸛草烯 D

化學家族│倍半萜烯

特　　性│陰性

蒸 發 率│中板

氣味強度│8

注意事項：
通經藥，孕婦初期避免使用。

主要功效

◎皮膚效用
乾癬、過敏、傷口、紅腫、灼傷、水泡、發炎、溼疹、瘀傷、破裂微細血管、微血管彈性。

◎身體效用
頭痛、長牙痛、耳痛、養肝利膽、黃疸、各種腸胃問題、胃脹氣、嘔吐、胃炎、胃潰瘍、腸炎、結腸炎、腹瀉、腹絞痛、經痛、規律月經週期、更年期症狀、膀胱炎疼痛、各種神經痛、骨關節炎、風溼性關節炎、脊椎炎、痛風、下背痛、提升免疫力。

◎心靈效用
舒緩身心的敏感。

◎芳香信息
放手，放下過去的負面習慣。

◎脈輪│喉輪

◎腳底反射的主要應用
肝膽消化、婦科系統、泌尿系統、肌肉關節。

最受歡迎處方

1. 敏感肌
德國洋甘菊 10 滴 + 荷荷芭油 10mL。

2. 急性扭傷
3% 德國洋甘菊 5mL + 薰衣草 2 滴 + 辣薄荷 6 滴（抹在患處後，再施以冰敷）。

3. 溼疹
德國洋甘菊 5 滴 + 西洋蓍草 1 滴 + 廣藿香滴 1+ 辣薄荷 1 滴 + 薰衣草 2 滴 + 金盞花浸泡油 10mL。

4. 骨盆腔發炎
德國洋甘菊 10 滴 + 永久花 10 滴 + 杜松子 6 滴 + 沒藥 6 滴 + 聖約翰草油 9mL。

5. 腸道黏膜發炎（發燒）
德國洋甘菊 1 滴 + 外用調合劑 20 滴 + 一杯 250mL 的溫水（喝下，有利清理腸道免疫反應的戰場，防治發燒）。

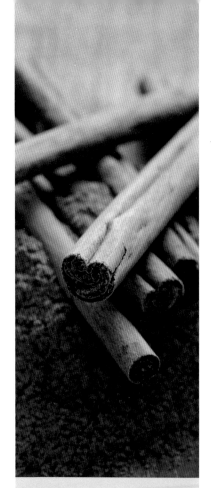

錫蘭肉桂 Cinnamon Bark

Cinnamomum zeylanicum

具有美好的香氣和口感。暖性的油，強效滋補慢性疲勞的身心及病後初癒。與丁香或柑橘類精油合併使用可以有效中和肉桂對皮膚的刺激性，預防皮膚的接觸性過敏反應。請注意！一定要稀釋使用。

化學成分：
反式肉桂醛（>70%）
丁香酚 （<10%）
乙酸桂皮酯及丁香酯
β-丁香油烴

化學家族｜苯基炳烷
　　　　　衍生物
特　　性｜陽性
蒸 發 率｜慢板
氣味強度｜8

注意事項：
一定要稀釋使用，否則極可能立即引起接觸性過敏。

主要功效

◎皮膚效用
緊實鬆垮、改善循環不佳的皮膚。（不宜用在臉部及細嫩肌膚）

◎身體效用
刺激心臟、調理循環、抗菌、抗病毒、抗傳染，如呼吸道感染、流感、改善呼吸困難、最強勁的消化道抗菌劑、霍亂、傷寒、腹瀉、嘔吐、腸胃脹氣、腸下垂、結腸炎、消化道痙攣、白帶、月經痛、月經量不足、催情、壯陽、風溼痛、肌肉痛。

◎心靈效用
抗沮喪、使心興奮。

◎芳香信息
走出淡漠或以內斂活潑的力量面對世界。

◎脈輪｜性輪

◎腳底反射的主要應用
消化系統、生殖、泌尿系統、神經系統。

最受歡迎處方

1. 飲食失當的腹瀉
肉桂1滴+「0」號膠囊，再將植物油填滿，配合食物送服，每2小時1次。一天不超過8滴，內服不超過3天。

2. 異國浪漫香水
肉桂10滴+快樂鼠尾草6滴+波蘭伏特加96度（生命之水）30mL+大馬士革玫瑰花水5mL（刺激的肉桂，請避開皮膚，單單噴在衣服上即可）。

3. 冬季溫暖的擴香
肉桂2滴+丁香3滴+甜橙5滴+水氧機（抗菌、抗傳染）。

4. 咽喉炎的漱口水
肉桂精油1滴+甜橙1滴+茶樹精油3滴+沒藥酊劑5mL+純水100mL(先將精油加入沒藥酊劑，再加入水中，每次使用前請先搖一搖，一次15～20mL)。

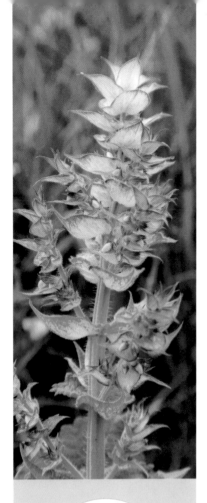

快樂鼠尾草 Clary Sage
Salvia sclarea

婦科的補劑，有益改善雌激素不足的症狀，廣泛使用在月經相關的問題上，經前症候群、月經週期引起子宮收縮的不適、產後身心失調。幫助紓解壓力，令人產生幸福感，促進男女性關係。放鬆肩頸肌肉緊繃。

化學成分：
乙酸沉香酯（>55%）
沉香醇（>19%）
α- 松脂醇
老鸛草烯 D
香紫蘇醇

化學家族｜酯類

特　　性｜陽性

蒸 發 率｜快板

氣味強度｜7

注意事項：
非常精神性的放鬆，開車前及飲酒後不宜使用。用量過多，可能會感到反胃，也會導致頭痛。

主要功效

◎皮膚效用
抗發炎、促進細胞再生、調理老化和缺水的皮膚，抑制皮脂腺、汗腺過度分泌，治療腳汗症，有益消除浮腫皮膚。

◎身體效用
精神疲勞、壓力性、降血壓、淨化油膩的頭髮、頭皮屑、有利於毛髮生長、喉嚨感染、咳嗽、氣喘、祛胃腸脹氣、幫助消化、放鬆助產、通經、利子宮、月經量少、白帶、經痛、產後憂鬱症、治性冷感、產後滋補身心、腎臟的滋補劑、抗痙攣、下背痛、肩頸緊繃、走過戒毒戒癮的緊繃時刻、強身。

◎心靈效用
溫暖、放鬆、抗憂鬱、催情、令人歡喜快樂。

◎芳香信息
擴展精微的覺察力。

◎脈輪｜性輪

◎腳底反射的主要應用
生殖、泌尿系統、神經系統。

最受歡迎處方

1. 經前症候群
快樂鼠尾草 10 滴 + 天竺葵 4 滴 + 茴香 2 滴 + 甜杏仁 10mL（月經前 7 天塗抹或按摩骨盆腔）。

2. 下背痙攣痛
快樂鼠尾草 16 滴 + 羅勒 8 滴 + 檸檬草 8 滴 + 基底乳 9mL（塗抹後，吹風機溫溫吹 1 分鐘）。

3. 自律神經失調的多汗症
快樂鼠尾草 4 滴 + 薰衣草 3 滴 + 絲柏 3 滴 + 瀉利鹽 1 杯（每隔 1 天泡澡 1 次，再用 10 滴同樣的複方純劑，抹在背椎兩側）。

4. 平衡自律神經
快樂鼠尾草 4 滴 + 薰衣草 6 滴 + 水氧機（擴香 + 深呼吸至肚臍下 4 指處，吸氣 4 秒，吐氣 8 秒）。

5. 穿上芳香金縷衣
快樂鼠尾草 5 滴抹在浴後微濕的皮膚上，由腳往上抹。

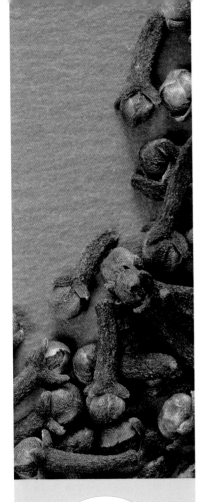

丁香 Clove Bud
Syzygium aromaticum

殺菌、抗感染，改善消化系統、呼吸道感染的症狀，也可以用於口腔不潔、腸道菌及留氣的問題。麻醉、止痛，針對腸胃、子宮、肌肉與關節的疼痛。滋補脾胃腎。為冷淡的閨房性事加柴添火。

化學成分：
丁香酚（85%）
丁香酯（8%-12%）
β - 丁香油烴（7%）

化學家族│苯基炳烷

衍生物

特　　性│陰性

蒸 發 率│中板

氣味強度│7

注意事項：
是一種非常強勁的精油，小心使用。

主要功效

◎皮膚效用
傷口的感染、潰瘍、慢性皮膚病、調理鬆弛皮膚、血液循環差的褥瘡、免疫性的狼瘡。

◎身體效用
處理牙痛、口臭、口腔潰瘍、牙齦酸痛、唇部疱疹、支氣管炎、肺結核、氣喘、開胃、嘔吐、舒緩腸內留氣的痙攣、腹瀉、催產、利子宮、性冷感、風溼性關節炎。

◎心靈效用
溫暖、催情、激勵萎靡精神。

◎芳香信息
釋放執念。

◎脈輪│太陽輪

◎腳底反射的主要應用
消化系統、生殖、泌尿系統、神經系統。

最受歡迎處方

1. 漱口水
1 滴丁香酊於 1 湯匙的水中，漱口。（丁香酊：丁香 10 滴 + 波蘭生命之水 96 度 30mL）。

2. 急性肌肉痛
丁香 1 滴 + 檸檬草 5 滴 + 甜橙 4 滴 + 山金車 10mL。

3. 產後宮巢保養
丁香 2 滴 + 甜橙 5 滴 + 快樂鼠尾草 9 滴 + 黑胡椒 4 滴 + 山金車 20mL（加強按壓關元穴及八髎穴）。

4. 乾柴烈火的青春性事
茉莉 16 滴 + 天竺葵 6 滴 + 丁香 2 滴 + 甜橙 8 滴 + 甜杏仁油 20mL（塗抹胸腔、背椎、骨盆腔）。

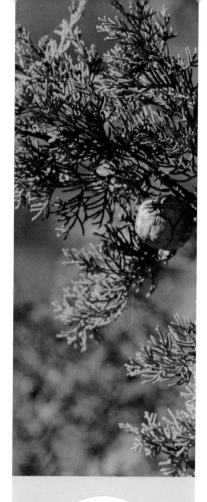

絲柏 Cypress
Cupressus sempervirens

絲柏以「收斂」與「乾化」的特性著名，表現在尿液、血液和汗液過多上。非常有益婦科骨盆腔區的調理，調節月經週期、改善更年期症狀。鎮痙攣作用，表現在呼吸肌及骨骼肌上的痛性痙攣。有益熟齡肌膚保養。

化學成分：
α- 松油烯（43-55%）
δ -3- 蒈烯（16-20%）

化學家族｜單萜烯

特　　性｜陰性

蒸 發 率｜中板

氣味強度｜5

注意事項：
可調理月經週期，避免懷孕初期使用。不適用於 30 個月以下嬰幼兒。

主要功效

◎皮膚效用
調理油性和多汗的皮膚、利於傷口癒合。

◎身體效用
抗菌、收斂、流鼻血、牙周膿溢、咳嗽性的痙攣、支氣管炎、氣喘、靜脈曲張、痔瘡、止腹瀉、利肝、經血過多、月經疼痛、更年期的不適、熱潮紅、調節卵巢功能、體液過多、止汗多、浮腫、利尿、各種失禁、抗風溼病。

◎心靈效用
放鬆、清新、緩和精神緊張。

◎芳香信息
接受生命改變的挑戰。

◎脈輪｜喉輪

◎腳底反射的主要應用
呼吸系統、生殖、泌尿系統。

最受歡迎處方

1. 痔瘡
絲柏 6 滴 + 天竺葵 6 滴 + 辣薄荷 6 滴 + 聖約翰草油 3mL+ 基底膏 15g（將基底膏溶化後，再將其他材料倒入，冷卻後即可）。

2. 流鼻血
絲柏 2 滴 + 檸檬 2 滴，於一碗水中，棉布沾溼，冷敷鼻部。

3. 子宮肌瘤
絲柏 10 滴 + 杜松子 5 滴 + 黑胡椒 5 滴 + 山金車 20mL（抹在下腹並加強按壓關元穴及八髎穴）。

4. 止咳化痰的肛門栓劑
絲柏 30 滴 + 尤加利 20 滴 + 甜馬鬱蘭 10 滴 + 迷迭香 10 滴 + 基底膏 18g（放入 6mL 的唇膏瓶，20g 可做成 4 個，請置入冷凍庫保存，1 天用 1 個肛門栓劑，每次使用 1/3 個）。

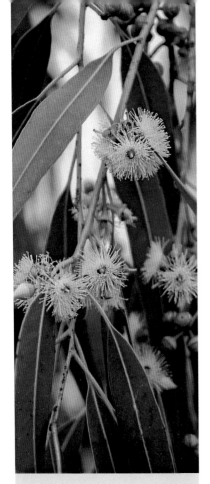

尤加利 Eucalyptus
Eucalyptus radiata ssp.radiata

緩解呼吸道問題最佳的選擇，抗病毒、抗感染、消炎、祛痰，有絕佳的功效。很好的 「滋補」 特性，能促進「衛氣」也就是中醫的免疫系統能量。澳洲原住民用在皮膚、生產後、泌尿系統及肌肉關節的保養治療，澳洲灌木醫學常用，隨處可得的藥材。

主要功效

◎皮膚效用
改善阻塞的皮膚、對疱疹病毒有顯著功效、供給皮膚更多的氧氣、療癒燒燙傷、潰瘍、香港腳、水痘、中和蚊蟲咬傷的毒液。

◎身體效用
抗病毒、抗菌、祛痰、消炎、止痛、抗痙攣，療癒喉炎、鼻竇炎、喉嚨感染、支氣管炎、咳嗽、氣喘、肺氣腫、肺結核、發燒、膽囊結石、降低血糖、糖尿病、清血、利尿、急性腎炎、膀胱炎、淋病、白帶、神經痛、抗風溼、骨關節炎、風溼性關節炎、扭傷、拉傷、肌肉痠痛。

◎心靈效用
清新、活力、清腦。

◎芳香信息
整合內在力量，找回自由。

◎脈輪｜眉心輪

◎腳底反射的主要應用
腦中樞、呼吸系統、肝胰臟、腎泌尿系統、肌肉關節。

最受歡迎處方

1. 鼻子過敏
尤加利4滴＋辣薄荷2滴＋薰衣草2滴＋基底油5mL（早晚2滴，滴入鼻腔內）。

2. 膝關節淨化
尤加利12滴＋甜馬鬱蘭6滴＋薑6滴＋檸檬8滴＋山金車9mL（抹於膝蓋上下及前後，加強足三里穴、委中穴、陰陵泉、陽陵泉推按，最後再以吹風機熱療1分鐘）。

3. 風溼關節肌肉痛
尤加利12滴＋檸檬8滴＋杜松子滴8滴＋薑4滴＋山金車4mL＋聖約翰草5mL（手腳冰涼，可抹油後，再用吹風機熱療1分鐘）。

4. 強心利肺的靜脈注射
尤加利1滴＋迷迭香1滴，一起滴入手肘內側，再用另一手的腕關節處覆壓，直到精油吸收，每5～15分鐘滴1次，1天不超過3mL。

化學成分：
1,8 桉油醇（75%）
α - 松脂醇（9%）
檸檬烯
檸檬醛（<2%）

化學家族｜氧化物

特　　性｜陰性

蒸 發 率｜快板

氣味強度｜7

注意事項：
尤加利含高量的 1,8 桉油醇，30 個月以下的嬰幼兒、高血壓與癲癇患者謹慎使用，或改用桃金孃。

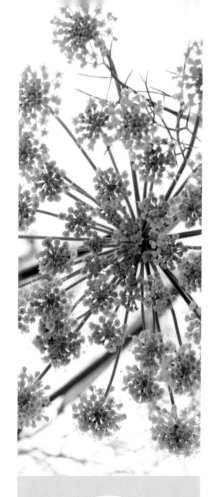

茴香 Sweet Fennel
Foeniculum vulgare var dulce

身體的絕佳淨化排毒油。利消化享有盛名，改善吃太飽造成的消化不良、脹氣、便秘。似雌激素的結構能和雌激素受體結合，改善經前症候群、更年期的不適，包括緩解情緒起伏。脾肝腎的補劑。

主要功效

◎皮膚效用
淨化油膩皮膚、保溼、防皺。

◎身體效用
鎮定神經、抗痙攣、幫助消化、袪腸胃脹氣、嘔吐、打嗝、抗酒精中毒、清腸、便秘、利脾、催乳、增加泌乳量、使胸部恢復彈性、通經、經量少、利尿、腎結石、蜂窩組織炎、肥胖。

◎心靈效用
鎮定神經緊張。

◎芳香信息
自信地找到自己在世界的位置。

◎脈輪｜性輪

◎腳底反射的主要應用
上下消化道、生殖、泌尿系統。

最受歡迎處方

1. 橘皮組織（利尿排毒）
茴香 4 滴 + 杜松子 3 滴 + 葡萄柚 3 滴 + 甘油 10mL+ 瀉利鹽 250g（盆浴）。

2. 胸乳部挺立（活化女性荷爾蒙）
茴香 15 滴 + 天竺葵 8 滴 + 快樂鼠尾草 7 滴 + 甜杏仁油 30mL（按摩胸部及背椎兩側）。

3. 回春美容油
茴香 2 滴 + 玫瑰 6 滴 + 天竺葵 2 滴 + 雷公根浸泡油 10mL（早晚各 5 滴抹在臉及頸部）。

4. 便秘
茴香 8 滴 + 橘子 8 滴 + 迷迭香 16 滴 + 甜杏仁油 9mL（以肚臍為中心，順時針按摩；按壓腳底的小腸及大腸區）。

5. 茴香唇膏
茴香 10 滴 + 基底膏 20g（將基底膏加熱融化，倒入茴香，一起裝入 5g 唇膏瓶，共 4 個）。

化學成分：
反式茴香腦（76%）
茴酮（11%）
甲基醚蔞葉酚（<4%）
茴香醛

化學家族｜醚類

特　　性｜陽性

蒸 發 率｜快板

氣味強度｜7

注意事項：
強效精油，精油浴易引起接觸性的皮膚敏感。孕婦、癲癇患者避免使用。

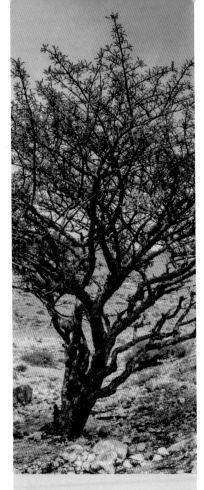

乳香 Frankincense

Boswellia carterii

鎮靜，幫助調順急促的呼吸。在壓力與生病時，舒緩內在的焦慮，幫助維持身體的整體安適度。利子宮、補身。溫暖及保護的作用，激勵免疫系統。活化細胞新生，幫助淺層傷口癒合，是老化皮膚的救星。

化學成分：
α - 松油烯（40%）
檸檬烯（13%）
月桂烯，香檜烯
反式馬鞭烯醇，因香酚
β - 丁香油烴

化學家族｜單萜烯

特　　性｜陽性

蒸 發 率｜慢板

氣味強度｜6

注意事項：
非常安全的精油，可安心使用。

主要功效

◎皮膚效用
撫平皺紋、平衡油性膚質、預防妊娠紋、療癒潰瘍傷口。

◎身體效用
助眠、喉嚨發炎、緩和黏膜發炎如黏膜炎、咽喉炎、支氣管炎、咳嗽、清肺、加深呼吸、氣喘、祛腸胃脹氣、幫助消化、胸部發炎、子宮出血、經血過量、產後憂鬱症、白帶、利尿、腎臟炎、膀胱炎。

◎心靈效用
放鬆、安撫心神、鎮定焦慮。

◎芳香信息
連結過去、現在、未來，在保護下安心享受自由。

◎脈輪｜頂輪

◎腳底反射的主要應用
中樞神經、呼吸系統、婦科、腎泌尿系統。

最受歡迎處方

1. 紓壓護膚
乳香 10 滴 + 甜橙 5 滴 + 玫瑰 5 滴 + 甜杏仁油 20mL（塗抹全身）。

2. 精油靜心
乳香 5 滴 + 佛手柑 4 滴 + 岩蘭草 1 滴（薰香，正念技巧下的深呼吸）。

3. 傷口收疤
純劑 1 滴，每 30 分鐘 1 次（一天不超過 1mL）。

4. 氣喘
乳香 8 滴 + 薰衣草 4 滴 + 迷迭香 4 滴 + 甜杏仁油 10mL（按摩前胸及後背）。

5. 放鬆性的按摩油
乳香 3 滴 + 甜橙 2 滴 +3% 橙花精華油 4 滴 + 甜杏仁油 10mL（抹在鎖骨、胸口、手臂內側）。

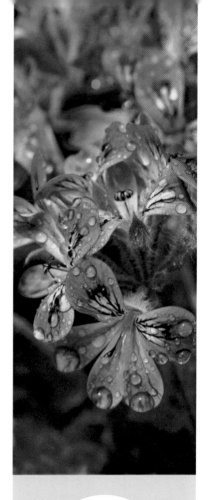

埃及天竺葵 Geranium
Pelargonium graveolen

天竺葵有很好的收斂、止血功效,修護身心的傷口。改善血液循環問題,淨化淋巴及循環系統。調節荷爾蒙系統,溫和的通經劑,改善月經相關的問題,例如經前症候群、更年期問題。肝臟與胰腺的活化劑。刺激腎上腺皮質。

化學成分:
香葉草醇(15%)
香茅醇(32%),沉香醇(6%)
異薄荷酮(6%)
甲酸香葉草酯(2.5%)
甲酸香茅酯(6%)
γ-桉葉醇(5%)

化學家族│單萜醇

特　　性│陰性

蒸 發 率│中板

氣味強度│7

注意事項:
對某些敏感皮膚可能有刺激性。能調荷爾蒙,所以懷孕初期不用或低劑量使用為宜。

主要功效

◎皮膚效用
適合各種皮膚狀況、使皮膚美白均色、平衡皮脂腺分泌、改善油膩、髮垮的皮膚、溼疹、灼傷、帶狀性疱疹、膿疱症、癬和凍瘡。

◎身體效用
抗菌、抗真菌、強力止血、止痛、神經痛、舌炎、喉嚨痛、胃痛、胃炎、結腸炎、幫助血糖代謝、糖尿病、膽結石、助肝腎排毒,幫助戒除上癮症如菸癮、酒癮、藥癮,不孕、經血過多、陰道乾澀、熱潮紅、盜汗、乳房充血、腎結石、利尿、體液滯留、靜脈曲張、痔瘡、足踝水腫、強身。

◎心靈效用
抗焦慮、抗沮喪。

◎芳香信息
各方面的重新平衡。

◎脈輪│心輪

◎腳底反射的主要應用
神經系統、肝胰臟、婦科、腎上腺。

最受歡迎處方

1. 水腫／淋巴腫
天竺葵 5 滴 + 杜松子 3 滴 + 葡萄柚 2 滴 + 甜杏仁油 10mL(推按腳底 + 三陰交 + 足三里 + 委中穴 + 陰陵泉)。

2. 身心紓壓
天竺葵 5 滴 + 薰衣草 3 滴(盆浴)。

3. 胃炎潰瘍
天竺葵 2 滴 + 黑種籽油 5mL (早晚各 1 次)。另加按推胃、胰、十二指腸的足部反射區。

4. 傷口流血
純劑 1 ～ 2 滴,每 10 分鐘 1 次,直到止血。

5. 利肝腎排毒
天竺葵 32 滴 + 葡萄柚 8 滴 + 檸檬 8 滴 + 迷迭香(馬鞭草酮)16 滴 + 清爽去味的椰子油 18mL(抹在右脅肝部、背椎二側、腎泌尿足部反射區)。

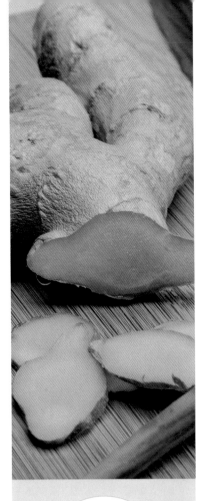

薑 Ginger Root
Zingiber officinale

以溫暖及振奮的熱性薑能量支持著過勞、疲憊的精神，也能使感官敏銳，包括視力及腦力。特別有益處理體內溼氣或體液過多的問題。極佳的強筋健骨、舒緩肌肉關節炎痛、肌肉痙攣。處理消化的問題、暖胃除穢、和中解毒。發表散寒，協助改善虛冷體質。

化學成分：
α - 薑烯（28%）
檸檬烯 / β - 水芹烯（5%）
E - α - 金合歡烯（13%）
β - 倍半水芹烯（<10%）
檸檬醛（7%）

化學家族｜倍半萜烯

特　　性｜陽性

蒸 發 率｜慢板

氣味強度｜7

注意事項：
親膚性高，但可能刺激敏感肌膚。

主要功效

◎**皮膚效用**
有助於改善臉部以外的瘀青、治創傷、凍瘡。

◎**身體效用**
集中精神、幫助記憶力、激勵視力及聽力、暈機 / 車 / 船、流鼻水、扁桃腺炎、喉嚨痛、退燒、化痰、開胃、食慾不振、祛腸胃脹氣、反胃、腹瀉、幫助肝臟解毒、月經不規則、產後暖宮除瘀護理、止痛、強筋健骨、幫助骨癒合、風溼肌肉關節炎、肌肉痙攣、脊椎及關節僵硬、下背部疼痛、扭傷、清血膽固醇、溼寒體質、慢性疲勞、強身。

◎**心靈效用**
熱血、積極、催情。

◎**芳香信息**
暖暖地激發精神耐力。

◎**脈輪**｜海底輪

◎**腳底反射的主要應用**
上下消化道、肌肉關節、腦中樞、腎上腺。

最受歡迎處方

1. 筋骨僵硬
薑 10 滴 + 黑胡椒 10 滴 + 天竺葵 10 滴 + 山金車油 9mL（可先用薑 8 滴泡澡後，再按摩）。

2. 骨裂修補
薑 15 滴 + 杜松子 7 滴 + 迷迭香 5 滴 + 薰衣草 5 滴 + 山金車油 4mL+ 聖約翰草油 5mL。

3. 暖胃去寒
薑精油酊（薑 10 滴 + 波蘭伏特加 96 度 30mL）10 滴入熱紅茶 1 杯。

4. 暖腳、強效滋補身心
薑 3mL+ 黑胡椒 3mL+ 肉桂 1mL+ 甜橙 3mL+ 山金車油 10mL+ 聖約翰草油 10mL（抹腳底 + 推按湧泉穴）。

5. 產後暖宮去血瘀
薑 8 滴 + 迷迭香 3 滴 + 丁香 1 滴 + 薰衣草 4 滴（或永久花）+ 山金車 10mL（抹於下腹 + 八髎穴），另加按推子宮反射區。

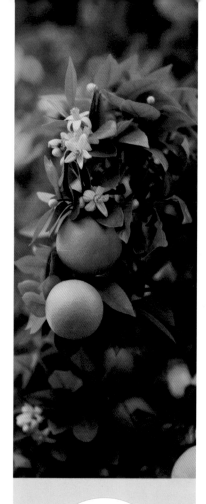

葡萄柚 Grapefruit
Citrus paradise

殺菌、淨化室內空氣品質。提振精神及清新心智，充滿陽光的正面精神力量。刺激肝臟及利膽汁的分泌，助消化脂肪。利尿、幫助肝腎排毒，有益去除上癮的康復療程。淋巴的刺激劑、去溼，協助改善體液滯留型的肥胖。

化學成分：
檸檬烯（95%）
月桂烯（2%）
正 - 癸醛（0.3%）
正 - 辛醛 及癸醛
呋喃香豆素

化學家族｜單萜烯

特　　性｜陽性

蒸 發 率｜快板

氣味強度｜4

注意事項：
4% 濃度以上會有光敏反應，用後 8 小時內避免日曬。

主要功效

◎皮膚效用
調理油膩不潔的皮膚、痘痘肌、美白。

◎身體效用
抗菌、消毒、激勵神經、失眠、偏頭痛、耳部感染、開胃、膽結石、肝的疾病、懷孕期間的不適感、經前症候群、水分滯留、蜂窩組織炎、淋巴阻塞、肥胖症、強身。

◎心靈效用
抗壓力、抗沮喪、激勵心神。

◎芳香信息
除去沉重、樂觀以對。

◎脈輪｜心輪

◎腳底反射的主要應用
淋巴系統、生殖、泌尿系統。

最受歡迎處方

1. 愉悅的呼吸
葡萄柚 4 滴 + 松 3 滴 + 迷迭香 3 滴（薰香）。

2. 陽光般的噴霧
葡萄柚 10 滴 + 檸檬 10 滴 + 甜橙 7 滴 + 山雞椒 3 滴 + 蒸餾水 100mL（鋁製噴瓶）。

3. 產後憂鬱
葡萄柚 10 滴 + 天竺葵 5 滴 + 玫瑰 5 滴 + 聖約翰草油 20mL（全身按摩）。

4. 利尿去水腫
葡萄柚 6 滴 + 黑胡椒 4 滴 + 茴香 2 滴 + 絲柏 4 滴 + 甜杏仁油 10mL（按壓腳底 + 推按小腿，加強按壓穴道如太溪穴、復溜穴、足三里、三陰交、陰陵泉及膝上的血海穴、委中穴）。另加按摩泌尿系統的足部反射區。

5. 勝利的護身符
將葡萄柚 7 滴 + 辣薄荷 3 滴倒在化粧棉上，再取 2 片化粧棉夾住，再一齊放入束口袋。（寫下祝福的話，一齊放入袋中）。

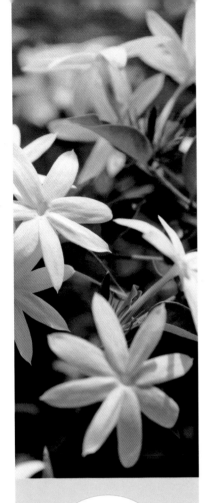

茉莉 Jasmine
Jasminum officinale

茉莉精油是以高純度的己烷提煉。常被認為是「精油之王」，因為茉莉具有令人精神愉快的振奮特質，療癒壓力引起的性荷爾蒙失衡，改善皮膚過敏或乾粗問題效果絕佳。傳統視為男性的催情良藥，對於男性而言是一種滋補性腺的精油。最佳的子宮保養用油。

化學成分：
苯乙基酯（22%）
沉香醇（5%），苯甲醇（1.6%）
苯甲酸苯甲酯（20%）
吲哚（3.5%）
α-金合歡烯（2%）

化學家族｜芳香酯

特　　性｜陰性

蒸 發 率｜慢～快板

氣味強度｜7

注意事項：
通經劑，懷孕期小心使用。香氣濃郁，低量使用，以免引起頭痛。

主要功效

◎**皮膚效用**
乾敏皮膚、鬆弛、淡化斑點、疤痕、妊娠紋。

◎**身體效用**
鎮痙攣、強化子宮收縮，臨盆前加速生產、平衡荷爾蒙、改善產後憂鬱症、促進乳汁分泌，增加精子數目、保養攝護腺，改善陽萎、早洩、不孕症、冷感。淨化子宮，於生產前、產後、月經後塗抹，抗沮喪、使人產生自信、改善婦科症狀。

◎**心靈效用**
連結性與愛的能量，建立歡愉的感受，撫慰沮喪心靈。

◎**芳香信息**
熱情地活在當下。

◎**脈輪**｜心輪

◎**腳底反射的主要應用**
神經系統、婦科系統、男性生殖系統。

最受歡迎處方

1. 茉莉回春油
茉莉 5 滴 + 橘子 2 滴 + 薰衣草 3 滴 + 雷公根 5mL + 玫瑰果油 5mL（夜用 5 滴於臉部及頸部）。

2. 慢性牛皮癬
茉莉 5 滴 + 薰衣草 15 滴 + 佛手柑 5 滴 + 檀香 5 滴 + 甜杏仁油 15mL + 玫瑰果油 15mL。

3. PMS 經前症候群
茉莉 3 滴 + 甜橙 5 滴 + 快樂鼠尾草 3 滴 + 天竺葵 5 滴 + 生命之水 96 度伏特加 10mL（精油香水）。

4. 催情按摩油
茉莉 5 滴 + 快樂鼠尾草 3 滴 + 黑胡椒 2 滴 + 佛手柑 10 滴 + 甜杏仁油 20mL。

5. 藏香
茉莉 1 滴抹在指尖上，按摩在頭上。

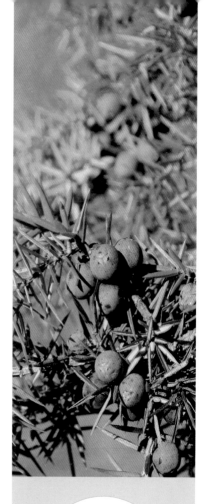

杜松子 Juniper Berry
Juniperus communis

身心沉重感、疲累時，杜松子可以為你的身心靈淨化排毒。透過廣為人知的利尿、抗菌功能，可用於術後的尿急痛及攝護腺的排尿困難，泌尿系統感染。幫助清除尿酸，舒緩風溼、關節炎或痛風的主要用油。肝的補劑。規律月經週期。

化學成分：
α - 松油烯（46%）
香檜烯（11%）
月桂烯（11%）
檸檬烯（5%）
松油烯 -4-ol（3%）

化學家族｜單萜烯

特　　性｜陽性

蒸 發 率｜中板

氣味強度｜6

注意事項：
若有嚴重的腎病或其他的腎感染時要避免使用。因為能通經，懷孕初期不宜使用。

主要功效

◎皮膚效用
淨化油性皮膚、粉刺、毛孔阻塞、皮膚炎、牛皮癬、流湯性的溼疹、皮膚腫脹、頭皮皮脂漏。

◎身體效用
祛痰、肺感染、抗痙攣、祛腸胃脹氣、消化不良、健胃、糖尿病、排毒、肝硬化、肝出血、通經、月經疼痛、白帶、助產、利尿、水腫、腎結石、膀胱炎、風溼關節炎、痛風。

◎心靈效用
淨化氣場、激勵心靈。

◎芳香信息
準備好，跨出限制。

◎脈輪｜眉心輪

◎腳底反射的主要應用
消化系統、生殖、泌尿系統、肌肉關節。

最受歡迎處方

1. 脹痛的乳房
杜松子 2 滴 + 茴香 2 滴 + 天竺葵 2 滴 + 玫瑰水 30mL（搖勻後，噴霧在乳房，再用溼毛巾溼敷）。

2. 肌肉痙攣痛
杜松子 16 滴 + 甜馬鬱蘭 8 滴 + 黑胡椒 8 滴 + 山金車 9mL（抹上，可加強熱敷袋熱敷 15 分鐘）。

3. 潔淨靈性
杜松子 10 滴 + 純水 100mL（噴灑身體四周，由上而下）。

4. 痛風
杜松子 3 滴 + 辣薄荷 2 滴 + 葡萄柚 2 滴 + 瀉利鹽 1/2 杯（足浴）。

5. 粉刺／青春痘
杜松子 4 滴 + 薰衣草花水 2 湯匙 + 綠泥岩 4 湯匙（每日敷於臉上，10 ～ 15 分鐘即可洗去）。

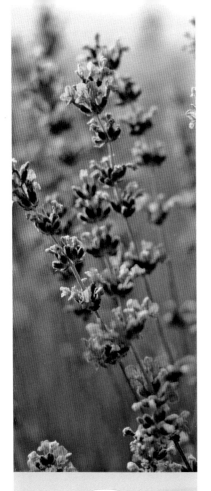

薰衣草 Lavender
Lavandula angustifolia

平衡中樞神經系統、安定精神、抗焦慮、抗沮喪、緩和心悸。活化細胞新生、平衡皮脂分泌、適用所有膚質。幫助處理呼吸道問題。清脾健胃、激勵肝膽。舒緩壓力性的月經失調。抗發炎、止痛、緩和肌肉疼痛。療癒身心慢性疲勞，康復期必備的精油。

化學成分：
34% 沉香醇，
36.4% 乙酸沉香酯
<1% 樟腦與 1,8 桉油醇

化學家族│酯類
特　　性│陽性
蒸 發 率│中板
氣味強度│6

注意事項：
避免在懷孕初期使用。低血壓的人過度使用薰衣草，可能引起精神無法專注。

主要功效

◎皮膚效用
癒合小傷口、面皰、燒燙傷、妊娠紋、改善落髮、溼疹和牛皮癬。

◎身體效用
抗菌、抗痙攣、止痛、助眠、偏頭痛、癲癇、高血壓、暈眩、中暑、口臭、喉嚨感染、喉炎、心悸、支氣管炎、咳嗽、氣喘、肺結核、利膽汁分泌、消化不良、祛腸胃脹氣、嘔吐、通經、經量少、白帶、利尿、膀胱炎、肛門瘻管、肌肉痙攣、風溼痛。

◎心靈效用
放鬆、安撫、平衡、抗憂鬱、抗沮喪。

◎芳香信息
創造一個滋養心靈的神聖空間。

◎脈輪│心輪

◎腳底反射的主要應用
神經系統、呼吸系統、消化系統、心循環。

最受歡迎處方

1. 曬後急救霜
薰衣草 25 滴 + 乳香 25 滴 + 胡蘿蔔療癒油 5mL+ 玫瑰果油 5mL+ 基底霜 40mL。

2. 曬後修護膠
薰衣草 10 滴 + 蘆薈膠 2 茶匙（直接抹於患處或冰鎮修護膠後使用）。

3. 紓壓安眠
薰衣草 4 滴 + 甜馬鬱蘭 4 滴 + 甜橙 2 滴 + 水氧機（放在床頭櫃擴香）。

4. 體驗薰衣草的信息
睡前將薰衣草各 1 滴抹於百會穴、印堂穴、大椎穴、膻中穴，在半夢半醒之間，祝福你的心靈遇見薰衣草的信息故事。

5. 灼燙傷 / 蚊蟲咬癢
直接純劑的薰衣草滴於患處。

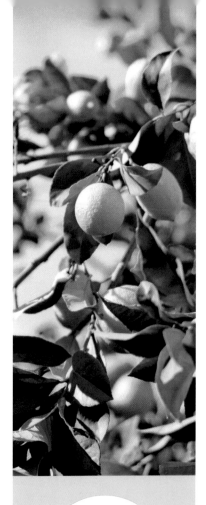

化學成分：
檸檬烯（67%），
β-松油烯（10%），
γ-松油烯（9%）
檸檬醛（2%）
乙酸橙花醇酯
呋喃香豆素

化學家族｜單萜烯

特　　性｜陽性

蒸 發 率｜快板

氣味強度｜4

注意事項：
2% 以上濃度，皮膚日
曬會有光敏反應。

檸檬 Lemon
Citrus limonun

身心淨化的油。強效的消毒殺菌、清新室內環境，抗菌力可協同尤加利改善呼吸道問題。心循環系統的最佳精油，淨化血液、強化微血管、降低靜脈曲張的發生。促進消化機能，也有明顯的幫助肝臟解毒，緩解肝腎充血及結石的效果。改善不潔膚質及提亮膚色。

主要功效

◎皮膚效用
使暗沉的膚色明亮、美白、粉刺、暗瘡、淨化油膩的頭髮和皮膚、去除雞眼，扁平疣、一般疣、唇部疱疹、癬、痤瘡、小傷口、收斂微血管細絲。

◎身體效用
清新大腦、提高思考及專注力、紓解壓力、頭痛、偏頭痛、抗神經痛、促進胰島素分泌、降血脂、降血糖、代謝尿酸、活絡紅血球、減輕貧血、刺激白血球、提升免疫力、軟化疤痕組織、指甲岔裂。

◎心靈效用
提振精神、涼爽、清新、快活。

◎芳香信息
冷靜又理性的處理人事物。

◎脈輪｜太陽輪

◎腳底反射的主要應用
中樞神經、心血管、上消化道、肝膽。

最受歡迎處方

1. 美白回春油
永久花 4 滴 + 迷迭香 1 滴 + 玫瑰 2 滴 + 檸檬 3 滴 + 玫瑰果油 10mL。

2. 潔淨肝腎
有機檸檬 3 滴 +「0」膠囊，一天 2 次，與飯送服，連續 10 天，休 3 天，再開始。

3. 病毒疣
檸檬 3 滴 + 茶樹 3 滴 + 百里香 4 滴 + 尤加利 10 滴 + 天竺葵 2 滴 + 沒藥 3 滴 + 瓊崖海棠 25 滴。

4. 抗病毒空間噴劑
檸檬 20 滴 + 馬丁香 10 滴 + 尤加利 10 滴 + 純水 100mL（使用前搖一搖）。

5. 退化性關節炎保養油
檸檬 5 滴 + 尤加利 10 滴 + 黑胡椒 5 滴 + 薑 10 滴 + 山金車 9mL（每日塗抹在關節處，可再用粗鹽熱敷袋，熱敷 10 分鐘）。

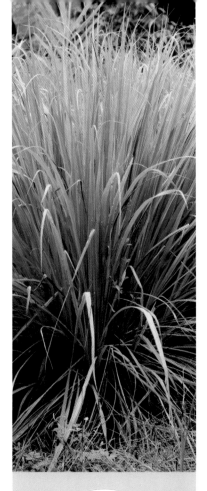

檸檬草 Lemongrass
Cymbopogon citratus

具有鼓舞、激勵精神的作用，能刺激副交感神經，作為身心活力的補劑，幫助康復。在東南亞以作為飲食用的香料及幫助消化聞名。阿育吠陀醫學認為檸檬草具有消毒殺菌、抗感染、抗發炎的特性，建議用於呼吸道感染、關節發炎、肌肉痠痛及發燒。

化學成分：
香葉草醛（46%）
橙花醛（34%）
香葉草醇（2%）
檸檬烯（1%）
乙酸香葉草酯
β - 丁香油烴

化學家族｜單萜醛

特　　性｜陽性

蒸 發 率｜快板

氣味強度｜8

注意事項：
過量使用含醛高的精油，可能會刺激皮膚，或刺激神經與精神。

主要功效

◎皮膚效用
調理油性、毛孔粗大及粉刺肌膚，治療香港腳及其他真菌感染問題。

◎身體效用
喉嚨發炎、咽喉炎、發燒、激勵消化、消化不良、腸胃炎、結腸炎、腸躁症、促進乳腺暢通、消除乳酸、紓解疲憊的小腿、增加肌肉彈性、緊實鬆弛的肌肉及皮膚、預防快速減重造成的肌肉或皮膚的鬆垮現象、抗癌、念珠菌感染、驅除寵物跳蚤、除體臭。

◎心靈效用
激勵。

◎芳香信息
擴張心智領域。

◎脈輪｜太陽輪

◎腳底反射的主要應用
神經系統、消化道、肌肉關節。

最受歡迎處方

1. 小腿肌肉痠痛
純劑 3 滴於患處，再抹上山金車浸泡油。

2. 油性粉刺肌膚
檸檬草 3 滴 + 絲柏 2 滴 + 玫瑰果油 10mL。

3. 體香粉 / 去濕排毒粉
檸檬草 10 滴 + 白泥岩粉 1 湯匙（透過過篩器將精油充分的勻入粉中）。

4. 退燒冷敷
檸檬草 1 滴 + 尤加利 1 滴 + 辣薄荷 1 滴 + 冷水 500mL（冷敷在腳心、手腕、前額）。

5. 愉快的病房氛圍噴劑
檸檬草 5 滴 + 檸檬 10 滴 + 佛手柑 10 滴 + 薰衣草精露 100mL（使用前搖一搖，在病患的頭部四周、身體四周或病床四周噴霧，提振情緒、抗沮喪、消毒殺菌）。

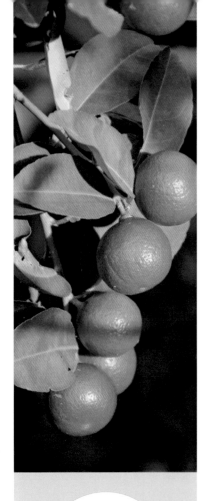

萊姆 Lime
Citrus aurantifolia

超凡的清新甜美香氣。舒緩壓力、抗焦慮、提振精神卻保有天然鎮定神經的功效。抗菌、抗病毒、抗壞血症、養生，非常適合用於呼吸道感染、消化問題。免疫力的補藥。

化學成分：
檸檬烯（>45%）
β‑松油烯（≤11%）
γ‑松油烯（≤14%）
檸檬醛（>10%）
呋喃香豆素

化學家族｜單萜烯

特　　性｜陽性

蒸發率｜快板

氣味強度｜4

注意事項：
輕微的光敏反應，日曬前或作日光浴前勿使用超過 0.7% 濃度在皮膚上。

主要功效

◎皮膚效用
粉刺、油性皮膚、皮膚炎、溼疹。

◎身體效用
改善感冒、鼻竇炎、喉嚨痛、黏膜炎、咳嗽、促進食慾、刺激消化液分泌、助消化、改善風溼痛。

◎心靈效用
紓壓、改善焦慮、提振精神、煥然一新。

◎芳香信息
是需要紓壓放鬆的時刻到了。

◎脈輪｜太陽輪

◎腳底反射的主要應用
中樞神經、心血管、上消化道、肝膽。

最受歡迎處方

1. 風溼關節炎
萊姆 15 滴 + 迷迭香 8 滴 + 黑胡椒 7 滴 + 甜杏仁油 30mL。

2. 消毒殺菌室內噴霧
萊姆 15 滴 + 馬丁香 8 滴 + 茶樹 7 滴 + 蒸餾水 100mL。

3. 美白美容油
玫瑰 5 滴 + 天竺葵 3 滴 + 萊姆 2 滴 + 雷公根 10mL（夜用）。

4. 紓壓的薰香
萊姆 4 滴 + 橘子 2 滴 + 回青橙 2 滴 + 水氧機（紓壓、抗憂鬱、滋養情緒、平衡自律神經、促進食慾）。

5. 油性、粉刺肌膚
萊姆 2 滴 + 杜松子 2 滴 + 馬丁香 1 滴 + 薰衣草精露 25mL + 雙倍蘆薈膠 25mL（先將精油滴入雙倍蘆薈膠，充分調勻後，再倒入精露，夜用佳，次日洗淨肌膚）。

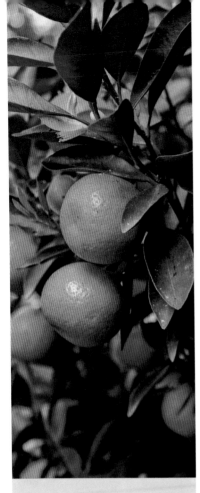

橘子 Mandarin
Citrus reticulata

具有怡人清甜微酸的香氣，溫和的鎮定焦慮。紓解神經緊張造成的胃痛、腹瀉。改善失眠、時差等問題。消化系統的補藥。適合身心虛弱的人，協同其他精油，幫助恢復活力。

化學成分：
檸檬烯（73%）
γ - 松油烯（16%）
α - 松油烯（2%）
月桂烯（1.7%）
甲 -N- 鄰胺苯甲酸甲酯（0.5%）
α - 中國橘醛

化學家族｜單萜烯

特　　性｜陽性

蒸 發 率｜快板

氣味強度｜4

注意事項：
雖然無光敏反應，最好不要在接受強烈日曬前使用。溫和的精油，小孩、孕婦及老人可安心使用。

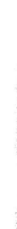

主要功效

◎皮膚效用
調理油膩不潔的肌膚、治療粉刺、淡化妊娠紋、疤痕、增加皮膚彈性。

◎身體效用
促進膽汁分泌、幫助消化、食慾不振、脹氣、腹絞痛、利膽、肝臟毛病、加速脂肪分解、經前症候群、預防懷孕期臃腫、強身。

◎心靈效用
清新、抗沮喪、抗焦慮、提振精神。

◎芳香信息
找回天真無憂的快樂。

◎脈輪｜心輪

◎腳底反射的主要應用
上消化道、神經系統、肝膽。

最受歡迎處方

1. 淡化妊娠紋
橘子 10 滴 + 橙花 5 滴 + 薰衣草 5 滴 + 玫瑰果 20mL。

2. 嬰幼兒的腹絞痛
橘子 2 滴 + 甜羅勒 1 滴 + 甜杏仁油 10mL（塗腹部）。

3. 壓力性經前症候群
橘子 8 滴 + 回青橙 8 滴 + 羅勒 16 滴 + 甜杏仁油 9mL（塗抹下腹、下背、下肢）。

4. 抗痙攣的放鬆浴
橘子 10 滴 + 天竺葵 5 滴 + 馬丁香 5 滴 + 植物甘油 1 湯匙 + 瀉利鹽 1 杯（先將精油倒入甘油中，再和瀉利鹽一起攪拌，可一次性或分 2 次的量泡澡）。

5. 鎮定神經的嗅棒
橘子 6 滴 + 薰衣草 7 滴 + 辣薄荷 3 滴 + 荷荷芭油 4 滴 + 嗅棒（將精油和植物油調好，再取嗅棒內的棉芯，放在調好的油中，讓棉芯可以被吸飽。將嗅棒放在鼻內，深呼吸 3 分鐘）。

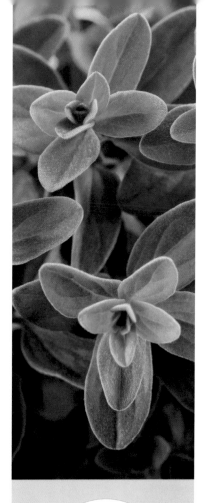

甜馬鬱蘭 Sweet Marjoram
Origanum majorana

增強副交感神經系統，強效的放鬆、抗痙攣油。對於壓力引起的消化失調及肌肉相關問題特別有益。具有與茶樹精油類似的抗菌、抗感染功效，可用於呼吸道感染問題。心臟的補品，擴張微血管，促進血液循環，幫助營養到位，修復組織。

化學成分：
萜品烯 4 醇（26%）
順式及反式側柏醇 -4
（9% & 4%）
γ - 松油烯（15%）

化學家族｜單萜醇

特　　性｜陽性

蒸 發 率｜中板

氣味強度｜5

注意事項：
高劑量使用，可能導致反應遲緩，最好避免在懷孕期間使用。

主要功效

◎皮膚效用
油膩、粉刺的皮膚、瘀血、老人斑。

◎身體效用
高血壓、失眠、頭痛、偏頭痛、清理腦部阻塞感、心律不整、抗菌、止痛、鼻竇炎、胸腔感染、感冒、支氣管炎、氣喘、祛痰、祛腸胃脹氣、胃痙攣、腹絞痛、消化不良、便秘、脹氣、腹瀉、通經、白帶、抑制性慾、風溼痛、關節炎、肌肉扭傷痛、下背痛、適合運動後的活絡油。

◎心靈效用
溫暖、鎮定神經、抗焦慮、放鬆。

◎芳香信息
釋放無中生有的焦慮。

◎脈輪｜太陽輪

◎腳底反射的主要應用
神經系統、心循環、呼吸系統、消化系統、肌肉。

最受歡迎處方

1. 趕走悲傷
甜馬鬱蘭 4 滴 +3% 玫瑰 3 滴 +3% 洋甘菊 3 滴（盆浴或塗抹心輪）。

2. 療癒寒性體質
甜馬鬱蘭 3 滴 + 薑 3 滴（天天足浴）。

3. 腸躁症
甜馬鬱蘭 2 滴 +「0」號膠囊，再倒入植物油，每四小時內服 1 次。

4. 清理腦部阻塞
甜馬鬱蘭 4 滴 + 辣薄荷 16 滴 + 甜橙 4 滴 + 去味椰子油或山金車油 9mL（按摩脊椎的二側 + 翳風穴 + 風池穴 + 風府穴），加按大腳趾反射區。

5. 代謝肌肉關節酸性物質
甜馬鬱蘭 8 滴 + 薑 8 滴 + 黑胡椒 10 滴 + 檸檬草 6 滴 + 山金車 9mL（抹在肌肉浮拋或僵硬處，搭配排酸棒，效果更好）。

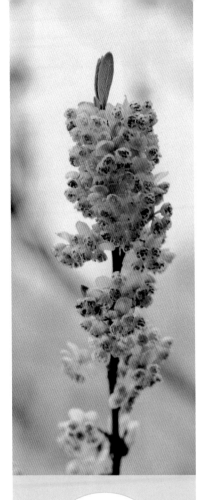

山雞椒 May Chang
Litsea cubeba

山椒雞具有濃郁的清新檸檬香氣，與檸檬草的用法雷同，用於抗發炎、激勵身心、恢復活力，近年的研究，有抑制癌細胞的效果。緊實和收斂皮膚的特質。山椒雞又名馬告，非常適合入菜，台灣原住民的名菜—馬告雞湯，開胃刺激消化機能。心臟的補品。

化學成分：
香葉草醛（40%）
橙花醛（31%）
檸檬烯（13%）
異檸檬醛（2.5%）

化學家族｜單萜醛

特　　性｜陽性

蒸 發 率｜快板

氣味強度｜7

注意事項：
醛類易使皮膚過敏，小心使用。

主要功效

◎皮膚效用
可平衡油性皮膚和頭皮。

◎身體效用
改善能量低落、激勵心氣、擴張支氣管、支氣管炎、氣喘、開胃、脹氣、反胃。

◎心靈效用
振奮憂鬱精神，有如冬日的溫暖陽光。

◎芳香信息
自我激勵，成為光點。

◎脈輪｜太陽輪

◎腳底反射的主要應用
心、肺、消化道。

最受歡迎處方

1. 護唇膏
山雞椒 2 滴 + 辣薄荷 1 滴 + 基底膏 5g（6mL）。

2. 抗憂鬱
山雞椒 4 滴 + 回青橙 4 滴 + 水氧機薰香。

3. 頭皮收斂護髮油
山雞椒 8 滴 + 迷迭香 8 滴 + 荷荷芭油 10mL。

4. 沙拉醬汁
山雞椒 1 滴 + 橄欖油或黑種籽油 15mL（淋在沙拉上）。

5. 消毒殺菌的鬍後水
山雞椒 10 滴 + 香柏木 10 滴 + 薰衣草 10 滴 + 絲柏 5 滴 + 薰衣草精露 100mL（使用前搖一搖，噴在手上，再拍打在臉上）。

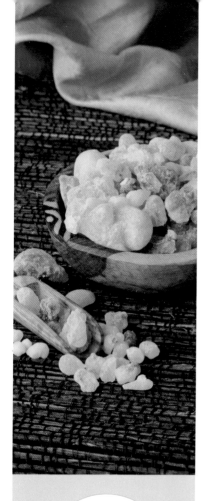

沒藥 Myrrh
Commiphora molmol

古代常用的藥方，消毒殺菌、抗真菌感染，用於問題肌膚的治療，幫助流湯化膿的傷口癒合。處理所有口腔問題。激勵肺部機能，呼吸道黏液過多的問題。維持消化機能，亦可治療腹瀉。幫助化療後的腎臟排毒與止痛。促進神經、內分泌、免疫系統的平衡。

主要功效

◎皮膚效用
龜裂的皮膚、潰爛不易癒合傷口、傷口壞疽、流湯的溼疹、香港腳。

◎身體效用
消毒殺菌、消炎、齒齦炎、膿漏、口腔潰瘍、口臭、咽喉炎、黏膜炎、清肺、乾化黏液、袪痰、咳嗽、結核病、健胃、食慾不振、消化不良、袪除胃脹氣、胃酸逆流、胃炎、通經、保養子宮、子宮病症、經血過少、白帶、念珠菌的感染發炎、刺激白血球、活化免疫。

◎心靈效用
鎮靜、抗憂鬱。

◎芳香信息
被鼓舞，實踐天命任務。

◎脈輪｜海底輪

◎腳底反射的主要應用
呼吸系統、消化系統、子宮。

最受歡迎處方

1. 口腔潰瘍
沒藥 5 滴 + 瓊崖海棠 5mL（抹在患處）。

2. 戰痘油
沒藥 5 滴 + 德國洋甘菊 5 滴 + 玫瑰果油 10 滴。

3. 陰道念珠菌感染
沒藥 4 滴 + 茶樹 4 滴 + 馬丁香 4 滴 + 天竺葵 4 滴 + 基底油 4.5mL（衛生棉條，放入陰道中）。

4. 香港腳
沒藥 1 滴 + 茶樹 3 滴，取純劑 1～2 滴，直接滴在患處。

5. 降低化療後的血液毒性
沒藥 3 滴內服，一天 3 次，可先調入 1 茶匙蜂蜜，連續 10 天。

化學成分：
香樟烯異構體（47%），
香樟烯（15%）
蓬莪朮烯（12%）
β- & γ-欖香烯
老鸛草烯 B

化學家族｜倍半萜烯

特　　性｜陽性

蒸 發 率｜慢板

氣味強度｜7

注意事項：
是通經藥，避免在懷孕期間使用。

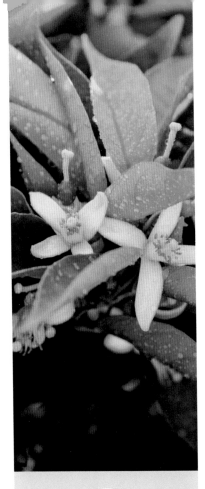

橙花 Neroli

Citrus aurantium ssp amara

令人喜愛的香氣，能使心靈充滿希望，平衡神經，神經系統的補品。一聞就能使內心寧靜祥和，振奮精神，是橙花精油香氣的特質。安撫各種天災人變引起的精神壓力。橙花也常用於休息不足、焦慮、睡眠不足引起的問題。

化學成分：
沉香醇（43%）
檸檬烯（11%）
β-松油烯
乙酸沉香酯（6%）
乙酸香葉草酯
乙酸橙花醇酯

化學家族｜單萜醇

特　　性｜陰性

蒸 發 率｜快板

氣味強度｜6

注意事項：
安全的油品。

主要功效

◎皮膚效用
乾性、敏感性、老化、靜脈曲張、疤痕、妊娠紋。

◎身體效用
失眠、心悸、沮喪、神經性的暈眩、頭痛、經前症候群、更年期、產後、重症病人的身心失調、神經性腸胃失調、腹瀉、腸躁症、催情。

◎心靈效用
身心放鬆、令人歡欣喜樂。

◎芳香信息
做出選擇，安心地向前走。

◎脈輪｜心輪

◎腳底反射的主要應用
神經系統、心循環。

最受歡迎處方

1. 平撫焦慮隨身油
橙花 12 滴 + 佛手柑 12 滴 + 檀香 8 滴 + 荷荷芭油 9mL（滾珠，抹於手腕、手肘、太陽神經叢）。

2. 抗妊娠紋
橙花 7 滴 + 乳香 4 滴 + 薰衣草 4 滴 + 金盞花 5mL + 玫瑰果油 10mL。

3. 歡心香水美肌液
3% 橙花精華油 10 滴 + 回青橙 15 滴 + 甜橙 5 滴 + 波蘭伏特加 96 度 8mL（噴在心輪）。

4. 宛如新生
橙花 10 滴 + 玫瑰精露 100mL（使用前搖一搖，噴在臉上）。

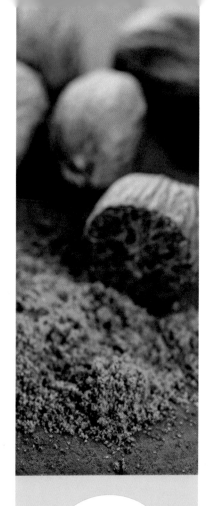

肉荳蔻 Nutmeg
Myristrica fragrans

極佳的滋補劑，強心利腦，激發身體的活力。肉荳蔻的傳統功效是在消化系統，促進食欲、幫助脂肪及碳水化合物分解。少量即有鎮靜止痛。許多助產人員用肉荳蔻與其他精油如茉莉花、橙花調合，幫助產婦生產。生殖系統的補藥。

化學成分：
香檜烯（20%）
α-松油烯（29%）
肉荳蔻醚（3%），β-松油烯
松油烯-4-醇（4%）
γ-松油烯（4%）
黃樟素（<1%）

化學家族｜酚醚類

特　　性｜陽性

蒸 發 率｜快板

氣味強度｜6

注意事項：
長期過度使用，可能刺激皮膚及心臟。

主要功效

◎皮膚效用
激發細胞活力，再生毛髮。

◎身體效用
消解膽結石、脹氣、反胃、嘔吐、腹瀉、便秘、經血過少、痛經、催情、助產、神經痛、肌肉痛、風溼痛。

◎心靈效用
回復年輕的心，使心靈活潑。

◎芳香信息
提高情感能量。

◎脈輪｜性輪

◎腳底反射的主要應用
消化系統、婦科。

最受歡迎處方

1. 生產陣痛
肉荳蔻 10 滴＋茉莉 5 滴＋杜松子 3 滴＋白松香 2 滴＋基底乳 20mL（生產當日用）。

2. 健胃整腸
肉荳蔻 10 滴＋橘子 4 滴＋迷迭香 6 滴＋甜杏仁油 10mL（按摩於上腹部）。

3. 肌肉僵硬痛
肉荳蔻 10 滴＋黑胡椒 5 滴＋迷迭香 5 滴＋山金車 10mL（按摩肩頸、下背部，可另敷上熱敷袋）。

4. 頭皮滋養油
肉荳蔻 5mL＋薑 2mL＋迷迭香 3mL＋酪梨油 10mL（每次取數滴，滴在手指腹上，充分的按摩在頭皮上）。

5. 意興闌珊
肉豆蔻 7 滴（水氧機薰香或滴入精油項鍊）。

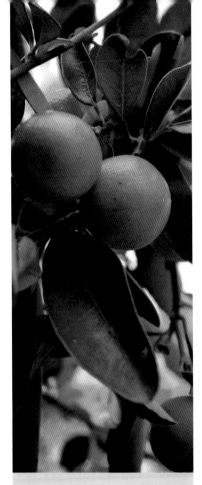

甜橙 Orange
Citrus sinensis

美好的甜美香氣，用於空氣淨化、氣氛的營造、紓解精神壓力緊繃。護膚產品愛用的精油，促進血液循環，幫助阻塞充血的皮膚排出毒素。類似橙花精油幫助膠原蛋白形成，有益皮膚組織的生長與修復。緩和肌肉痙攣痛、呼吸問題、安撫緊張的腸胃系統。

化學成分：
檸檬烯（95%）
月桂烯
香檜烯（<1%）
正-癸醛

化學家族｜單萜烯

特　　性｜陽性

蒸 發 率｜快板

氣味強度｜4

注意事項：
高劑量使用，可能會刺激敏感皮膚。無光敏反應。

主要功效

◎皮膚效用
乾燥皮膚、皺紋、溼疹。

◎身體效用
焦慮性失眠、流行感冒、支氣管炎、發燒、開胃、刺激膽汁分泌、幫助消化、消解脂肪、高膽固醇、祛腸胃脹氣、腹瀉、便秘、肌肉疼痛、骨質疏鬆。

◎心靈效用
振奮、清新、抗沮喪、抗憂鬱。

◎芳香信息
除去生命的沉重，享受生命。

◎脈輪｜性輪

◎腳底反射的主要應用
神經系統、消化系統、肌肉、心循環。

最受歡迎處方

1. 喜樂的氣氛
甜橙 4 滴 + 快樂鼠尾草 4 滴（薰香）。

2. 嬰幼兒感冒
甜橙 1 滴 + 桃金孃 1 滴 + 松 1 滴 + 甜杏仁 10mL（抹於前胸、後背）。

3. 保濕嫩白美容油
甜橙 3 滴 + 乳香 4 滴 + 花梨木 3 滴 + 玫瑰果油 10mL（夜用佳）。

4. 嬰幼兒的健身按摩油
甜橙 3 滴 + 薰衣草 2 滴 + 乳香 1 滴 + 檀香 2 滴 + 甜杏仁油 50mL（沐浴後，抹在前胸、後背、手腳）。

5. 安眠的枕頭香水
甜橙 12 滴 + 薰 衣 草 24 滴 +96 度生命之水 9mL（噴在枕頭上）。

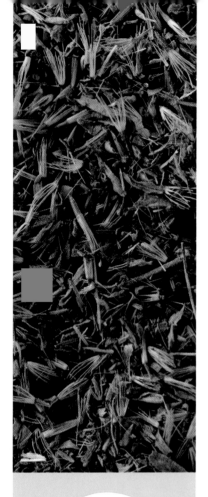

馬丁香 Palmarosa
Cymbopogon martini var motia

馬丁香有極佳的殺菌及抗真菌功能，抑制腸道的微生物或病原體。適合各種膚質，用於皮膚上的殺菌力比茶樹精油更強，但比丁香精油溫和。促進基底細胞的新陳代謝，刺激天然皮脂腺的分泌，適用於熟齡保養，對乾燥皮膚幫助最顯著。極佳的全身滋補精油。

化學成分：
香葉草醇（84%）
乙酸香葉草酯（8%）
沉香醇（>2%）

化學家族｜單萜醇

特　　性｜陽性

蒸 發 率｜快板

氣味強度｜7

注意事項：
高劑量使用，可能會刺激敏感皮膚。

主要功效

◎皮膚效用
皮膚腫痛、保溼、除皺、療疤。

◎身體效用
殺菌、抗病毒、抗真菌、止腳汗、開胃、退燒、婦科感染。

◎心靈效用
清新、提振、抗憂鬱。

◎芳香信息
順服生命的帶領，一個階段，一個階段的成長。

◎脈輪｜太陽輪

◎腳底反射的主要應用
婦科系統、腸道系統、腎上腺。

最受歡迎處方

1. 女性香氛
馬丁香 3 滴 + 快樂鼠尾草 3 滴 + 天竺葵 4 滴（薰香）。

2. 療疤油
馬丁香 5 滴 + 乳香 3 滴 + 廣藿香 2 滴 + 玫瑰果油 10mL（傷口癒合後，塗抹療疤）。

3. 灰指甲
馬丁香 1 滴 + 茶樹 1 滴（純劑直接滴入患處）。

4. 腹瀉（細菌性引起）
馬丁香 2 滴 + 蜂蜜 5mL（每 1 小時內服 1 次）。

5. 化療或術後預防感染
馬丁香 4 滴，一天 3 次，連續 10 天（可先加入蜂蜜 1 茶匙，內服）。

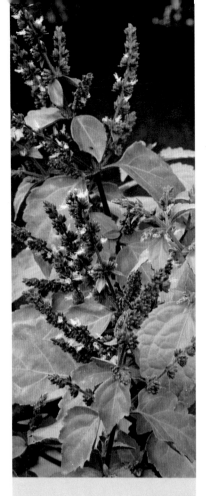

廣藿香 Patchouli

Pogostemon cablin

廣藿香精油的護膚功效經常被低估了，具有超強的活化、抗發炎、抗真菌效果，幫助皮膚細胞再生、促進傷口癒合、緊實鬆弛皮膚。對神經系統來說也是非常穩定踏實、強化中樞神經系統機能。抑制食慾、幫助執行減重計畫。

化學成分：
廣藿香醇（30%）
α - 布藜烯（16%）
α - 癒創木烯（14%）

化學家族｜倍半萜醇

特　　性｜陽性

蒸 發 率｜慢板

氣味強度｜8

注意事項：
當低劑量時，有鎮靜效果，但高劑量時反而會刺激神經。

主要功效

◎皮膚效用
粗糙龜裂、粉刺、青春痘、溼疹、小傷口、灼傷、水腫肌膚和頭皮失調症狀，蚊蟲咬傷及癢。

◎身體效用
肥胖、利尿、水腫、汗多症、蜂窩組織炎、除臭、強身、催情。

◎心靈效用
放鬆、溫暖、抗焦慮、鎮靜。

◎芳香信息
聯合身心內外，不被障礙限制，安心地做自己。

◎脈輪｜性輪

◎腳底反射的主要應用
淋巴系統、腎上腺。

最受歡迎處方

1. 去疤霜
廣藿香 10 滴 + 乳香 5 滴 + 薰衣草 5 滴 + 玫瑰果油 5mL+ 基底霜 20mL（身體皮膚用，一日最少 3 次）。

2. 香港腳去溼粉
廣藿香 3 滴 + 茶樹 3 滴 + 薰衣草 3 滴 + 白泥岩粉 1 湯匙（撲粉在腳趾間、鞋內）。

3. 抑制食慾
廣藿香 2 滴 + 甜馬鬱蘭 6 滴 + 檀香 2 滴 + 甜杏仁油 4 滴（加入嗅棒，進食前 30 分鐘嗅聞）。

4. 傷口癒合膠（臉用）
廣藿香 5 滴 + 薰衣草 15 滴 + 乳香 10 滴 + 雙倍蘆薈膠 15mL+ 洋甘菊精露 15mL（先將精油調入雙倍膠中調勻，再倒入精露，充分調勻，厚敷在患處）。

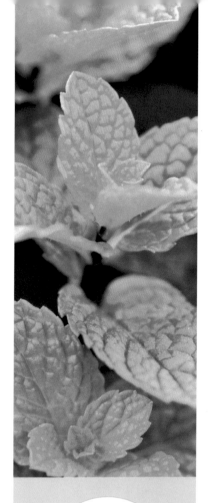

辣薄荷 Peppermint
Mentha × piperita

辣薄荷特長發揮在嚴重的疼痛,有麻醉、止痛、抗痙攣的作用。消化系統方面則可幫助肝膽腸胃。呼吸道方面的精油則可以舒緩黏膜發炎及抑制發燒。有很強的涼性功效,可以治療因炎熱引起的皮膚阻塞。激勵淋巴液及腦脊髓液的流動。

化學成分:
薄荷腦(42%)
薄荷酮(22%)
薄荷呋喃／異薄荷酮
新薄荷腦(10%)
乙酸薄荷酯(3%)

化學家族｜單萜醇

特　　性｜陽性

蒸 發 率｜中板

氣味強度｜7

注意事項:
請低劑量使用。懷孕及哺乳期間避免使用。

主要功效

◎皮膚效用
可改善溼疹、癬、疥瘡和搔癢,收縮微血管,清除黑頭粉刺。

◎身體效用
利腦、精神疲勞、頭痛、偏頭痛、休克、眩暈、心悸、牙痛、口臭、感冒、鼻竇炎、支氣管炎、肺炎、咳嗽、祛痰、氣喘、退熱、抗菌、胃痛、嘔吐、祛腸胃脹氣、利肝、利膽、膽結石、肝腎失調、便秘、腹瀉、月經量少、月經疼痛、通經、退乳、乳腺炎、癱瘓、肌肉關節痛、神經痛、風溼痛、四肢麻痺、驅除昆蟲如跳蚤、貓蚤或皮膚上的寄生蟲如疥瘡。

◎心靈效用
清涼、清新、激勵。

◎芳香信息
看著目標,維持熱情。

◎脈輪｜喉輪

◎腳底反射的主要應用
神經系統、消化系統、呼吸系統、肌肉關節。

最受歡迎處方

1. 暈車嘔心
辣薄荷 10 滴 + 甜橙 6 滴 + 甜杏仁油 4 滴(調入嗅棒)。

2. 壓力性偏頭痛
辣薄荷 35 滴 + 日本薄荷 15 滴 + 薰衣草 150 滴(滾珠,抹於太陽穴、眉心穴、頸後風池穴、翳風穴)。

3. 補養肝腎
辣薄荷 8 滴 + 檸檬 16 滴 + 德國洋甘菊 8 滴 + 甜杏仁油 9mL(抹在腰腎區及腎臟反射區)。

4. 驅蟲、跳蚤、塵蟎
辣薄荷 1mL+ 松 1mL+ 天竺葵 1mL+ 伏特加 7mL+ 純水 20mL(使用前搖一搖,噴在床上 30 分鐘後,熨斗或吹風機吹乾)。

5. 淋巴水腫
辣薄荷 10 滴 + 葡萄柚 5 滴 + 迷迭香 2 滴 + 天竺葵 3 滴 + 甜杏仁油 20mL(先抹在淋巴結區,再往向心性的方向按摩)。

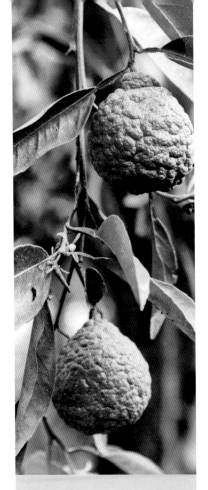

回青橙 Petitgrain
Citrus aurantium bigarade

亦稱苦橙葉，被喻為「窮人的橙花」，是苦橙樹葉子提煉出來的精油。香氣迷人，含有鎮定、安撫的酯類成分，是神經的鎮定劑，對自律神經有極佳的平衡、安撫效果。溫和的刺激免疫防禦系統。適合各型皮膚保養。安撫壓力引起的消化失衡。適用於幼童。

化學成分：
乙酸沈香酯（50%）
沈香醇（26%）
α-松脂醇（4%）
乙酸香葉草酯（3%）
乙酸橙花醇酯（2%）

化學家族｜酯類

特　　性｜陰性

蒸 發 率｜快板

氣味強度｜5

注意事項：
安全的油品。

主要功效

◎皮膚效用
粉刺、青春痘。

◎身體效用
除臭、清新、失眠、心悸、刺激免疫力、安撫胃的痙攣、肌肉痙攣。

◎心靈效用
抗沮喪、抗焦慮、鎮靜。

◎芳香信息
信任潛意識，擴張意識，帶來成功。

◎脈輪｜喉輪

◎腳底反射的主要應用
神經系統、免疫、消化系統。

最受歡迎處方

1. 心靈紓壓香水
回青橙 6 滴 + 甜橙 6 滴 + 橙花 4 滴 + 波蘭伏特加（生命之水 96 度）9.5mL。

2. 考試助讀
回青橙 4 滴 + 黑胡椒 4 滴 + 葡萄柚 2 滴 （薰香）。

3. 壓力性粉刺
回青橙 5 滴 + 甜橙 2 滴 + 薰衣草 3 滴 + 蘆薈膠 30mL（全臉塗抹）。

4. 激勵神經免疫力
回青橙 16 滴 + 佛手柑 8 滴 + 香柏木 8 滴 + 甜杏仁油 9mL（抹在脊椎二側、淋巴結區）。

5. 幸福的香氣
回青橙 4 滴 + 甜橙 4 滴 + 香水樹 2 滴（水氧機薰香）。

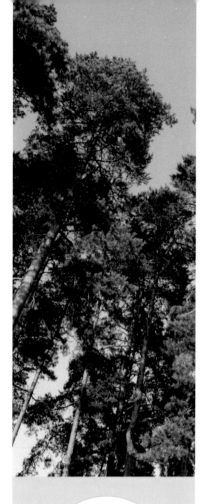

蘇格蘭松 Scots Pine
Pinus sylvestris

暖性的油，促進免疫力及循環系統。呼吸道方面有祛痰及抗感染特性。舒緩肌肉、關節疼痛。因其具有刺激、振奮、滋補腎氣及腎上腺的特長，用來幫助慢性疲勞及筋疲力竭狀態的人。幫助男性重拾自信，減輕無力感。芳香除臭，可應用在沐浴保養品中。

化學成分：
α-松油烯（58%）
β-松油烯（8%）
δ-3-蒈烯（8%）
檸檬烯，<1% of α-松脂醇
乙酸莰酯，長葉烯
α-柏木烯

化學家族｜單萜烯

特　　性｜陽性

蒸 發 率｜中板

氣味強度｜5

注意事項：
可能刺激敏感性皮膚。

主要功效

◎皮膚效用
治療阻塞的皮膚，溼疹、乾癬等。

◎身體效用
鼻塞、鼻水、喉炎、支氣管炎、痰、流行性感冒、促發汗、肝炎、膽囊炎、膽結石、腸的失調、白帶、子宮發炎、攝護腺問題、陽萎、利尿、淨化腎臟、膀胱炎、坐骨神經痛、肌肉僵硬、肌肉痠痛、風溼、關節炎、痛風、強身、除跳蚤。

◎心靈效用
清新、振奮精神。

◎芳香信息
看見自己和他人的價值。

◎脈輪｜眉心輪

◎腳底反射的主要應用
呼吸系統、泌尿系統、肌肉關節。

最受歡迎處方

1. 鼻竇炎蒸氣
松2滴+薑1滴+羅勒1滴（倒入100mL熱水杯中，深呼吸）。

2. 潔淨身心
松1滴+杜松子1滴+迷迭香1滴+薰衣草花水30mL（噴在經脈上，梳理能量流）。

3. 身心補劑
松10滴+薰衣草4滴+天竺葵3滴+羅勒3滴+黑種籽油20mL（抹於腰腎區、足底、脊椎兩側）。

4. 提振免疫力／抗憂鬱
松5滴+沐浴精15mL（倒入沐浴精後，搓出泡泡，全身洗沐）。

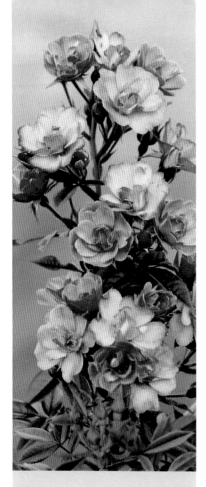

玫瑰 Rose Damask
Rosa damascena

甜美高貴的保加利亞玫瑰精油，對身心靈功用來說是無價之寶！是子宮的補藥，常用於子宮的淨化調理，改善婦科疾病，虛寒的子宮，建議添加沒藥。玫瑰精油在 15℃ 以下會結晶，握在手中又可恢復液狀。

化學成分：
香茅醇（41%）
香葉草醇（23%）
苯乙醇（2.8%）
玫瑰臘（23%），橙花醇
香葉草醛，沉香醇
丁香酚

化學家族｜單萜醇

特　　性｜陰性

蒸 發 率｜慢～中板

氣味強度｜7

注意事項：
通經劑、懷孕期小心使用。

主要功效

◎皮膚效用
乾燥、敏感、老化、發炎、微血管擴張、小靜脈破裂。

◎身體效用
心臟充血、淨化血液、滋補心臟、利肝膽、解酒精中毒、經前症候群、調節經血量、月經週期、白帶，性冷感、性無能、不孕症。

◎心靈效用
平撫負面情緒如沮喪、哀傷、嫉妒和嫌惡。

◎芳香信息
愛能敲下心牆，修補你的心。

◎脈輪｜心輪

◎腳底反射的主要應用
肝膽、婦科、心血管與神經。

最受歡迎處方

1. 愛自己
3% 玫瑰精華油 8 滴 + 香水樹 2 滴 + 檀香 4 滴 + 廣藿香 2 滴 + 基底乳 20mL（自由地塗抹）。

2. 美容保溼液
3% 玫瑰精華油 5 滴 + 乳香 3 滴 + 茴香 2 滴 + 玫瑰水 50mL（搖勻後噴於臉上）。

3. 清肝理氣
3% 玫瑰精華油 10 滴 + 檸檬 10 滴 +3% 德國洋甘菊 10 滴（抹於右脅部的肝臟區、膻中穴、太衝穴）。

4. 淨化子宮
玫瑰 10 滴 + 永久花 10 滴 + 杜松子 6 滴 + 絲柏 6 滴 + 山金車 20mL（抹在下腹、薦椎上的八髎穴、足部反射的子宮反射區，若有子宮寒冷的問題，可用負離子的吹風機吹 1～2 分鐘）。

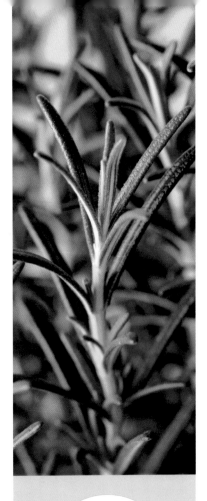

迷迭香 Rosemary
Rosmarinus officinalis

適用於各種神經肌肉的問題，具有刺激活化止痛功能。改善記憶力、專注力。消化性興奮劑，用於肝臟、膽囊阻塞充血。呼吸系統方面可以清除黏液阻塞。對皮膚血液循環有益、很強的收斂劑、緊膚作用，用於成熟與油性肌膚和頭皮失調。刺激心臟的機能。

化學成分：
樟腦（18%）
1,8 桉油醇（20%）
α - 松油烯（24%）
樟烯（9%），龍腦
馬鞭烯酮（1%）

化學家族｜單萜酮

特　　性｜陽性

蒸 發 率｜快板

氣味強度｜7

注意事項：
它具有高度的刺激性，不適合高血壓，避免在懷孕初期時使用。

主要功效

◎皮膚效用
促進結疤、浮腫、鬆垮的皮膚、頭皮屑的護理、刺激毛髮生長。

◎身體效用
利腦、暈眩、心悸、低血壓、感冒、支氣管炎、咳嗽、發汗、氣喘、肺結核、祛腸胃脹氣、結腸炎、消化不良、利肝、利膽、膽結石、刺激腎上腺皮質、肌肉痛、風溼關節炎、痛風、利尿、水腫、通經、白帶、月經疼痛。

◎心靈效用
振奮、激勵、專注、清新。

◎芳香信息
發揮創造的本質。

◎脈輪｜喉輪

◎腳底反射的主要應用
神經系統、呼吸系統、肌肉關節、消化系統。

最受歡迎處方

1. 肌肉痛
迷迭香 10 滴 + 黑胡椒 10 滴 + 檸檬草 10 滴 + 山金車 9mL。

2. 清理鼻竇炎
迷迭香 1 滴 + 尤加利 2 滴 +3% 洋甘菊精華油 3mL（2 滴入鼻內 + 按摩迎香穴）。

3. 記憶猶新
迷迭香 4 滴 + 檸檬 2 滴（精油項鍊，白天配戴）。

4. 刺激毛髮生長
迷迭香 6 滴 + 薰衣草 4 滴 + 荷荷芭油 10mL（按摩在頭皮，30 分鐘後洗去）。

5. 活血化瘀
迷迭香 8 滴 + 薰衣草 4 滴 + 檸檬 4 滴 + 山金車 10mL（淨化血液，改善瘀青，持續使用 3 週。含檸檬精油，用畢最好避免日曬）。

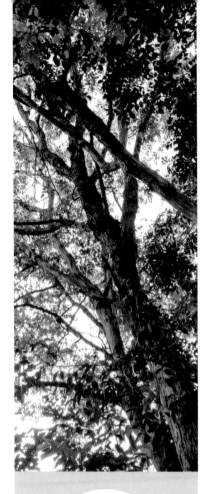

花梨木 Rosewood
Aniba rosaeodora

獨特甜美的玫瑰花香木質調，穩定中樞神經系統，振奮心情。花梨木具有良好的提高免疫力及抗菌、抗感染功效，特別適用於咳嗽前的喉部發癢。親膚性高，適用於嬰幼兒的按摩上。適合各種類型的肌膚。適用在對性事冷淡的困擾。

化學成分：
沉香醇（88%）
α - 松脂醇（2%）
<1% of 香葉草醇
苯甲酸苯甲酯
α-& β- 芹子烯
α - 異蘭烯

化學家族｜單萜醇

特　　性｜陰性

蒸 發 率｜中板

氣味強度｜7

注意事項：
安全的油品。

主要功效

◎皮膚效用
乾裂、痤瘡、發炎、傷口、皺紋、敏感肌膚、細胞組織再生和延緩老化。

◎身體效用
頭痛、利腦、免疫失衡、喉嚨的感染、月經疼痛、月經不規則、性冷感、性無能、催情、除臭、驅蟲。

◎心靈效用
抗沮喪、焦慮、憂鬱、情緒低落、去除冷淡。

◎芳香信息
看見過去，豐盛的成長。

◎脈輪｜喉輪

◎腳底反射的主要應用
神經系統、淋巴系統、婦科系統。

最受歡迎處方

1. 乾性肌膚：
花梨木 5 滴 + 薰衣草 3 滴 + 檀香 2 滴 + 酪梨油 2mL + 基底霜 18mL。

2. 放鬆養心
花梨木 4 滴 + 薰衣草 4 滴 + 橘子 2 滴 + 甜杏仁油 5mL（盆浴）。

3. 靜心呼吸
花梨木 8 滴（水氧機擴香）。

4. 恢復性慾
花梨木 10 滴 + 佛手柑 5 滴 + 香水樹 3 滴 + 廣藿香 2 滴 + 甜杏仁油 20mL（按摩在下腹、下背、外陰、脊椎二側）。

5. 下班後的放鬆滋養浴
花梨木 4 滴 + 薰衣草 4 滴 + 橘子 2 滴 + 甜杏仁油 5mL（調合後，一起倒入浴缸。若是給剛出生後 3 個月的嬰幼兒泡澡用，可將精油的滴數降1/2）。

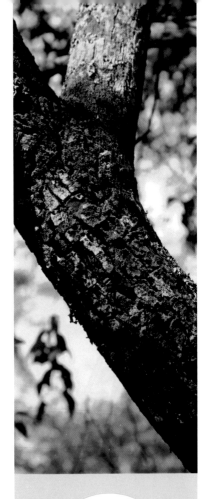

檀香 Sandalwood
Santalum album

印度阿育吠陀傳統醫學認為是最佳降火氣，能冷靜暴躁、過熱的精神狀態。提供養分及氧氣於發炎的火性皮膚。呼吸道方面可以改善喉嚨發炎、痙攣性的咳嗽。自古即用於靜坐冥想的靈性修行，開啟內在力量。

化學成分：
α-& β- 檀香醇（52% & 21%）
順式 & 反式 α 香檸檬醇（6%）
α-& β- 檀香烯

化學家族｜倍半萜醇

特　　性｜陽性

蒸 發 率｜慢板

氣味強度｜6

注意事項：
安全的油品。

主要功效

◎皮膚效用
老化、乾燥、缺水皮膚、改善面皰、感染的傷口、蜂窩組織炎。

◎身體效用
失眠、喉炎、支氣管炎、祛痰、咳嗽、肺結核、反胃、嘔吐、祛胃腸脹氣、利尿、補腎、膀胱炎、潔淨性事、冷感、性無能、催情。

◎心靈效用
平撫焦慮、深沉的紓壓放鬆、溫暖的幸福感。

◎芳香信息
靜心、定氣。

◎脈輪｜性輪

◎腳底反射的主要應用
中樞神經系統、呼吸系統、腎泌尿系統。

最受歡迎處方

1. 喉嚨沙啞
檀香 4 滴 + 香柏木 4 滴 + 快樂鼠尾草 2 滴 + 甜杏仁油 10mL（塗抹喉嚨的前後）。

2. 安眠
檀香 3 滴 + 薰衣草 3 滴 + 香水樹 2 滴 + 甜橙 2 滴（盆浴或薰香）。

3. 慢性膀胱炎
檀香 10 滴 + 杜松子 6 滴 + 茶樹 8 滴 + 佛手柑 8 滴 + 甜杏仁油 9mL（塗抹在肚臍下四指附近及八髎穴、按壓膀胱反射區）。

4. 安神的塗抹
檀香 10 滴 + 玫瑰 10 滴（取 3 滴抹在頭皮髮根、大椎穴、天突穴、膻中穴或手腕關節處）。

5. 返老還童的美容油
檀香 7 滴 + 玫瑰 8 滴 + 薰衣草 8 滴 + 甜橙 7 滴 + 雷公根 + 甜杏仁油 30mL。

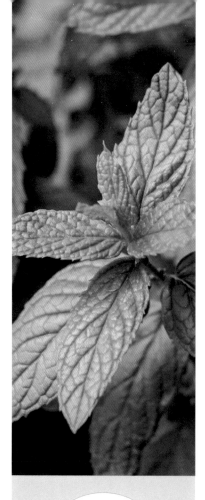

青葉薄荷 Spearmint

Mentha spicata

具有令人驚豔的香氣，能提神醒腦，自古用於烹調，作為消化性的滋補劑，特別是肝臟及膽囊。清除阻塞有助於呼吸道問題。青葉薄荷不含薄荷腦，比辣薄荷溫和，可以用於護膚。單獨使用或以 2:1 的比例與辣薄荷混合製成絕佳的口氣清新劑。

化學成分：
L- 香芹酮（61%）
檸檬烯（23%）
二氫香芹醇（2%）
薄荷酮
二氫香芹酮

化學家族｜單萜酮

特　　性｜陽性

蒸 發 率｜快板

氣味強度｜6

注意事項：
安全的油品。

主要功效

◎皮膚效用
舒緩皮膚發癢。

◎身體效用
激勵精神、舒緩疲勞、頭暈、嘔心、脹氣、便秘、腹瀉、白帶、經血過量、產後退奶。

◎心靈效用
讓心情煥然一新。

◎芳香信息
提高情感能量。

◎脈輪｜喉輪

◎腳底反射的主要應用
消化系統、呼吸系統。

最受歡迎處方

1. 口腔清新
青葉薄荷 15 滴 + 波蘭伏特加 96 度 30mL，每次 10 滴入一杯水。（可內服，一天 3 次）。

2. 爽膚化妝水
青葉薄荷 3 滴 + 玫瑰花水 30mL（使用前搖一搖）。

3. 紓壓理肝油
青葉薄荷 6 滴 + 辣薄荷 3 滴 + 檸檬 6 滴 + 甜杏仁油 5mL（抹於右脅部）。

4. 止暈眩油
青葉薄荷 4 滴 + 辣薄荷 8 滴 + 薰衣草 8 滴 + 羅勒 12 滴 + 甜杏仁油 9mL（倒入滾珠，抹在太陽穴、耳朵前後、前胸）。

5. 男性荷爾蒙過多症
青葉薄荷 5 滴 + 天竺葵 5 滴 + 3% 玫瑰精華油 10mL（抹在下腹、八髎穴、關元穴、膻中穴。

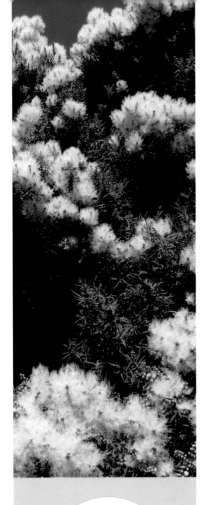

茶樹 Tea Tree
Melaleuca alternifolia

被認為是強效的抗菌、抗病毒、抗真菌、抗感染精油，有如天然的抗生素，與酚類精油如紅百里相較，很溫和，可直接用在皮膚上。淨化效果絕佳，改善傷口感染的化膿現象，可直接用在耳朵前後及頸部淋巴結，立即提高免疫防禦力及活力很有幫助。

化學成分：
萜品烯 4 醇（38%）
α - & γ - 松油烯
異丙基甲苯
1,8 桉油醇（4%）
α - 松脂醇（3%）

化學家族｜單萜醇

特　　性｜陰性

蒸 發 率｜快板

氣味強度｜7

注意事項：
在皮膚的敏感部位，可能引起刺激反應。

主要功效

◎皮膚效用
灼傷、暗瘡、曬傷、疣、圓癬、疹、香港腳、頭皮過乾和頭皮屑。

◎身體效用
抗菌、抗真菌、抗病毒、抗感染、牙齦發炎、黏膜發炎、流行性感冒、祛痰、腸內寄生蟲、肛門搔癢、外陰部搔癢、生殖器官感染。

◎心靈效用
受驚嚇、精神不濟。

◎芳香信息
看見別人的觀點，釋放人生的掙扎。

◎脈輪｜眉心輪

◎腳底反射的主要應用
呼吸系統、免疫、淋巴系統。

最受歡迎處方

1. 喉嚨癢
茶樹 3 滴 + 溫水 100mL（搖勻後漱口）。

2. 耳朵癢
茶樹 3 滴，塗抹在耳朵前後及頸部淋巴結處。

3. 抗菌抗感染
純劑 1 滴在傷口患處，每 5 分鐘滴一次。

4. 外陰部搔癢或產後護理
茶樹 3 滴 + 溫水 100mL（搖勻後沖洗外陰部）。

5. 灰指甲
純劑 1 滴在灰指甲上，一日多次。

6. 感冒初始症
茶樹 4 滴 + 尤加利 4 滴（精油盆浴 20 分鐘）。

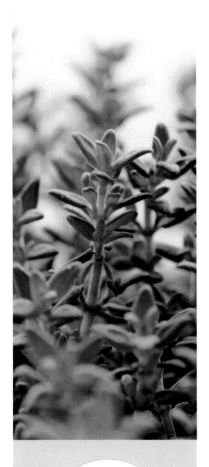

沉香醇百里香 Thyme

Thymus vulgaris CT linalool

極溫和又強效的抗菌、抗炎，甚至可以擦在小朋友的皮膚，或塗抹於老人的皮膚也不會引起過敏。明顯有效的護膚精油，法國芳療用於發炎的皮膚問題，例如牛皮癬、輕微感染等。是一種溫和又能迅速恢復元氣的精油。

化學成分：
沉香醇（79%）
香葉草醇／乙酸沉香酯（5.6%）
百里酚（3.3%）
乙酸香葉草酯（1%）
β 丁香油烯（4%）

化學家族｜單萜醇

特　　性｜陽性

蒸 發 率｜快板

氣味強度｜7

注意事項：
溫和中的最強勁精油，
吸入法佳。

主要功效

◎皮膚效用
促進皮膚新陳代謝，直接作用於真皮層，使肌膚健康。

◎身體效用
最強的抗菌劑之一、記憶力差、流鼻血、扁桃腺炎、咽喉炎、感冒、咳嗽、喉嚨痛、祛痰、百日咳、抗微生物、白血球不足、食慾不振、消化不良、腸胃的感染、祛胃腸脹氣、利心臟、循環不良、經期不適症狀、月經疼痛、利尿、尿道感染、白帶、風溼關節炎、痛風、坐骨神經痛。

◎心靈效用
激勵心靈。

◎芳香信息
移除害怕，給予力量。

◎脈輪｜海底輪

◎腳底反射的主要應用
免疫、淋巴系統、呼吸系統、生殖、泌尿系統、消化系統。

最受歡迎處方

1. 恢復體力
百里香1滴 + 蜂蜜1湯匙 + 溫熱水1杯（攪勻後熱熱喝，請注意：不是每一種精油都可如此行）。

2. 抗陰道感染
百里香1滴 + 茶樹2滴 + 蘋果醋5mL + 溫水25mL（沖洗，使用前搖一搖）。

3. 止汗抗菌蜜粉（止腳臭）
百里香2滴 + 薰衣草2滴 + 廣藿香2滴 + 白泥岩粉1湯匙（放入蜜粉罐中，可撲在腳底、鞋內或腋下）。

4. 傷風感冒的健身浴
百里香2滴 + 尤加利2滴 + 薰衣草2滴（倒入浴缸，再取相同的處方，塗抹在淋溼的身體上，浸泡在浴中，享受一個放鬆又提升免疫力的健身浴）。

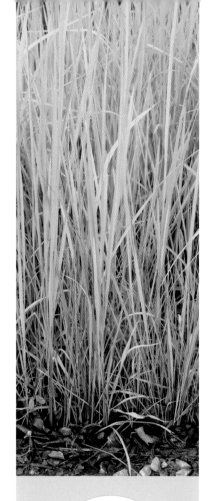

岩蘭草 Vetiver
Vetiveria zizanioides

岩蘭草以其優質的寧靜、踏實特質聞名，可用於緊張和壓力的症候，穩定中樞神經，擺脫鎮定劑的依賴，岩蘭草助眠並能消除夢魘。活絡行血，有益改善風溼肌肉痛與關節炎的疼痛。亦適用於各種膚質的美容保養及痘痘皮膚療癒。

化學成分：
岩蘭草醇（<25%）
岩蘭草酮（5%）
β-岩蘭草烯（7%）

化學家族│倍半萜醇

特　　性│陰性

蒸發率│慢板

氣味強度│7

注意事項：
使用過度可能導致頭痛和反胃。

主要功效

◎皮膚效用
粉刺、面皰、老化鬆弛肌膚、妊娠紋。

◎身體效用
利神經、風溼痛、關節炎、肌肉痠痛、消化不良、催情、身體虛弱、心力交瘁、強身。

◎心靈效用
鎮靜、緩和身心敏感。

◎芳香信息
身心充電，落實想法。

◎脈輪│心輪

◎腳底反射的主要應用
神經系統、肌肉關節、腎上腺。

最受歡迎處方

1. 抗心悸
岩蘭草1滴+橘子5滴+香水樹2滴+基底油10mL（按摩心輪區）。

2. 保護性的觀想
岩蘭草2滴+乳香2滴+檀香1滴（水氧機擴香或聞香入丹田，想像白色的光包圍著自己的四周）。

3. 抗焦慮
岩蘭草1滴+廣藿香1滴+檀香1滴（嗅聞後，抹在腳底及骨盆區）。

4. 安眠浴
岩蘭草3滴+薰衣草5滴（直接滴入浴缸，浴後，將岩蘭草1滴抹在尾椎、腳底及將手放在心窩處，深呼吸）。

5. 熟齡肌美容油
岩蘭草1滴+香柏3滴+佛手柑2滴+天竺葵4滴+玫瑰果油10mL。

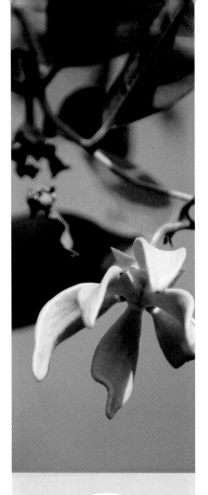

香水樹 Ylang-Ylang
Cananga odorata

又稱依蘭依蘭，被視為超級鎮靜、歡愉的精油，提昇心靈能量。鎮定神經系統、緩和急促的呼吸及心跳。調理生殖系統，也可以催情，子宮的補藥。平衡皮脂腺分泌，滋補皮膚、頭皮的需要，乾性與油性肌膚皆宜。「花中之花」的美名，香氣醉人。

化學成分：
沉香醇（15%）
乙酸香葉酯（10%）
β-丁香油烴（9%）
大根老鸛草烯（46%）
甲基對甲苯酚（7%）
苯甲酸苯甲酯（6%）
苯甲酸甲酯（3%）

化學家族｜倍半萜烯

特　　性｜陰性

蒸 發 率｜慢板

氣味強度｜6

注意事項：
使用過度可能導致頭痛和反胃。

主要功效

◎皮膚效用
壓力性的暗瘡、使新生的頭髮更具有光澤。

◎身體效用
失眠、降血壓、心悸、陽萎、性冷感。

◎心靈效用
抗憂鬱、抗沮喪、放鬆、溫暖、快活。

◎芳香信息
連結內在的溫柔力量，戰勝所有負面的情緒。

◎脈輪｜海底輪

◎腳底反射的主要應用
神經系統、心循環。

最受歡迎處方

1. 壓力性痘瘡
香水樹 1 滴 + 薰衣草 1 滴 +3% 洋甘菊精華油 10mL（全臉塗抹）。

2. 催情香水
香水樹 5 滴 + 馬丁香 5 滴 + 檀香 6 滴 +3% 玫瑰精華油 10mL（共 8% 濃度）。

3. 抗癲癇
香水樹 5 滴 + 薰衣草 5 滴 + 檀香 5 滴（嗅聞 + 深呼吸）。

4. 性感的泡泡浴
香水樹 2 滴 + 檀香 2 滴 + 花梨木 2 滴 + 泡泡沐浴精 20mL（使用無香精的沐浴精，倒入正在放水的水龍頭下，再滴入精油於泡泡浴中，享受浪漫性感的泡泡浴 15 分鐘）。

5. 盛放的百合香
香水樹 4 滴 + 廣藿香 2 滴 + 薰衣草 2 滴 + 甜橙 2 滴（水氧機薰香）。

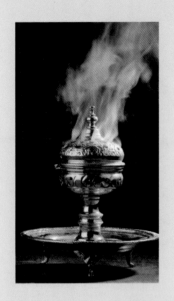

植物的治療力量

自遠古開始，人類的食衣住行都和植物息息相關，更是一直依賴植物的治療力量，治療身心靈疾病，植物在人類醫學史扮演極重要的角色，對植物的形體、顏色、氣味、氣場、生長環境有特別的觀察。在許多傳統的古老醫療體系如中醫、印度醫學、西藏醫學、希臘醫學、印地安醫學、澳洲的灌木醫學，或是更早的古埃及醫學不僅把植物製作成油膏來塗抹身體，或是熬煉成湯藥來內服，更有焚燒芳香植物的治療手法。

> " 透過聞香、塗抹及泡澡
> 覺察它們的信息！ "

現代的社會，生活環境被鋼筋水泥所包圍，車及大眾運輸工具取代騎馬、駕駒的歷史，人與植物自然界失去了親密連結，我們不再敏銳地察覺自然環境的變化，不再關心四時節令植物生長的變化，不再依賴自然提供給我們的一切，甚至否定植物療法的價值，人工合成藥物被認為是新的科學，只信賴臨床實證的研究數據，植物療法被人工合成的西藥取代。

精油芳療是植物療法的一支，每當我們接觸精油的香氣時，我們便直接接觸了植物的生命力、植物的自然療法。它呼應著我們體內的綠色基因，喚醒了體內的自癒醫師，這香氣不單單只是感覺很好，很時尚，很有氣質，更重要的是，它關係著我們的健康，身心靈整體的健康。直接使用本書的精油，透過聞香、塗抹及洗浴、泡澡，你只要留心去覺察它們的信息，它們會成為你的老師、會成為你的朋友。

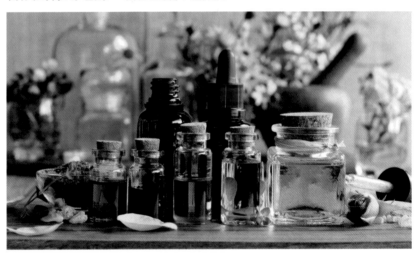

將 1 滴的精油倒出來在你的手心上，看著它，聞著它，感受它的顏色、質地、氣味、信息；或者你也可以效法世界首席的芳療醫師 Dr. Daniel Pénoël 的方法，在入睡前，將 1 滴的精油抹在百會穴，1 滴精油抹眉心穴，1 滴精油抹在大椎穴，1 滴精油抹在膻中穴，1 滴精油抹在腳底湧泉穴，在半夢半醒之間，神識不清的狀態，看看它們告訴你什麼訊息，更加認識關於植物精油療癒心靈的故事，當作你個人探索植物精油療法的起點。

▌居家常用的處方

　　試試以下居家常用的處方，5% 的精油濃度可按摩全身，10% 適合局部使用，喚起你不曾察覺的內在感受，你的體驗和我的不盡相同，而你我的體驗在不同時刻也不必然相同，這些體驗都幫助你打開通往內在覺察的一條路，100% 有助於個人健康及靈性成長，也許你會發現更多和你一樣需要芳香療法的朋友，請成為芳香小天使，將芳香療癒的成果分享給他們，分享能讓愛流動，流動的愛能拉近疏遠的距離，帶來心的喜樂與希望。

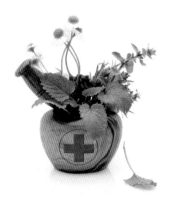

症狀	精油配方	精油濃度	基劑	使用方法
頭痛專用	薰衣草 + 辣薄荷	50%	植物油	滾珠式塗抹
紓壓放鬆	佛手柑 + 薰衣草	10%	植物油	肩頸按摩、雙手、腳底
皮膚安敏	德國洋甘菊 + 薰衣草	3%	蘆薈膠	臉、眼塗抹
紓解疲憊	薰衣草 + 天竺葵 + 松	10%	植物油	抹在腰背區、腳底
放鬆安眠	薰衣草 + 甜馬鬱蘭 + 白檀木	10%	植物油	抹在肩頸、下肢、腳底
免疫提高	茶樹 + 尤加利 + 百里香	5%	蘆薈膠	淋巴結區
傷風感冒	尤加利 + 百里香 + 松	10%	植物油	前胸後背、腳底
鼻塞專用	尤加利 + 辣薄荷 + 迷迭香	5%	植物油	鼻滴、鼻翼側、印堂穴
肩頸痠痛	快樂鼠尾草 + 薰衣草 + 馬鬱蘭	10%	植物油	肩頸按摩、上背、頭枕部
筋骨僵硬	薑 + 黑胡椒 + 檸檬草	25%	山金車	抹在筋骨
通乳豐胸	香水樹 + 天竺葵 + 洋甘菊	1%	蘆薈膠	胸乳部、腋下、脊椎兩側
婦宮保健	快樂鼠尾草 + 絲柏 + 天竺葵	10%	植物油	肚臍下、薦椎
婦科潔淨	茶樹 + 佛手柑 + 馬丁香	0.5%	玫瑰花水	外陰部
消化不良	辣薄荷 + 羅勒 + 茴香	10%	植物乳	肚臍上下腹
瘦身窈窕	薑 + 茴香 + 杜松子	5%	植物油	全身
情趣浪漫	香水樹 + 天竺葵 + 回青橙	5%	植物油	全身
足部抗菌	茶樹 + 薰衣草 + 檸檬草	50%	蘆薈膠	腳底
兒童照護	橘子 + 薰衣草 + 桃金孃	1%	植物油	全身

註：植物油的選擇可依個人的膚質、所需要的功效挑選，可使用中性質地的甜杏仁油，或乾性肌膚適用的澳洲堅果油，或使用複方植物油，細節請參考「植物油」章節。

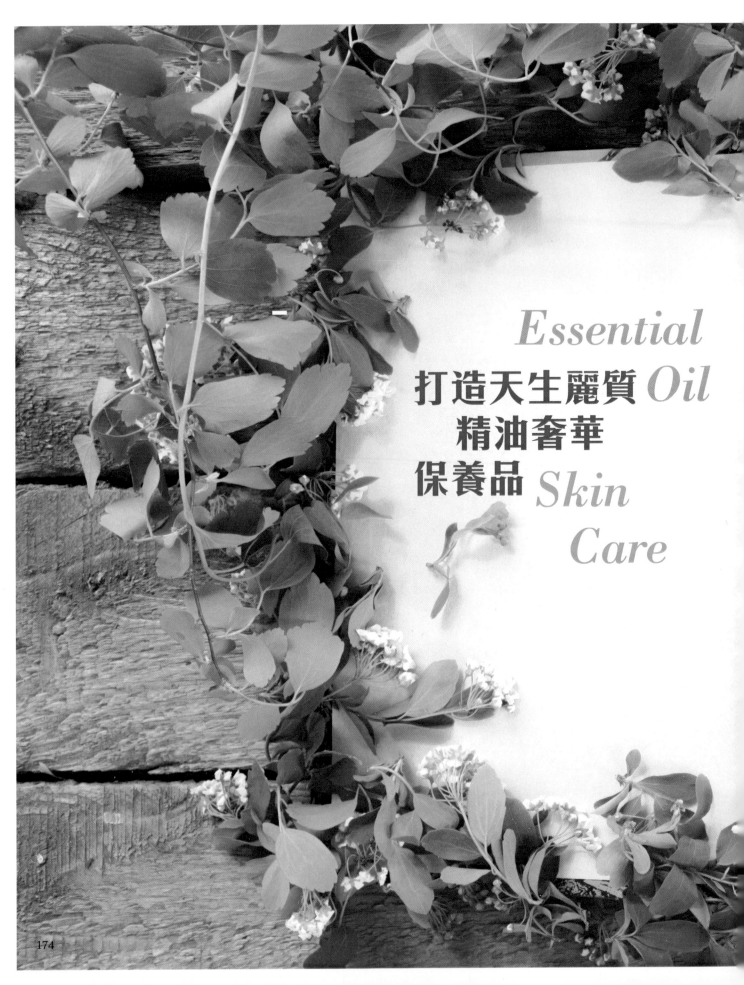

Essential Oil Skin Care

打造天生麗質
精油奢華
保養品

1. 安敏活膚卸妝油
特清椰子油 50mL
外用調合劑 50mL
德國洋甘菊精油 5 滴
薰衣草精油 50 滴

2. 戰痘美容液
薰衣草精露 70mL
雙倍蘆薈膠 30mL
沒藥精油 8 滴
德國洋甘菊精油 8 滴

3. 超透亮保水精華液
蘆薈精華液 80mL
微脂囊除皺精華 20mL
玫瑰精油 4 滴
乳香精油 4 滴
永久花精油 8 滴

4. 骨溜安敏美容油
微脂囊除皺精華 4mL
玫瑰果油 2mL
雷公根油 2mL
甜杏仁油 2mL
永久花精油 3 滴
廣藿香精油 3 滴
薰衣草精油 4 滴

5. 白裡透紅緊緻全能霜
基底霜 3 湯匙
微脂囊除皺精華 5mL
永久花精油 10 滴
玫瑰花精油 3 滴
萊姆精油 2 滴
迷迭香精油 3 滴
廣藿香精油 2 滴

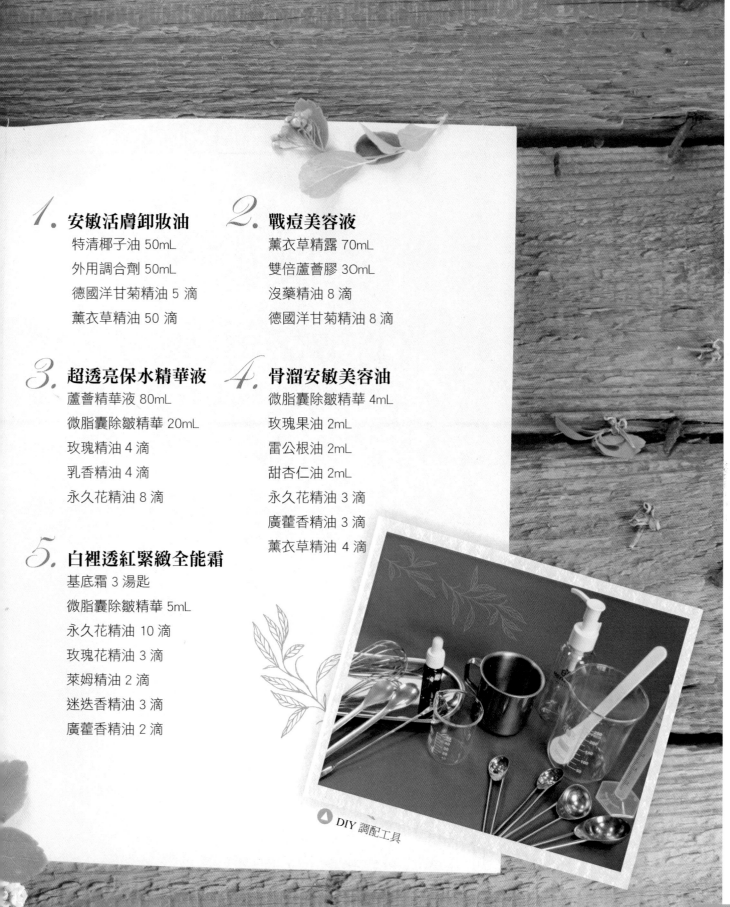

◀ DIY 調配工具

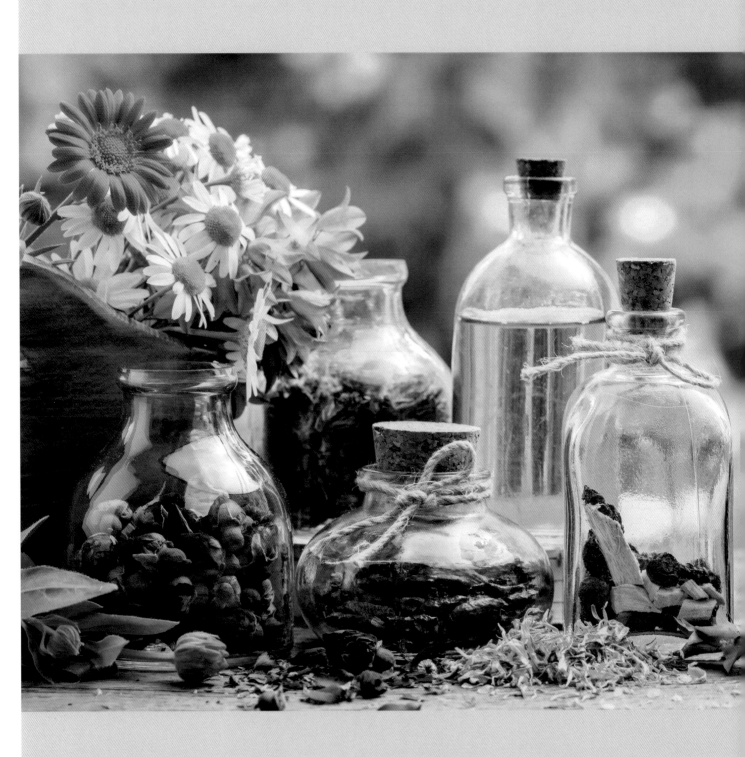

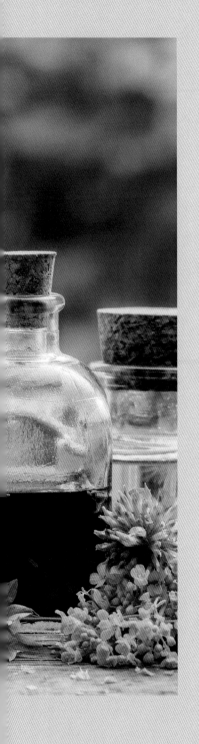

Chapter *7*

Vegetable Oils
and
Healing Oils

植物油與療癒油

Vegetable Oils and Healing Oils
植物油與療癒油

> **"** 愉悅與享受，一起發揮植物療法的力量 **"**

植物油被稱為「基底」或「媒介」油，植物油與我們的表面皮膚的相容度很高，因為皮膚的皮脂腺所分泌的油脂，主要成分與植物油的三酸甘油脂相似，因此植物油非常適合稀釋精油，在植物油中可以加入各種劑量的精油，創造出簡單有效的配方抹於皮膚上，幫助精油安全滲入皮下，也讓留在皮膚上的基底油發揮潤膚、滋養的效果。一般堅果（核桃）、種籽（芝麻）、豆類（黃豆）中都含有液態油液，它們是植物生長能量的來源，是供給植物胚芽新生所需的養分，天然冷壓的植物油不僅顏色不同，氣味及口感也大不相同。純天然冷壓植物油也含有少量的天然植物臘、植物固醇、卵磷脂、類黃酮、類胡蘿蔔素、維生素（特別是維生素 A、D、E、K）、脂肪伴隨物質及芳香分子等。

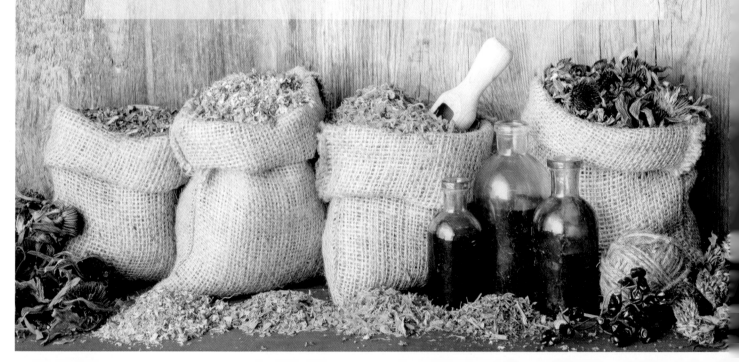

▌脂肪酸類型

> **植物油的主要成分是三酸甘油脂，包含三種脂肪酸與一種甘油分子。**

　　三種脂肪酸類型：飽和、單元不飽和、多元不飽和。

　　已知「飽和脂肪酸」和「反式脂肪酸」會增加心血管疾病風險，所以專家們都會建議最好以「不飽和脂肪酸」當做主要的飲食油脂來源。在「不飽和脂肪酸」當中，又可以分為「單元不飽和脂肪酸」和「多元不飽和脂肪酸」。「單元不飽和脂肪酸」最常見的就是 Omega-9；而「多元不飽和脂肪酸」包括 Omega-6 和 Omega-3 家族，其中 Omega-6 家族的 LA「亞麻油酸」及 GLA「γ-次亞麻油酸」和 Omega-3 家族的 ALA「α-次亞麻油酸」是重要的「必需脂肪酸」，這兩者，人體無法自行合成，需要從飲食中攝取。

　　這些脂肪酸（LA、GLA、ALA）對人體健康和美麗非常有益，必需脂肪酸是維持細胞、神經、荷爾蒙、心血管及身心健康的營養必需品。月見草油含有非常珍貴的 9% GLA，是必需脂肪酸（LA）的衍生物，可以直接被人體利用，省卻了 LA 在體內轉換成 GLA 的過程，因此自然療法領域常用月見草油舒緩溼疹、月經痛、糖尿病的問題。

　　皮膚特別能快速吸收必需脂肪酸，使乾性皮膚得到必需營養而健康有光澤，使活躍的皮脂腺緩和下來，改善油性膚質、青春痘

問題。身體缺乏一點點的必需脂肪酸，就會使頭髮失去光澤、指甲脆裂、皮膚暗沉、乾燥、過早老化等。必需脂肪酸能夠促進細胞新陳代謝，更容易被身體運用，並有治療溼疹、乾癬問題、減輕過敏、抗發炎、緩和疼痛與提高免疫力、穩定血壓、降低心血管疾病風險、調節雌激素、降血糖、穩定情緒等效果。

　　如果缺乏必需脂肪酸（EFA），可以在日常飲食中添加含有 EFA 的油，也可以局部塗抹於皮膚，讓表皮細胞直接吸收利用。因此，內服外用含有 EFA 的油可以為你贏回年輕健康又容光煥發的肌膚，對眼睛的痠澀、疲勞、老化，對情緒也有穩定效果，在芳香治療的處方中，EFA 油是非常必要添加的輔助治療油。

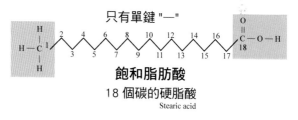

只有單鍵 "—"

飽和脂肪酸
18 個碳的硬脂酸
Stearic acid

有一個雙鍵 "="

單元不飽和脂肪酸
18 個碳，有一個雙鍵的油酸
Oleic acid

有兩個雙鍵 "="

多元不飽和脂肪酸
18 個碳，有兩個雙鍵的亞麻油酸
Linoleic acid

🔺 飽和、單元及多元不飽和脂肪酸

1 飽和脂肪酸

其碳原子結構相鄰的只有單鍵，沒有雙鍵的結構。這種脂肪酸在一般動物性脂肪與熱帶區產的植物油（如可可亞脂）中最為常見。這種脂肪酸穩定高，也最不易氧化，對皮膚的滋潤性最高。

2 單元不飽和脂肪酸

其結構只出現一個雙鍵，例如：橄欖油含有 75% 的單元不飽和脂肪酸（稱為油酸，Omega-9），另外還有甜杏仁油、山茶花油、苦茶油和酪梨油都是代表性的油，以相對緩慢的速度氧化，對皮膚有保護和滋潤的效果。

3 多元不飽和脂肪酸

其碳原子之間含有二個以上雙鍵結構，被稱為必需脂肪酸 EFA（Essential Fatty Acids）或皮膚的維他命，包括 α- 次亞麻油酸（ALA，Omega-3 家族）代表的油是亞麻籽油、鼠尾草籽油、核桃油、南瓜籽油、玫瑰果油。EPA、DHA（Omega-3 家族）代表的油是深海魚油、海豹油、磷蝦油。亞麻油酸（LA，Omega-6 家族）代表的是葵花油、芝麻油及眾多的植物油都含有此成分。γ- 次亞麻油酸（GLA，Omega-6 家族）代表的油是月見草油、琉璃苣種籽油。月見草油的 GLA 能被人體合成和荷爾蒙相似的物質——前列腺素第一型（PGE1），抗發炎，幫助調控荷爾蒙的平衡，以及腦部的反應與運作。雙鍵的結構也更易受氧影響而氧化油耗變質。

Omega-3 家族當中對人體最為有益的是 EPA、DHA，它們普遍存在於魚類及魚油中，EPA 可減少發炎和改善情緒，DHA 是大腦發育的重要成分，在人體內合成具抗發炎效力的第三型的前列腺素（PGE3）。補充足夠的 EPA 及 DHA，降低罹患關節炎、心臟病、中風、血栓風險，也能減輕憂鬱症，幫助腦部發育，預防大腦老化，而且沒有副作用。雖然亞麻籽油、鼠尾草籽油、核桃油、胡桃油是另一類別的 Omega-3（ALA），吃入植物性的 Omega-3（ALA）在體內會轉化成一部分的 EPA，EPA 再轉化成 DPA，DPA 再轉化成 DHA，雖然如此，但你的身體可能無法將 ALA 轉化成你日常所需的足量 EPA 和 DHA，而且這類的植物油容易氧化油耗變質，因此油品業者常把 ALA 去除，好讓植物油可以保存久一些。

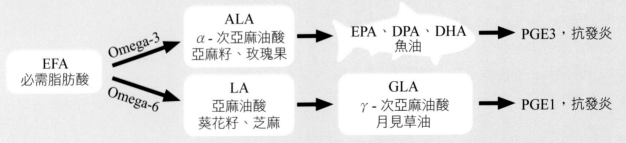

植物油提煉

基本上，提煉植物油有兩種方式：第一道萃取法與高溫／化學精煉法。

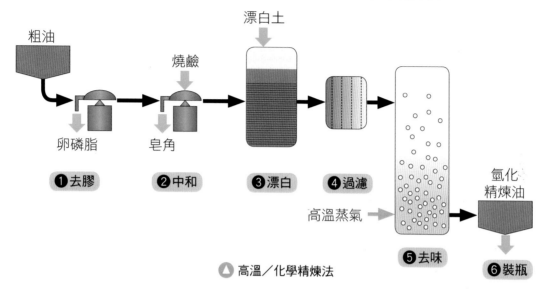

△ 高溫／化學精煉法

1. 第一道萃取法

可稱為未精煉的冷壓油（溫度不超過60℃）。清洗過的堅果或種籽透過螺旋式壓榨器擠壓出油液。壓出的油量少，只經過殘渣過濾就裝瓶。第一道萃取出來的植物油保留了原始種籽中特有的油液、風味、顏色及營養成分——三酸甘油脂，還有卵磷脂、維生素、類黃酮等天然的營養素。第一道萃取的冷壓油，雖然價格不斐，卻是用於皮膚美容保養治療或日常生機蔬食最優良的油。

20 年前一位澳洲的草本美容前輩曾說：「好的冷壓油作為日常的臉部肌膚保養，加上精油的活膚效力，肌膚得到的營養及呵護，完全不輸給一瓶上萬元乳霜的效果。」23 年以來，我確實如此效法，只用自己調配的美容油，沒用化妝品專櫃的抗老乳霜，到了中年，皮膚一樣保持年輕時的光澤與彈性。

2. 高溫／化學精煉法

由精煉法萃取的植物油會經過很多道程序。超級市場裡很多種便宜的植物油都是用這種方式提煉。利用超過 150℃ 的高溫（可萃取出 85% 的油液）或化學溶劑如己烷（可萃取出 99% 的油液）溶出油液，經過蒸發去己烷，為粗油，再經過多道精煉程序：去膠、中和、漂白、過濾、去味等等。全部的精煉過程不僅需要高過 200℃ 的溫度，易使油變質，也會除去油中許多有益的附加營養成分，例如：卵磷脂、維生素，油液的成品呈現顏色清透，少了獨特的香氣風味。高溫萃取和溶劑萃取法都使得脂肪酸的順式結構轉變成對人體細胞有害的反式脂肪酸，阻礙細胞膜的彈性功能，對心血管特別有害，並造成皮膚過敏、發炎、疼痛、糖尿病、血栓及罹患慢性疾病的風險。

好發黑頭粉刺的其中一個原因是，人們攝取過多的動物性飽和脂肪或反式脂肪酸結構的植物油（如150℃以上的高溫壓榨萃取和己烷提煉的油）。將飽含必需脂肪酸的油液局部塗抹於臉上，可以促進分泌油脂的皮脂腺暢通、預防粉刺、降低過敏、發炎等肌膚問題。

低度加工的油品

芳香治療師只使用冷壓低溫萃取的植物油。若必須使用加工的油，也只接受去除異味和黏膠感的成分，如：小麥胚芽油、澳洲堅果油、阿甘油、椰子油，常需要除去異味及黏黏的肌膚觸感。這些稍稍加工的植物油，搭配中性質地的甜杏仁油，是按摩與美容護膚的絕妙基底油。

> **芳香治療師只使用冷壓低溫萃取的植物油**

藥草浸泡油（療癒油）

傳統的藥草浸泡油是利用植物油作為溶解萃取劑的角色，將植材脂溶性的療癒成分溶解出來，製造方法是將植材浸泡在植物油中一段時間，放置在陽光底下（1～4週）或低溫加熱（50～70℃，1天～2週）萃取藥草精華，如金盞花、聖約翰草、山金車、雷公根、薰衣草、迷迭香、香草、桂花、老茶、薑、大蒜、花椒。

藥草浸泡油塗抹於身體，主要用來緩和身心的問題，如：皮膚、肌肉、關節、循環、免疫、神經、荷爾蒙、壓力、情緒……等。很適合擔任輔助自然療法或西醫療法的角色，每一種藥草浸泡油都有其特殊的輔助療效。

藥草浸泡油的使用方法
- 直接使用，無添加精油。
- 將精油調入藥草浸泡油中
- 添加10%以上的療癒油在植物油中，製成有療癒力的按摩油、美容油。
- 添加10%的療癒油在基底霜、基底乳、基底膏、洗髮精或潤髮乳中使用。

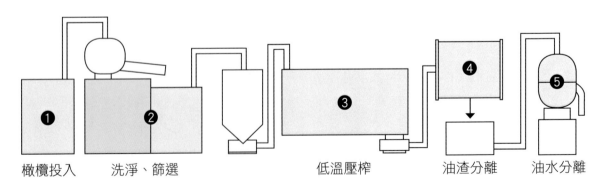

橄欖投入　　洗淨、篩選　　　　低溫壓榨　　油渣分離　　油水分離

🔺 未精煉的冷壓油萃取流程

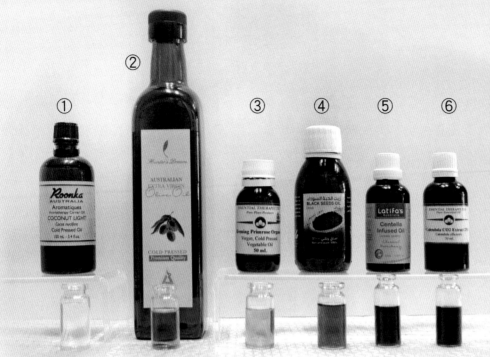

▲ ①椰子油、②橄欖油、③月見草油、④黑種籽油、⑤雷公根油、⑥金盞花油（CO_2）萃取

自製芳香藥草浸泡油

步驟 1

準備適合植材的冷壓基底浸泡油

橄欖油、葵花油、椰子油、芝麻油等都很適合當作浸泡油的基底油，可以用一種植物油，也可以選用 2～3 種植物油。根據植材的預期效能來選油最好，例如：自製大蒜浸泡油內服是為了清腦、清血，選用椰子油當基底油更合適，若不喜歡椰子油的氣味，也可以改用橄欖油。若是為了保養皮膚而自製薰衣草浸泡油，可以選用葵花油、芝麻油、椰子油。為了舒緩肌肉僵硬、痠痛、四肢寒涼而自製薑浸泡油，可以選用橄欖油、芝麻油當基底油。為了促進循環、清自由基、排毒而自製迷迭香浸泡油，可以選用橄欖油、芝麻油。

• **橄欖油 *Olive Oil* ／ *Olea europaea***

含高量的油酸（omega-9）及橄欖多酚（oleuropein）平均每 10mL 的冷壓初榨橄欖油中就含有 5mg 濃度（約 0.5%）的橄欖多酚，普遍被認為有抗氧化能力、抑制壞膽固醇氧化，是對抗心血管疾病和延緩老化的高手。橄欖刺激醛（oleocanthal）讓橄欖油具有辛辣、刺激感的風味，也具有抗發炎、抑制前列腺素和止痛的效果。一項刊登於 *Scholars Research Library* 的研究也顯示，每天攝取 5 小匙（25mL）橄欖油的受試者，比起每天 3 次服用 400mg 止痛藥的人，更能緩解經痛。

- 葵花油 *Sunflower Oil ／ Helianthus annuus*

寒冷地區產的葵花油含 70% 以上的高量亞麻油酸（Omega-6）及維生素 E、類胡蘿蔔素、卵磷脂、植物固醇的成分，十分適合護膚，但必須注意高量亞麻油酸易氧化的問題，可以加入 1/2 總量的橄欖油或添 0.1% 的迷迭香抗氧化劑，延長植物油的保存期限。

- 芝麻油 *Sesame Oil ／ Sesamum indicum*

悠久的傳統使用歷史，特別是印度阿育吠陀醫學。含有相同比例的油酸（Omega-9）及亞麻油酸（Omega-6），溫暖又滋養身心疲憊。芝麻油獨有的芝麻酚（sesamol）、芝麻素（sesamin）、芝麻林素（sesamolin），並含有豐富的天然維生素 E，能夠幫助身體抗氧化、清除自由基，也能抵抗紫外線，達到防曬的作用，還能降低血液中的膽固醇、降血壓、強化肝臟機能。護膚效果極佳，抹油於全身皮膚並稍加按摩，等 20 分鐘，再清洗掉油脂，就能幫助排出重金屬，紓解疲勞，幫助處理問題皮膚，預防過早出現老化現象。暖性的芝麻油不宜使用於有神經性皮膚炎的個案。

- 椰子油 *Coconut Oil ／ Cocos nucifera*

富含飽和脂肪酸，其中 12 個碳的短鏈結構——月桂酸約占 45%，美國科學家發現，母乳中一種稱為月桂酸（lauric acid）的成分，也是椰子油蘊含的成分，可以抑制細菌、真菌、病毒的生長，有助於因幽門螺旋桿菌造成胃潰瘍的治療，也有抗青春痘的特質。椰子油的好處多多，不僅對大腦有益，防治失智，以短鏈結構為主的脂肪酸，特別適合給缺乏膽汁消化脂肪而引起消化不良、脹氣的人。涼性的油質可以緩和曬後皮膚的灼熱、紅腫，比其他植物油（18 個碳的長鏈結構）抹在皮膚和頭皮上，更迅速滲透，促進新陳代謝，幫助身心排毒保養。若冬天使用椰子油易冷凝成固態，可以加入 50% 的荷荷芭油，不僅油質舒適，也降低椰子油過重的油氣。

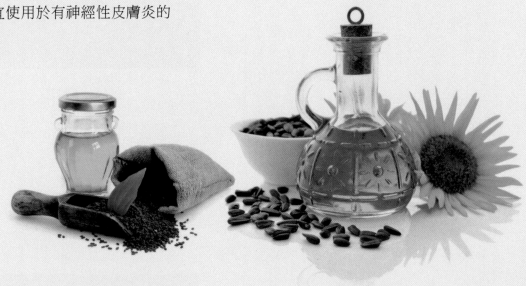

步驟 2

選擇正確的植物屬種進行浸泡

　　類似的植物名，卻同屬不同種的植物，未必具備相同的療癒價值，例如：尤加利可能就有 500 種以上，而檸檬尤加利和澳洲尤加利在香氣、化學及療癒範圍就大不同；數萬種玫瑰中，芳香治療主要使用的玫瑰品種也就屬「保加利亞的大馬士革玫瑰」及「摩洛哥的千葉玫瑰」這兩種。

步驟 3

決定植材與基底油的浸泡比例

　　植材的輕重、大小、新鮮的、乾燥的都影響植材和油液的配比。初入門者的自製浸泡油可以先試試薰衣草乾花、香草豆莢、大蒜泥、花椒及乾薑粉，可外用按摩放鬆身心、當香氛浪漫油，內服作為養生食材。一般是用 1：10 的比例，25g 的乾燥植材，浸入 250g 的基底油。25g 的乾薑粉浸泡入 250g 的橄欖油。25g 的花椒，浸入 250g 的橄欖油。香草豆莢較為昂貴，3 根的香草豆莢浸泡 100g 的無味基底油即可。植材與基底油的比例可以多加實驗，只要罐內基底油超過植材多一些即可，除了 1：10，也可以 1：8 或 1：6 或 1：5，甚至 1：2。例如，我會用 1：2 的標準去浸泡大蒜油，獲得更多對身心有益的大蒜烯。

步驟 4

日曬 4 週，過濾植材即完成！

　　將植材放入植物油中，將蓋子蓋好，放在太陽光下，透過暖暖的陽光為浸泡油低溫加熱，每天放在陽光下，暖暖曬 4 週，植材的藥性及香氣就能充分地融入植物油中，一瓶美味又有療癒力的藥草浸泡油就完成了，過濾植材，裝瓶，6 個月內使用完畢。薰衣草乾花浸泡油以外用身體按摩為主，就會選擇用清爽去味的椰子油當基底油，可以透過熱萃法，將薰衣草乾花 25g 加入 250g 的熱油中（溫度控制在 60℃以下），連續煮 2 小時，過濾薰衣草花取油，令人驚豔的成品可立刻使用。

　　大蒜浸泡油是使用新鮮的植材，透過植物油或酒可以把大蒜烯萃取出來，日本的腦神經外科醫師篠浦伸禎建議 3 ～ 9 顆的大蒜泥浸泡在加溫至 50℃ 的 150mL 橄欖油 24 小時，一天服用 3 茶匙，加入麵、飯或沙拉，對於失智、記憶力、高血壓、高膽固醇、血栓、心血管疾病、痛風、免疫力、胃炎、胃潰瘍都有防治效果。為了提高大蒜烯的萃取量，我使用 500g 的大蒜泥，調入 1000g 的冷壓椰子油中，放在夏日的陽光下，連續日曬 7 天，再過濾蒜泥取大蒜油，香氣不僅濃醇香如蒜香麵包，口感細膩，當調味料拌入細麵，美味又健康。自製的大蒜油不僅可以挑選適合自己的基底油、有機的大蒜植材，製造出比市面上（$680/100mL）更好、更安心、更便宜的大蒜油。

> ### 浸泡油的濃度
> 25g 的乾燥植材或 250g 的新鮮植材加入 250g 的基底油。可另加入 8 ～ 10 滴的迷迭香抗氧化劑，幫助抗氧化、保鮮。試試用電鍋保溫法，自製大蒜浸泡油，保溫 24 小時，即可過濾取油。

甜杏仁油
Sweet Almond oil

拉丁學名
Prunus dulcis

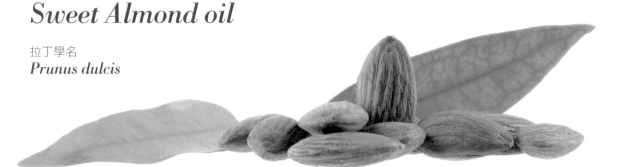

基底植物油

適用症狀	◎乾性、混合性、敏感、問題性肌膚。 ◎男女老少適宜的油品。最理想的植物性嬰兒油。

　　甜杏仁油是芳療師的必備良品之一，經典傳統的護膚品，內服外用皆宜，含高量的油酸約 80％（Omega-9）、28％的亞麻油酸（Omega-6）、α - 生育酚（抗氧化）及少量的維生素，強效保溼及抗氧化，油質輕柔、低刺激性，A、B_1、B_2、B_6、 E 是中性油品，連最嬌嫩的嬰兒肌膚也可以使用。特別的滋潤乾燥肌膚，可止癢、減少乾燥及抗發炎。普遍使用於按摩與潤手、護膚的植物油。

　　內服可降低血中膽固醇，效果比橄欖油更好。外用的甜杏仁油，因按摩的延展性好，適合作身體按摩。能從頭抹到腳，平時當作身體保養油，經常塗抹可改善皮膚乾燥及脫屑的困擾，皮膚光滑細嫩，全家大小都適用的基底油。

　　中性的油品，氣味清淡，不會干擾細緻的精油香氣。適合所有的年齡層使用，特別嬌寵剛出生的嬰幼兒，純天然的植物性嬰兒油。

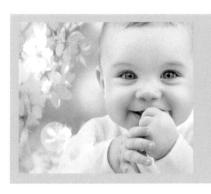

◎保養嬰兒肌膚（出生 3 個月後）
25mL 甜杏仁油 + 3 滴薰衣草精油

◎從頭抹到腳保養全家人身心
25mL 甜杏仁油 +13 滴薰衣草精油 +7 滴天竺葵精油 +5 滴甜橙精油

酪梨油
Avocado oil

拉丁學名
Persea gratissima

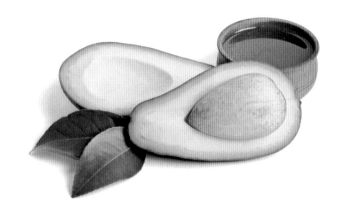

基底植物油

適用症狀	◎乾性、敏感、老化肌膚。 ◎輔助回春，抗皺紋、抗妊娠紋。

　　高量的油酸（約 69%）、亞麻油酸（約 10%）。內含植物油中少見的棕櫚油烯酸（約 6%），可在皮膚上滑順的推開並進入皮膚底層。有最多天然有益的維生素 A、B₁、B₂、B₅、E、D、類胡蘿蔔素、卵磷脂、植物固醇，重複塗抹，將酪梨油的營養帶入皮膚底層，保溼、鎖水、幫助皮膚新生及抗自由基、抗炎、抗敏。

　　油質厚重、滲透性卻異常佳的酪梨油，只需要將 10～20% 的酪梨油添加在其他的植物油如甜杏仁油、特清椰子油，能讓複方油質地更加滑順、香氣更大眾化。慢性的牛皮癬皮膚，可以在 70mL 的甜杏仁油中另添加 10mL 的月見草油、10mL 的酪梨油及 10mL 的乳油木果脂，另加入 3% 的精油：薰衣草、檀香、佛手柑、茉莉，每日使用，足以改善症狀並深度呵護皮膚健康。

　　對於乾燥老化皮膚，是必選的基底油，抗皺、極滋養，添加 20% 濃度的量在基劑中就夠了。提高皮膚的抗曬力、滋養受損髮質、眼周肌膚也需要的營養油。

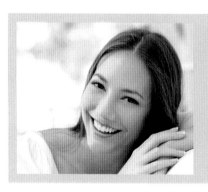

◎牛皮癬的乾性肌膚
2mL 酪梨油 +8mL 甜杏仁油 +3 滴佛手柑精油 + 5 滴薰衣草精油 +2 滴廣藿香精油

◎撫平眼周細紋
2mL 酪梨油 +8mL 雷公根油 +1 滴薰衣草精油 +1 滴迷迭香精油 +3 滴乳香精油

荷荷芭油
Jojoba oil

拉丁學名
Simmondsia chinensis

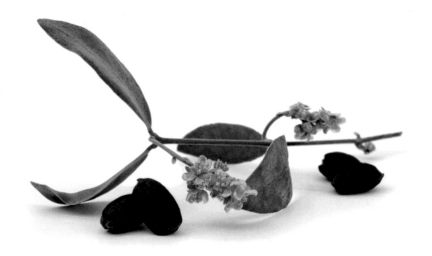

基底植物油

適用症狀	◎乾性、混合性、敏感、問題性肌膚。 ◎調製花瓣精油的第一選擇，可長期保存，不油耗。

　　沙漠灌木，一年結一次果，六年生的荷荷芭才結出的果實，才能提煉出珍貴的油液，是一種非三酸甘油脂結構的液態植物臘，因此臘油非常穩定不易變質，可以保存很多年。極適合用來混合其他花瓣珍貴精油如玫瑰、橙花、茉莉、洋甘菊、永久花，護膚、護髮或當香水的基底油。

　　保溼性極佳的荷荷芭油的主要成分與占皮膚皮脂腺 15% 的臘脂近似，是調製花瓣精油的第一選擇，可長期保存，不油耗。調理缺水的乾性肌膚、平衡皮脂腺分泌、抗菌、抗發炎、混合性的面皰肌、乾癬、溼疹。兼具絲滑的觸感及天然防曬係數：SPF4，可作為保護性的媒介，預防陽光性的皮膚過敏發生，保護秀髮對抗紫外線的侵害，可使頭髮擁有自然光澤與彈性。油性肌膚不宜全用荷荷芭油當基底，並協同玫瑰果油或月見草油，調製複方基底油。

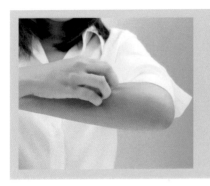

◎舒緩過敏肌膚
10mL 荷荷芭油 +10 滴德國洋甘菊精油

◎放鬆抗焦慮
10mL 荷荷芭油 +4 滴 3% 橙花精華油 +3 滴乳香精油 +3 滴甜橙精油

澳洲堅果油
Macadamia oil

拉丁學名
Macadamia ternifolia

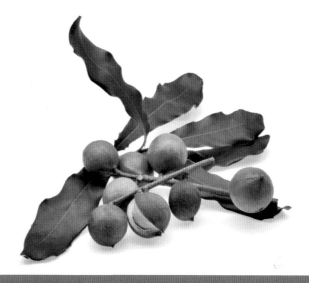

基底植物油

適用 症狀	◎乾性、敏感、老化肌膚。熟齡肌膚必備的油。 ◎罕見高量的棕櫚油烯酸，為堅果油增添了它的特色效能。

　　主產於澳洲。濃厚的堅果味，深黃色果油，質地濃稠，滋潤性佳。富含礦物質、蛋白質、多種不飽和脂肪酸。　含高量的油酸（約75%），適合作為滋潤型的按摩油。含有植物油中罕見的高量棕櫚油烯酸（約25%），和皮膚的油脂接近，特別能被皮膚吸收，促進再生，保護細胞膜，使乾粗的皮膚柔軟，強化肌膚的保濕力，療癒妊娠紋、疤痕、腳後跟龜裂問題。可深層護髮，抗頭皮屑。防曬係數：SPF4。

　　含有皮膚形成油脂保護層所必備的營養素，最重要的是油性溫和，不刺激皮膚，可以做保濕霜，可以使肌膚柔軟而有活力。也可以加在身體護膚乳液，增加潤滑度以及滋養度。延展性良好，同時滲透性良好，對各種精油溶解度高，是很好的基礎油。

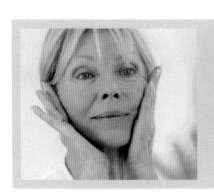

◎老人肌膚，去紫斑症保養
10mL 堅果油 +6 滴薰衣草精油 +4 滴迷迭香精油

◎骨折修補
10mL 堅果油 +10mL 聖約翰草油 +10mL 山金車油 +15 滴薑精油 +5 滴杜松子精油 +5滴薰衣草精油 +5 滴迷迭香精油

山金車浸泡油
Arnica oil

拉丁學名
Arnica montana

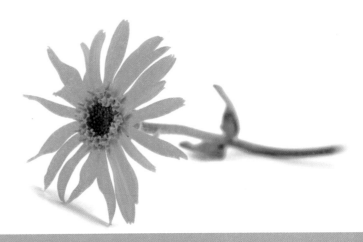

浸泡療癒油

適用 膚質	◎山金車是治痠痛的好油，扭傷、拉傷、關節僵硬、疼痛的第一選擇。 ◎倍半萜烯內酯的成分，因而擁有獨特的活血化瘀、消炎止痛的效果。

　　止痛、促進血液循環、改善筋骨痠痛，最適合處理運動傷害，以及各種關節肌肉及肌腱的腫脹、疼痛、瘀青。氣滯血瘀體質的人，也適合調入 20 ～ 50% 的山金車油，改善身體不適。在基底油中加入山金車浸泡油，可以解決跌打損傷的任何問題，並改善女性下肢水腫的困擾。

　　山金車可和蜂蠟、可可脂製成推拿藥膏，消腫去瘀，極適合另加入 10% 濃度的精油，如：永久花或迷迭香、薰衣草、甜馬鬱蘭精油。亦可將 10% 的山金車浸泡油添加在眼霜中，有助於淡化黑眼圈，另加入 2% 濃度的精油，如：薰衣草和永久花精油，更添效果。高品質的山金車浸泡油會以 1：8 的比例，浸泡在清爽的植物油中。此油不宜用在開放性的傷口上。

　　直接塗抹，或者取 70% 山金車 +20% 蜂蠟 +10% 可可脂，可作為活血化瘀推拿膏的膏底，根據個人需要，選擇合適的精油，可加入 10% 濃度的精油。

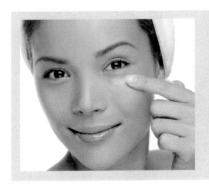

◎活血化瘀霜
3mL 山金車浸泡油 +1 湯匙基底霜 +5 滴迷迭香精油 +8 滴薰衣草精油 +5 滴甜馬鬱蘭精油

◎消水腫
10mL 山金車浸泡油 +5 滴天竺葵精油 +3 滴杜松子精油 +2 滴葡萄柚精油

金盞花浸泡油
Calendula oil

拉丁學名
Calendula officinalis

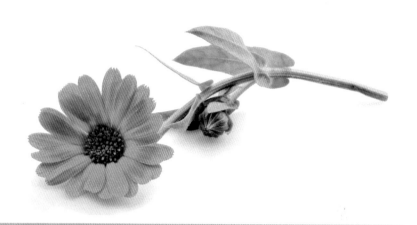

浸泡療癒油

適用膚質	◎發炎、過敏皮膚的必選用油。滋潤乾燥皮膚，防治皮膚老化。 ◎適合給醫美後、燒燙傷、放療後、日曬後、皮膚炎的輔助治療。

　　皮膚及黏膜抗炎、抗過敏的第一選擇。能夠促進上皮組織形成的速度，因而加速傷口癒合、修護傷口、具有預防感染。處理痔瘡、靜脈曲張、潰瘍、溼疹、壓瘡的功能，以及舒緩曬傷泛紅的皮膚。

　　又稱「俄國人的盤尼西尼」，取其抗炎的效果，其有效成分是尿囊素。含有 β- 胡蘿蔔素，對皮膚組織修護、再生幫助很大。別名是「癒合骨頭」，因此可用在肌肉、骨骼、關節的損傷。

　　另有以超臨界 CO_2 萃取的金盞花精油，價格昂貴許多，一般以金盞花藥草浸泡油較普遍。以 1：6 的比例浸泡有機金盞花，其消炎、抗敏力優，並能促進皮膚的新陳代謝，療癒效果往往令個案心滿意足。你也可以在家自製金盞花療癒油，用 100g 的金盞花 +600g 的天然冷壓初榨去味椰子油或荷荷芭油，連續 50 ～ 60℃ 低溫燉煮 24 小時，或利用電鍋保溫 24 小時。

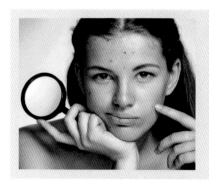

◎**皮膚發炎過敏**
10mL 金盞花浸泡油 +2 滴永久花精油 +5 滴德國洋甘菊精油 +3 滴薰衣草精油

◎**口腔黏膜發炎潰瘍**
5mL 金盞花浸泡油 +8 滴沒藥精油

胡蘿蔔浸泡油
Carrot oil

拉丁學名
Daucus carota

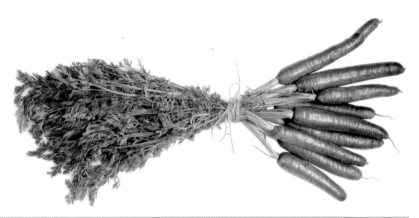

浸泡療癒油

適用症狀	◎適合各種問題肌膚，如溼疹、牛皮癬等，是老化乾粗肌膚的救星。 ◎含有維生素 A、B₁、B₂ 和 C，保持皮膚水嫩的美容基底添加油。

　　胡蘿蔔浸泡油含有大量的胡蘿蔔素與茄紅素，可以清除自由基，因此這種油常用於各種皮膚保養品。非常適合修護乾燥、成熟及燒燙傷皮膚，使肌膚變健康、富有光澤與彈性。胡蘿蔔浸泡油適用於乾燥、敏感的皮膚，是老化、鬆弛、皺紋肌膚的救星──包括曬傷、曬後保養之用，抗光老化。

　　養護髮質，塗抹胡蘿蔔根油或調成潤髮基底。有助於修護損傷、乾燥、燙髮後的滋養，預防乾裂、分叉，恢復頭髮的光澤與彈性，並保護頭皮。

　　冬季風吹使肌膚乾粗，各種年齡層包含嬰幼兒都可使用，抹上一晚，次日就能重返細嫩無暇肌膚。在春天使用，修復冬天乾冷所造成的皮膚老化、細紋。深橘黃色的油，顏色會染上衣物與肌膚，建議稀釋 10% 使用。

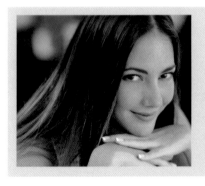

◎灼傷霜急救
50g 基底霜 +5mL 胡蘿蔔油 +50 滴薰衣草精油

◎去疤霜
20g 基底霜 +10 滴胡蘿蔔油 +10 滴金盞花油 +10 滴月見草油 +8 滴薰衣草精油 +8 滴廣藿香精油 +4 滴乳香精油

雷公根浸泡油
Centella oil

拉丁學名
Cetella asiatica

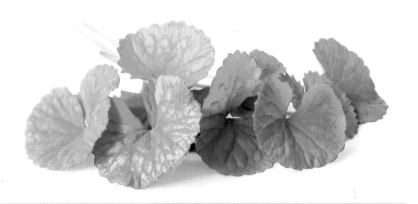

浸泡療癒油

適用 症狀	◎緊實鬆弛組織、細胞再生、抗氧化、抗老化。 ◎處理問題肌膚如傷口及潰瘍的皮膚。

　　俗稱積雪草油，促進膠原蛋白的新生，幫助肌膚再生，是印度阿育吠陀傳統醫學認為最重要的回春用油，極佳的抗老化、安撫曬傷皮膚，臨床測試發現它也有淡化妊娠紋的功效。

　　古時，不僅用於痲瘋病患、硬皮症，甚至老虎咬傷也要用此油，因而又名老虎油，被廣泛用來治療多種皮膚問題如硬皮症、傷口及潰瘍的皮膚。若自行泡雷公根浸泡油，建議以 1：6 的比例浸泡在橄欖油或清爽無味的椰子油。

　　香氣絕佳的雷公根浸泡油，只要添加 20% 的比例在植物基底油中，就可讓按摩油立刻升格為美容油。香氣好、膚觸佳，令人驚艷，又有明顯的舒緩皮膚癢、頭皮癢、減少蟹足腫疤痕的形成。是調製美容油不可或缺的成分之一。

　　試試將雷公根油抹在頭皮上，舒緩頭皮的乾癬。

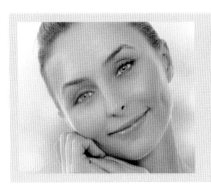

◎消除疤痕及妊娠紋
2mL 雷公根油 +8mL 玫瑰果油 +3 滴橘子精油 +2 滴薰衣草精油 +5 滴乳香精油

◎抗老化美容油
10mL 雷公根油 +5mL 金盞花油 +5mL 胡蘿蔔油 +5 滴乳香精油 +5 滴廣藿香精油 +5 滴馬丁香精油

聖約翰草浸泡油
St. John's Wort oil

拉丁學名
Hypericum perforatum

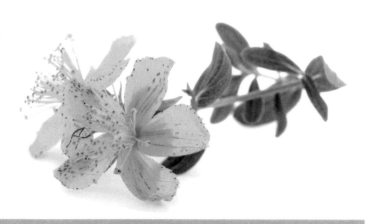

浸泡療癒油

適用症狀	◎適用在日曬傷、放射線治療、灼燙傷肌膚。 ◎傷口的消炎止痛，促進肌膚再生、傷口癒合。

　　原名金絲桃，歐洲基督教徒在施洗約翰（事蹟請見《聖經》的馬可福音 1:3-9）的生日：6 月 24 日，到野外採摘金絲桃的黃色花朵，浸泡在橄欖油中，經過陽光曝曬數月，濾去金絲桃花，獲得赭紅色的芳香聖油，因此金絲桃又名聖約翰草油。

　　羅馬人以聖約翰草油處理焦慮，具有抑制中樞神經和鎮靜的作用，抗沮喪、抗憂鬱。在歐洲（特別是德國）用聖約翰草的濃縮藥丸作抗抑鬱、抗焦慮的藥物。

　　這種浸泡油含金絲桃素 （hypericin），可提高神經元的代謝，對神經痛、扭傷、瘀傷、抗病毒、抗 AIDS 病毒，有絕佳的療護之效，特別緩和帶狀疱疹（飛蛇）的神經抽痛。常和山金車等比例調配，處理運動受傷所造成的扭傷、腫脹、疼痛、瘀青、痙攣，風溼痛。協同金盞花油處理靜脈曲張、痔瘡、灼傷、潰瘍傷口。

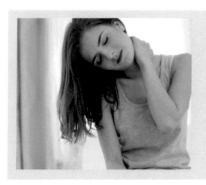

◎神經肌肉緊繃
5mL 聖約翰草油 +5mL 山金車油 +4 滴薰衣草精油 +8 滴甜馬鬱蘭精油 +4 滴迷迭香精油

◎疼愛自己
5mL 聖約翰草油 +45mL 基底霜 +15 滴玫瑰精華油 +6 滴檀香精油 +3 滴廣藿香精油 +3 滴香水樹精油

芳療師的秘密武器——

協同精油、植物油、療癒油、精露，一起完成治療的好夥伴

雙倍蘆薈膠 Double Strength Aloe Vera Gel

一般蘆薈膠商品常添加了異丁烯酸塑化膠以及人造的綠色顏料染色！更天然的選擇，是以酵母膠作為膠化劑。雙倍蘆薈膠可添加其他精油、花水、療癒油，或者是直接使用。保溼、修護、抗老化、收斂毛孔、預防粉刺及青春痘、促進頭髮生長。

★蘆薈護髮素，改善乾溼髮質：

◎ 20mL 蘋果醋 +20mL 雙倍蘆薈膠 +20mL 薰衣草精露 +3 滴杜松子 +2 滴辣薄荷。

◎頭髮洗淨後，取適量護髮素抹在頭髮、頭皮上，5 ～ 10 分鐘後再用溫水沖洗乾淨。

外用調合劑 Essential Solubilizer

外用調合劑是取自杏仁油及椰子油的乳化劑。親膚性高。通常以 5 份外用調合劑加上 1 份精油的比例，再倒入水中，可得水溶液。可將植物油乳化在水中，當作卸妝油或沐浴油使用。

★沐浴油 100mL：

◎ 90mL 外用調合劑 +10mL 薰衣草精油

◎每次倒 2 ～ 5mL 的沐浴油於浴盆內，享受 15 分鐘的泡浴。

★卸妝油 200mL：

◎ 100mL 外用調和劑 +100mL 甜杏仁油 +4mL 薰衣草精油。

◎將卸妝油搖均勻，再倒在手掌心中，按摩在乾乾的臉上，再用溫水沖淨，可卸除淡妝。

內用調合劑 Disper

內用調合劑是精油的天然乳化劑。在法國，內用調合劑主要用來做精油內服的調合品。內用調合劑也可以用來做各式各樣液態的調合品：香水噴劑、漱口水、沖洗劑等等。10 倍的量稀釋精油後，再倒入飲用水中。透過內用調合劑喝精油入腹，不會造成消化道的損傷或過敏。

★助消化的精油飲：

◎辣薄荷 1mL+ 茴香 1mL+ 荳蔻 1mL+ 內用調合劑 27mL。

◎每次取 3 ～ 10 滴加入 250mL 的飲用水中，助消化。

基底膏 Balm Base

能調製成推拿膏或唇膏或通鼻膏或肛門栓劑。可以再加入 10% 適合的純精油或植物油、療癒油來調劑個人專屬的產品。基底膏成分：20% 蜂蠟 +10% 可可脂 +70% 荷荷芭油。

製作客製化油膏時，將基底膏隔水加熱低溫融化。完全融化後，滴入精油或其他添加物，攪拌均勻即可倒入保存容器中。

★ 舒緩肌膚乾裂膏：

◎ 50g 基底膏 +15 滴 乳香 +8 滴 天竺葵 +12 滴薰衣草 +5mL 金盞花油。

◎ 50 g 基底膏，隔水加熱融化後，加入其他材料，輕輕攪拌，倒入容器中，待涼就可以使用。

瓊崖海棠冷壓油
Calophyllum oil

拉丁學名
Calophyllum inophyllum

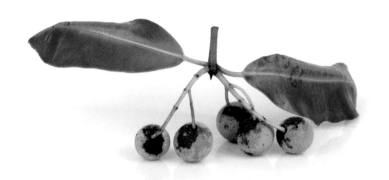

冷壓療癒油

適用症狀	◎處理極嚴重的各種肌膚問題，如壞疽、膿疱瘡、靜脈曲張、酒糟性皮膚、病毒疱疹。

　　也稱為達曼尼油 （Tamanu oil）或君子樹。馬達加斯加島所產的瓊崖海棠樹的果實壓榨而得。富含多種芳香成分如跌打損傷的貼布氣味，具奇效的抗菌、抗病毒、提高免疫能力，促進血液、淋巴循環，可直接塗抹在傷口上。傳統療法或法國芳療研究都發現這種藍綠色的療癒油，有令人驚豔的治療效果，據說塗抹在壞疽的下肢末端，避免了患者準備截肢的命運。我曾將瓊崖海棠油單獨抹在毛小孩前肢的膿疱瘡上，一天 2 次，一週後痊癒，毛髮也新生長回無異。病房的白血病患者因用抗癌藥引起紅腫癢的全身過敏，透過瓊崖海棠油、金盞花油及洋甘菊抗敏精油的協同作用，讓患者的皮膚次日明顯好轉。

　　我的學生是芳療按摩師，手背上的青筋浮腫嚴重，用了此油，明顯改善靜脈循環，預防了曲張問題。

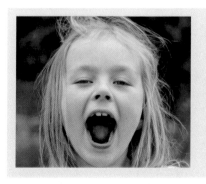

◎抗疱疹病毒
5mL 瓊崖海棠油 +3mL 尤加利精油 +2mL 天竺葵精油

◎舒緩靜脈曲張
5mL 瓊崖海棠油 +5mL 聖約翰草油 +8 滴絲柏精油 +4 滴辣薄荷精油 +4 滴檸檬精油

黑種籽冷壓油
Cumin Seed oil (*Black Seed oil*)

拉丁學名
Nigella sativa

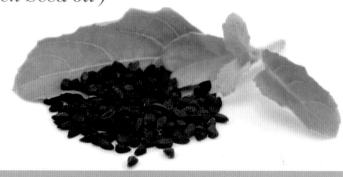

冷壓療癒油

適用症狀	◎中東地區的保健、美容聖油，滋潤乾燥肌膚及毛躁的頭髮，使頭髮滑順光亮，改善落髮。絕佳的抑制黑色素形成，改善白斑症。

　　抗氧化、抗炎、抗過敏、抗菌、抗病毒、抗真菌、調節失衡的免疫力。1960年以來研究人員發現活性成分百里醌 thymoquinone（TQ）對腦脊髓炎、糖尿病、哮喘和癌變有正面性治療效果。天然乙醯膽鹼酯酶抑制劑，改善帕金森氏病、重症肌無力、阿茲海默病、自閉症等。有益降血壓、安眠、強化肝臟的功能、消化道潰瘍、慢性咽喉炎、鼻子過敏。

　　含亞麻油酸約 60%（Omega-6）、油酸約 25%（Omega-9），及 1% 的芳香精油（百里醌），持續早晚口服各 5mL，可加入溫水中、蜂蜜水中或低於 60℃的熱飲中。口服 5mL 的黑種籽油，一天早晚各一次，每 3 個月休息 10 天，再進行下一療程。保養療程是一日口服 2mL。

　　刺激的氣味，應避開眼周肌膚使用。對胃潰瘍、胃悶痛有明顯改善效果。

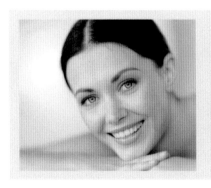

◎抗老化去斑
10mL 黑種籽油 +1 滴薰衣草精油 +1 滴迷迭香精油 +1 滴檸檬精油 +1 滴永久花精油

◎養護秀髮
10mL 黑種籽油 +5 滴薰衣草精油 +3 滴天竺葵精油 +2 滴杜松子精油

月見草冷壓油
Evening Primrose oil

拉丁學名
Oenothera biennis

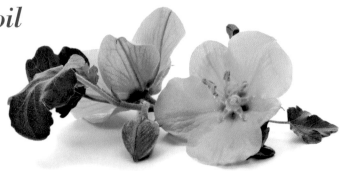

冷壓療癒油

適用症狀	◎抗老化、抗皺、促進再生肌膚及養護過油、過乾的肌膚。 ◎溼疹、神經性皮膚炎、搔癢症、青春痘。

　　冷壓第一道萃取的療癒油，最高品質的月見草油含有高量的亞麻油酸（約 67%）及 γ-次亞麻油酸（約 9%），攝取月見草，立刻為心智及身體上油，能被人體轉化成和荷爾蒙的相似的物質——前列腺素第一型（PGE1），幫助調控荷爾蒙的平衡和腦部的運作。適當的飲食加上內服月見草油一顆 500mg，內含 45mg 的 GLA，補充神經、內分泌及腦部所需的營養，改善月經症候群、月經痛、情緒不穩定、第二型糖尿病、過動兒、溼疹、過敏性皮膚，最好能至少進行 1～3 個月，看看效果。可以長期內服，每日 1～2 顆 500mg 的月見草油。攝取必要脂肪酸 Omega-3 及 Omega-6，為身心加油。

　　魚油自帶的 EPA 可減少發炎和改善情緒，DHA 建構腦部良好發育，適當的日常飲食下，一天需要的總攝取量分別是：

EPA　150～200mg，DHA　300～400mg，GLA　40～60mg。

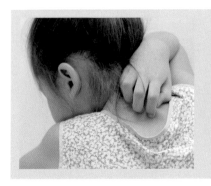

◎溼疹搔癢
2mL 月見草油 +8mL 金盞花油 +10 滴德國洋甘菊或香蜂草精油

◎改善粉刺油性肌
5mL 月見草油 +15mL 薰衣草精露 +30mL 基底霜 +5 滴橙花精油 +2 滴馬丁香精油 +3 滴天竺葵精油

玫瑰果冷壓油
Rose Hip oil

拉丁學名
Rosa rubiginosa

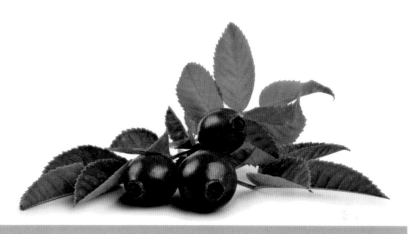

冷壓療癒油

適用症狀	◎適合所有肌膚。油性、粉刺、毛孔粗大、青春痘、疤痕、妊娠紋、皺紋。淡化黑斑、老人斑、鬆弛下垂皮膚。

　　非常豐富的天然必需脂肪酸來源，含亞麻油酸（Omega-6 約 40%）及 α-次亞麻油酸（Omega-3 約 35%）。智利的皮膚醫學研究顯示：玫瑰果油能有效處理過早老化的肌膚、日曬傷害、皮膚炎、粉刺、幫助傷口癒合等等。皮膚的真正營養油，可直接使用，或稀釋 20% 左右，依然很有效果。

　　玫瑰果油療癒疤痕、淡化黑色素與斑點、抗皺、緊緻肌膚特別有用，是最天然的美容油。撫平臉上的凸凹不平，改善任何術後的疤痕或青春痘疤。淡化黑色素沉澱、預防黑斑及黃褐斑的形成，恢復皮膚的潔白。對抗皺紋，包括魚尾紋、妊娠紋、肥胖紋。改善毛孔粗大，維持肌膚的緊緻度。

　　孕期擔心使用化學性的保養品可能影響胎兒，可安心使用天然的玫瑰果油在腹部輕柔地按摩，不僅可預防妊娠紋發生，更能幫助穩定胎兒情緒、幫助胎兒健康成長，建立早期的母嬰連結。從頭到腳，都可使用的滋養性美容油。

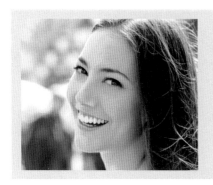

◎美白抗斑油
5mL 玫瑰果油 +5mL 荷荷芭油 +5 滴檸檬精油 +5 滴大馬士革玫瑰精油

◎緩和胸部脹痛
30mL 玫瑰果油 +8 滴杜松子精油 +4 滴茴香精油 +4 滴天竺葵精油

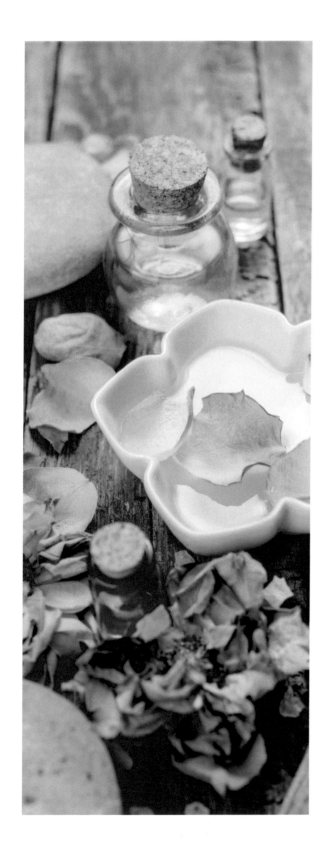

▎調製複方按摩油

　　了解各種植物油不同的優點後，你可以自行混合多種不同的植物油，調配出適合各種不同膚質的複方基底油。純植物油也是用來調製你專屬的肌膚再生霜或乳液最佳的天然成分。將不同優點的植物油混搭，更能滿足護膚美容的高標準需求：質地清爽又滋養肌膚。

廣效按摩油：清爽型

　　將清爽的椰子油、荷荷芭油與甜杏仁油製成的複方植物油。非常清新、不油膩，快速吸收、沒有油漬且不易變質的頂級複方油。用於各種按摩，使用後的皮膚沒有油膩感。不易酸化。

廣效按摩油：滋潤型

　　將玫瑰果油、甜杏仁油、澳洲堅果油調製成複方植物油。滋養身心、皮膚，可用於全身性按摩。

療癒油＋植物油：治療型

　　種籽或堅果油壓榨出的基底植物油，具有護膚效果，若需要治療病症如疤痕、發炎、瘀青、神經痛，請加 20 ～ 50% 的療癒油如雷公根、金盞花、山金車、聖約翰草等油。請根據個案需要，調配合宜的療癒油和基底油。

品質保障：存放與保存期限

　　空氣中的氧氣會使油氧化，尤其是暴露在明亮、高溫的環境中。氧化的油已失去其效果，並對皮膚及身體帶來危害，因此不建議使用於皮膚或食用。妥善儲存可確保品質，不會使植物油遇氧、遇光而快速氧化變質，確保你拿到的高品質植物油可長期使用，適用於按摩治療、芳香治療、護膚保養。

　　植物油中所有的脂肪酸都容易變質（氧）化。其中飽和脂肪酸變質較慢，例如：椰子油和可可脂。多元不飽和脂肪酸的氧化速度最快，例如：玫瑰果油和月見草油。荷荷芭油屬於液態性的植物臘，不是三酸甘油脂的結構，這種油比較穩定，不會隨時間的長短而變質，非常適合保存珍貴的花瓣精油。

> **❝茶色玻璃瓶或不透明的金屬罐包裝，**
> **存放陰涼或冷藏室，保持植物油新鮮度。❞**

　　所有的植物油都應標示合理的使用期限，並且使用茶色玻璃瓶或不透明的金屬罐包裝保存。所標示的使用期限是參考值，實際的保存期限是根據一般存放方式和使用方法而訂。將這些植物油存放在陰涼或冷藏室的地方並且把蓋子旋緊，就可以保持新鮮度。含高量多元不飽和脂肪酸的植物油，最好存放在冰箱裡，甚至是冷凍室。即使在冷凍室中，這些油仍然是液態不會凝固。

　　把植物油放在冰箱中，延長保存期限。因為冰箱是室內最冷、最暗的地方。許多植物油，特別是第一次萃取或未精煉的油，在寒冷的氣候下會成變混濁狀。這是因為油的某些成分開始凝結，但這種現象會在溫暖的環境中又恢復回來。特別是第一道萃取的酪梨油，它含有多寡不等的天然植物臘。這是單純的天然變異，每一批情況都不盡相同。

　　最後，你可以在植物油中加入超臨界萃取迷迭香的抗氧化劑，抗氧化劑的分子能抓住氧氣與自由基，使脂肪酸更穩定，延長了珍貴油液的保存期限，每 100mL 的植物油加入 5 滴的迷迭香抗氧化劑。天然的迷迭香抗氧化劑是以獨特的超臨界 CO_2 萃取法提煉，不僅可以有效抑制油液的氧化現象，也為皮膚帶來抗自由基、抗老化的效果，每 100mL 的植物油加入 1% 的迷迭香抗氧化劑（1mL）。

私家話

某些不道德的廠商會用非常便宜的植物油，例如：用精煉的棉花籽油假冒甜杏仁油。只有經過專業設備的分析和比較油品的質地、氣味及吸收度，才能發現好油和假冒油其中的不同之處，因此護膚美容用的基底油及療癒油，還是向有商譽的精油商選購。療癒油有藥草的氣味，也有獨特的治療性，更容易分辨出品質的好壞。

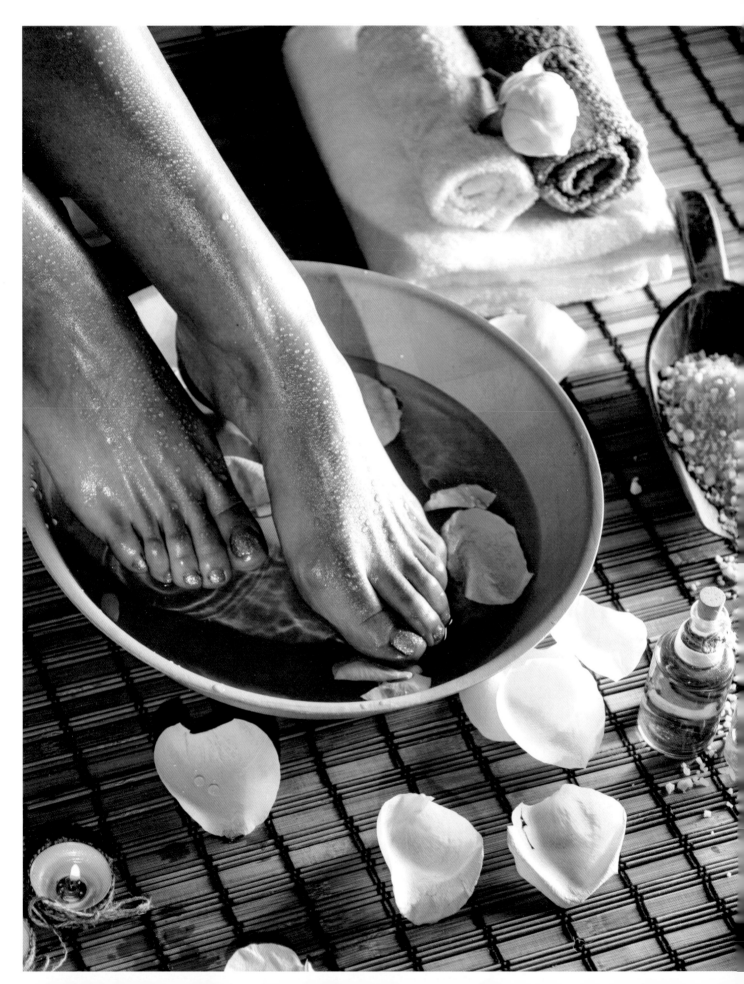

Chapter 8

Reflexology in Dialectical Treatment

足部反射區的辨證論治

The Role of Reflexology
in Dialectical Treatment

辨證論治與足部反射療法

「人之有足，如樹之有根，樹枯根先竭，人老足先衰」。腳底離人體心臟最遠，承載著人體全身的重量，易造成血液循環不佳，淋巴代謝功能不暢，當腳底疲累，末梢神經出現障礙或退化時，臟腑機能失調，疾病因而產生。人的雙腳與人體的健康息息相關，中國古代醫藥有「上病取下，百病治足」一說，腳底是身體臟腑組織的縮影，是全身器官的藏寶圖，在足部反射區，可以找到相對應的五臟六腑器官，反應其病根、病機及病症。

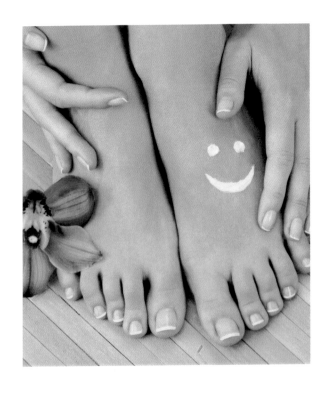

你是否注意到你的雙腳，時常在跟你發出無聲的抗議？當你的下肢感到腫、脹、癢、麻、痛、細紋、顏色改變、反應物出現……，正反應著身體臟腑組織正亮著黃色的健康警訊燈號。多數人雖然外表看起來健康、皮膚好，但病機已出現在足部，身為協助健康促進的芳療師，豈能不掌握足部診斷的技巧，提高辨證論治能力，透過足部反射更加熟練中醫保健養生觀，為個案定制更精確的精油處方，按部就班的進行身心療程。

所謂「痛則不通，通則不痛」，透過每天對足部特定痛點的按壓刺激，幫助相對應臟腑組織機能夠恢復，使失調或病變的臟腑得以修復與調整，進而恢復身體健康。

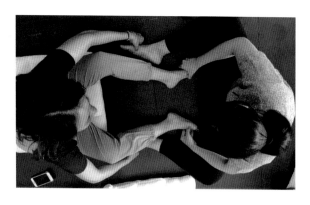

透過足部呈現的反應物可找出身體潛在的問題，直接在足部反射區進行治療，是一種簡單且有效的治療方法，常常能夠達到令人驚奇的成果。

《芳香療法的藝術》一書的作者 Robert Tisserand，提及「反射療法是進行診斷和治療的一種精確而有效的方法。」透過足部反射的反應物可找出身體潛在的問題，直接在反射區進行治療，是一種簡單且有效的治療方法，常常能夠達到令人驚奇的成果。法系芳療學派推薦為「腳底抹油」，讓精油高效率進入血液循環，根據法系芳療大師—法蘭貢博士的科學芳療，為「腳底抹油」如同用精油做「靜脈注射」的效果，芳香分子能透過末梢神經傳導至內臟進行深刻療癒。例如塗抹蘇格蘭松純精油 3 ～ 5 滴在腳底，可以在 20 分鐘後，呼出 α-松油萜成分，對於身心疲憊、組織發炎、疼痛，有舒緩及改善的效果。

足部反射區的診斷是尋找「反應物」在足部的五臟六腑的訊息來做生理性的診斷。在足部反射療法的診斷中，必須觀察足部反射區的「反應物」變化，更加掌握患者身心狀況的變化，並根據足部反射呈現的樣貌和個案討論病程與病症或病機的現象，再為個案設計合宜又有效的芳香治療方案。

正常的足部是柔軟有彈性、溫暖、有血色、少皺紋。然而觸摸足部的時候，經常在左右足部可以摸到大小、形狀、軟硬、深淺各不相同的「反應物」，常見的「反應物」有氣泡、浮腫、泥巴感、細沙感、顆粒感、石塊感，以及條索狀的手感。有些反應區摸著會痛的哀哀叫，有些不會痛，拿「腳壓棒」用力按推都只是疼的舒服而已，這些都是代表不同臟腑的不同病程狀況。只要好好的感受自己的足部反射記號，再和他人的反射區記號相互比較，就能明顯感受每一人當下不同的體質、健康度及病症、病機及病根的狀態。透過足部反射的認識與學習，幫助我們一窺複雜的身體系統及陰陽五行的奧秘，讓西醫的生理解剖學與中醫的陰陽五行診斷學—肝心脾肺腎的「虛實」變化，落實在小小的足部反射區，而且隨時可以幫助自己及家人進行診斷、按推治療，掌握健康，效果驚人。

足部反射治療案例

案例 1

2015 年，71 歲的母親一直跟我說，吞口水很困難，但喝水又沒問題，很擔心也很困擾。我帶母親去拜訪教我診斷足部反射區的老師—高健凱，見他使用腳壓棒，直直按壓「咽喉反射區」，母親當下就能正常吞嚥口水了，母親對此效果嘖嘖稱奇，這樣的好轉足足撐了 3 天。我規勸母親，如果要持續好，應該為自己天天按推足部的「咽喉反射區」。

案例 2

另一位長年和我學習精油芳療的學生，用精油完全治療了她數十年的慢性溼疹，但一直沒有提及長年受胃酸逆流的困擾，每年必須連續吃 3 個月的藥來緩和不適，當時她喝白開水也會胃酸逆流，更別提吃蛋糕，後來學了足部反射療法之後，每天按推在「上消化道的胃胰十二指腸反射區」及「咽喉、食道、胸腺反射區」，大約在 2 ～ 3 週後，發現自己可以不用再吃抗胃酸逆流的西藥了，過年時節吃發糕也沒問題了。

案例 3

我的一位學生，年約 50 歲，在 2018 年和我學習芳療，也提及足部反射療法真的很神奇。過去她連 1 組電話號碼都記不起來，可能是工作壓力及生活壓力，讓她的記憶變得如此差。若她的記憶沒有轉好，是絕對無法跟我學習複雜又多變的精油芳療。她的成功經驗是每天超過 30 分鐘按壓在大拇趾區，6 個月後，有一天突然發現，大拇趾樣子改變了，記憶改善了。

案例 4

薯小姐是 1973 年次，是小學老師，為了自己的身體虛弱來學足部反射區診斷，想要不打針、不吃藥，自然改善體質。她願意天天為自己花上 1 個小時按推足部來獲得健康。她說：「我的工作緊張、焦慮又忙碌，吃飯快，每天必要喝咖啡提神，容易胃痛，有頻尿現象，又常常膀胱發炎，手腳冰冷，冬天穿上 2 雙襪子入睡，還是會半夜腳冰冷而醒。」她透過足部反射區的診斷理論，更看見了自己的健康隱憂，於是天天自己按壓在「上消化道的胃胰十二指腸反射區」、「腎泌尿系統反射區」、「下身淋巴反射區」1 ～ 2 小時。3 個月後，明顯變健康了，胃痛好了，半年內也沒發生膀胱炎，情緒變好了，不再經常抱怨，精氣神也比以前好太多了。

案例 5

著小姐感受到足部反射區的奇效，開始為她的氣喘兒子進行足部反射區的按推，她的兒子在小學三年級開始用氣喘藥，天天都要嗅吸一下，有時會用中藥，但沒有發揮明顯效果。 小兒科的醫生告訴她，用1 週的類固醇，小孩子3 個月不會長高，因此她的兒子到了六年級一直沒有長高變壯，所以她積極為兒子按推「肺、肺泡、支氣管、咽喉、氣管的反射區」。在足部反射治療期間，她的兒子可以安心的呼吸，不用依賴藥物，氣喘也沒有發作，更好的是長高長壯了。

案例 6

2014 年，全家去紐西蘭玩，透過當地租車進行南島自由行，在第四天時，13 歲的女兒告訴我，她便秘了4 天，吃了很多的蔬菜、水果和喝很多水都沒有改善。過去她曾因便秘4 天而發燒去看醫師通腸，由於我和女兒一起坐在轎車的後座，於是我拿起她的右腳，用「腳壓棒」輔具在她的右腳小腸區及左腳的大腸區按推約10分鐘，下車入住汽車旅館時，她就直衝去廁所了，解除了便秘的危機。次日又有便意，也順利如廁。

案例 7

一位資深的芳療老師總是在凌晨三點多夜咳。喉嚨一陣搔癢，然後就咳嗽不止，不只中斷自己的睡眠，也影響了先生的睡眠品質。雖然應用各種精油療法在呼吸道，但改善有限。請教了高健凱老師應如何用足部反射治療這症狀？話才剛說完，高老師在腳背上對應氣管的反射點深深地用腳壓棒按壓下去，她疼得幾乎跌下椅子，然後就看到一個泡泡不知何時從腳的氣管反射點冒出皮膚表面，那個晚上就不咳了！

案例 8

一位熱愛芳療的學生，在2018 年中國廣州診斷足部反射區的菁英班成為當堂示範的模特兒，我先向她問好：「今天有任何身體的不舒服嗎？我可以用足反射治療法為你改善症狀。」她說：「今天左邊的脖子落枕了，只能轉一點點的角度，挺痛的。」於是確認落枕痛單單發生在頸部位置，沒有影響到斜方肌或肩胛骨部位，開始在右腳的頸部反射區簡單的按壓數次，不到2 分鐘，學生就發現脖子可以轉更大的幅度，感覺好了八成。這真是立刻證明足部反射是經由神經的刺激，活絡了全身的組織器官。

▌個案解說

　　芳療師或精油達人如何將芳療及足部反射二大自然醫學做完美的搭配，為個案做出更好的療癒貢獻，以下的例子或許可以提供參考。

　　在 2018 年的 9 月，一位 85 歲的男性個案有嚴重的呼吸道問題，因為兒子相信芳香治療，便帶著老父親來找我，老父親看起來很瘦，體質虛，皮膚白，牙齒稀疏，稍微駝背，腳步有一點不穩，手微微顫抖，咳嗽有嚴重的痰音。若是按英式訓練的芳療師，就提供精油處方，調成 3% 濃度按摩油，抹在前胸和後背，加上薰香和泡澡；對於法系訓練的芳療師，會高濃度加上使用大劑量的精油。除了主攻止咳和化痰外，也要預防未來發生細菌性感染肺炎，特別是預防克雷白氏肺炎桿菌，此菌已經對抗生素有抗藥性。根據 Dr. Jane Buckle 在 2016 年出版的《進階臨床芳香療法》第 7 章精油對抗「感染」的章節中，提及體外的實證研究能有效對抗克雷白氏肺炎桿菌的精油：小茴香、茴香、辣薄荷、青葉薄荷、羅勒、馬鬱蘭、土耳其馬鬱蘭、野馬鬱蘭、西班牙香薄荷、黑百里香、古巴馬鬱蘭、茶樹、檸檬草、藍桉尤加利、伊朗鼠尾草。

▌個案評估與診療

挑選精油最好可以依個案的體質現況，因此我先為這位老父親的足部反射區進行評估：

- 肺部、支氣管及肺泡區有沙狀感，表示有痰或發炎。
- 心臟反射區是空虛狀，表示心氣不足。
- 腎臟空虛，表示腎氣虛、精力不足，輸尿管有沙狀感反應物，表示淨化血液能力差。
- 小腸外側有腫塊的反應物，表示用藥久且吸收營養力差。
- 眼睛的第二趾反射區有腫起，表示眼睛疲勞、眼壓高，但眼睛的第三趾相對是較好的，視神經現況是沒問題。
- 延髓小腦區凹陷，表示自律神經及小腦平衡功能退化的跡象。
- 額竇區的反應物呈現石塊現象，反映出負責管理我們的知性、感性的額葉系統，沒有得到妥善整理，可能進而影響腦力及情緒的穩定。
- 右腳胰臟有硬實感，表示有糖尿病的家族遺傳基因。
- 右腳的上肝臟反射區凹陷，顯示肝臟疲勞、功能退化，下肝臟反射區有顆粒，表示肝功能之一的解毒功能不足。

　　一邊進行診斷足部反射區一邊和個案、家屬進行溝通以確認諸多發現，老先生的肝心脾肺腎都有不同程度的老化，因此健康促進的重點放在：

1. 心肺及肝腎要加緊保養。
2. 小腸吸收不良，是造成營養不良的主因，需要先補充營養食品，更快的養好體質。
3. 大腦的思考及自律神經可以天天按足部反射來慢慢活化。

個案需要天天泡腳＋推按足部

　　也可以每週至養生館請足療師按推，刺激五臟六腑的機能，讓身心更加強健些，免疫自癒力才能跟著提升。

芳香治療處方

　　配合個案的現況，最好的是 50% 藍桉尤加利＋ 20% 茶樹＋ 20% 羅勒＋ 10% 野馬鬱蘭（如：10 滴 /4 滴 /4 滴 /2 滴的比例），調製成複方精油，再取 20 滴複方精油搭配甜杏仁油及聖約翰草油（如：10mL/2mL 的比例），充分抹在手上的肺經、前胸、後背、足部，每天 2 次。若能進一步搭配一天 3 次內服藍桉尤加利精油膠囊效果更好，每次 6 滴的藍桉尤加利入「0」號膠囊，並以食用油如橄欖油或黑種籽油添滿。使用 3 天後，觀察個案狀況後，再決定要不要修改芳香治療的策略。

選擇合適的輔具，找到足部的反應物

有些反應物可以用手摸到，例如許多年輕人胃部的反射區會明顯的浮腫或硬塊，這手感很難錯失，但有些反應物小如細沙也比較深沉，例如在心臟、額竇、腦下垂體的反射區，需要腳壓棒去挖掘。腳壓棒可在腳底反射區進行分區診斷，不管工具為何，牛角或木棍都好，最好有粗細二種的按壓棒，比較大的反射區例如：胃、胰、十二指腸、小腸、腎臟等反射區，就用粗的按壓棒；比較小的反射區如：腎上腺、腦下垂體、心臟、眼睛、耳朵等，就用細的腳壓棒。腳壓棒不僅用來診斷，也可直接作為按推治療用，借力使力不費力，預防拇指關節的損傷。

徒手＋輔具，推按足部反應物

推按足部反應物可以用拇指，但拇指的肌肉力量不足，若能透過輔具，不僅可以避免拇指損傷，更能輕鬆有效的按推足部反射區，享受天天自我足部推按的健促時光。將腳底分四區由上到下來推按：頭頸部、胸部、消化吸收部、骨盆腔部 （見圖示）。

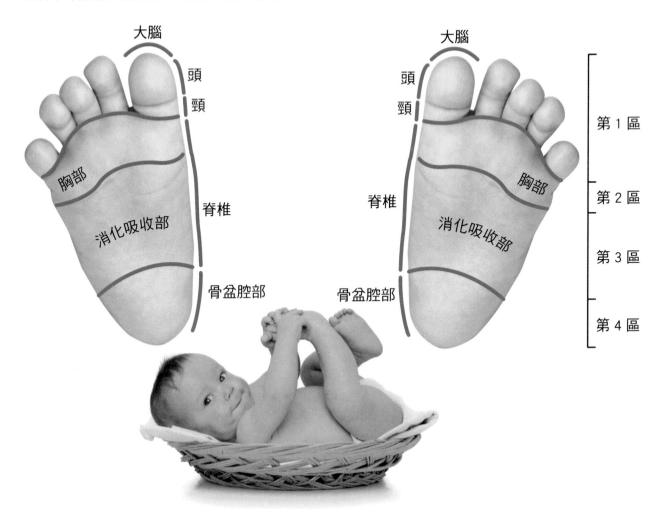

善用輔具，借力使力，不費力。

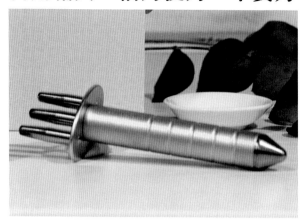

三叉磁能排酸棒

腳底的第二區如整片的肺區；第三區的上消化道如胃、胰、十二指腸、小腸、大腸，更適合用排酸棒去按推，更順手省力。同一方向按推即可。

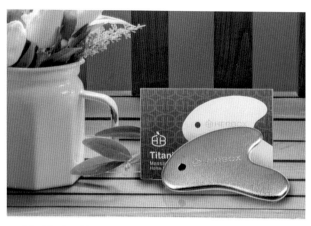

鈦神奇導引片

腳的二側如脊椎反射區、上手臂、手肘、膝蓋反射區、子宮、卵巢、輸卵管、膀胱的反射區。請向心的方向按推。

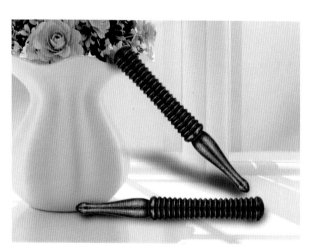

腳壓棒

腳底的第一區包括頭部、頸部反射區及在第三區的腳底心臟反射區，同一方向推按即可。腳背的第一趾縫到第四趾縫，請向心的方向按推。額竇區可左右滑推。

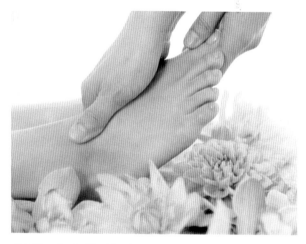

拇指及食指的應用

二指分開合力按推上、下身淋巴反射區；對於身心虛弱的人或嬰幼兒，可以透過手指天天輕輕按壓足尖到足跟，滋補反射區，活絡五臟六腑。

足部反射治療「前」須知：
清潔、熱敷、抹油、抹乳

1 清潔

　　首先，你應該為腳底或小腿清潔殺菌。用水沖洗腳部，再用 100mL 的 75 度酒精調合 16 滴茶樹和馬丁香精油，將消毒殺菌噴霧（範例 1）噴在腳上。

　　你可以選擇 2 ～ 4 瓶精油調製在一起，調配出你喜歡的香氣。有消毒殺菌功能的精油選擇很多，試試薰衣草、柑橘類、沉香醇百里香、薄荷、松、馬鬱蘭等等；抗真菌的選擇常常是茶樹、天竺葵、馬丁香（又名：玫瑰草）、檸檬草、檸檬茶樹（*Leptospermum petersonii*）等。我特別喜歡檸檬茶樹的細緻香氣，非常振奮人心，讓人充滿動力；也喜歡將薰衣草和天竺葵加在一起，香氣令人身心平和、放鬆。

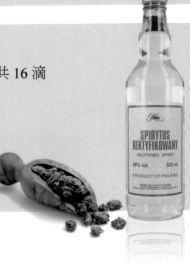

範例 1：消毒殺菌噴霧 100mL

配方：茶樹精油＋馬丁香精油共 16 滴
　　　75 度酒精 100mL

用法：噴腳

範例 2：芳香能量噴霧 100mL

配方：迷迭香精油 10 滴
　　　薰衣草精露 100mL

用法：可以從頭噴到腳，潔淨身體周遭的氣場。

範例 3：保濕噴霧 100mL

配方：薰衣草精油＋天竺葵精油共 16 滴
　　　沒藥酊劑 5mL
　　　甘油 3mL
　　　礦泉水 92mL
　　　葡萄柚籽抗菌劑 10 滴

用法：噴腳

註：沒藥酊製法：
沒藥樹脂 20g 浸泡 96 度波蘭
伏特加 80g，3 個月即完成。

❷ 熱敷

　　熱敷腳可以放鬆肌肉、促進血液循環。傳統的養生館是用熱毛巾的熱源。你也可選擇吹風機溫吹足部 2 分鐘；或用遠紅外線溫熱器暖腳底 30 分鐘；或用艾草灸腳底湧泉穴、三陰交、公孫穴、太溪穴、太衝穴 20 分鐘。

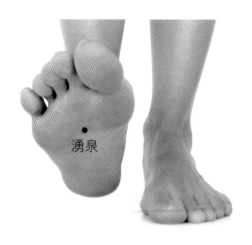
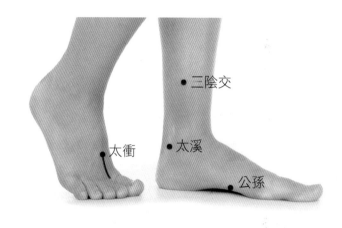

　　推薦泡腳 20 分鐘來暖腳，按照中醫學說，泡腳的益處多多——春天泡腳升陽固脫；夏天泡腳暑熱可袪；秋天泡腳肺潤腸濡；冬天泡腳丹田溫灼。

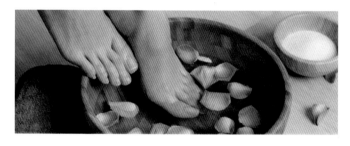

建議泡腳的精油：

- **舒緩壓力**：薰衣草、天竺葵
- **溫暖手腳**：薑、黑胡椒
- **提升免疫**：茶樹、尤加利

- **緩解咳嗽**：絲柏、乳香
- **抗老回春**：松、香柏木
- **肌肉關節**：迷迭香、杜松子

用法：請用水溫 42℃ 以下，浸泡時間限 20 分鐘以內，微微出汗即可。過高的水溫會傷害末稍神經，出大汗會使人疲憊。可以在泡腳盆中加入 42℃ 的熱水＋ 4 ～ 6 滴的精油＋ 1/2 杯的瀉利鹽。

泡腳的好幫手—瀉利鹽：

瀉利鹽產自澳洲新南威爾山區的礦物質結晶，正式名稱為硫酸鎂，幫助皮下水分對流、促進廢物代謝、礦物質維持平衡、是天然抗憂鬱劑與肌肉放鬆劑。適用在緩和肌肉痛、痛風、緩和靜脈曲張的下肢腫脹疼痛、幫助血液循環、舒緩化療及改善癌末下肢水腫。治虛寒症、祛痰、防治感冒、消除神經痛、輔助治療腰痠背痛、緩和生理痛、婦女痛、去除肩痛、肌肉痛、減肥、消水腫、排除負面能量。其實，瀉利鹽療法不單用來泡腳，也可用來全身泡澡。

工作一整天的疲累，下肢及腳底肯定很痠疼，瀉鹽足浴泡腳，溫暖手腳及放鬆身心，腳舒服了，身體也就鬆了，香氣更使心情變好。每次取 100 ～ 125g（1/2 杯）的瀉鹽足浴粉於八分滿 42℃ 熱水的泡腳桶中，雙腳浸泡不超過 20 分鐘或微微出汗即可。特殊體質如糖尿病患者或下肢靜脈曲張嚴重者，水溫應比體溫高一點就好，浸泡時間更短一些。

【瀉鹽足浴粉】

處方：
- 瀉利鹽 950g
- 小蘇打粉 50g
- 綠泥岩粉 20g
- 檸檬草精油 4mL
- 回青橙精油 3mL
- 薑精油 3mL

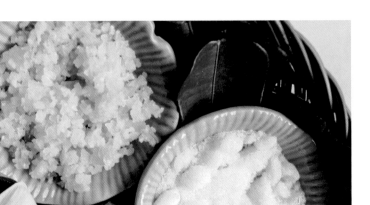

步驟：

1. 先在大玻璃盆中充分混合前三種乾性材料。
2. 再將三種精油依序滴入小玻璃缽裡攪拌均勻。
3. 慢慢地將步驟 2 倒入步驟 1 裡，然後充分攪拌，可以使用過篩器，幫助精油更均勻入粉鹽中。

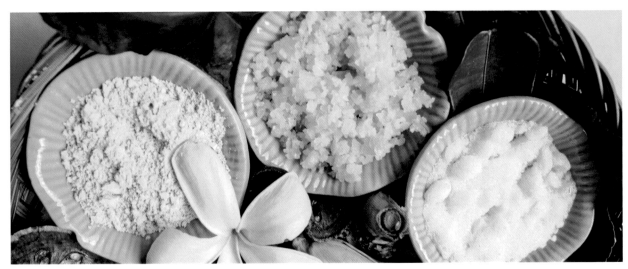

❸ 抹油

　　為腳底抹上精油，是為了讓更多的精油影響神經反射，進入血液循環，滋養全身，溫和進行「精油靜脈注射」，每一隻腳底用 3 ～ 5 滴的純精油。例如：容易手腳冰冷的人可以用薑精油暖腳，不僅可以消炎止痛，還能強筋健骨；若是喜歡清涼感的人，可以用薰衣草加辣薄荷，紓壓放鬆又行氣；想要強化免疫力補腎氣的人，可以用松、迷迭香和肉桂。若是擔心純劑精油可能引起皮膚過敏，可以調製成 50% 的濃度（8 滴純精油＋8 滴植物油），每一隻腳底用 6 ～ 10 滴 50% 複方按摩油。下肢小腿可以用 10% 濃度的精油（32 滴純精油＋9mL 植物油）。

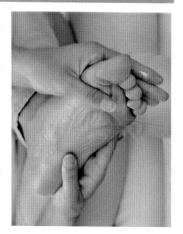

　　根據法系芳療醫生 Dr. Daniel Pénoël 傳授的腳底抹純精油，純精油塗抹的最佳位置是在「腳底皮膚」，因其皮膚較厚不易引起敏感。

　　偏頭痛若是因腦部神經炎或瘀血問題，塗抹純精油在腳底最溫和安全，精油能穿過腳底皮膚，經過血液循環，穿過血腦屏障，進入大腦，發揮療癒力。塗抹蘇格蘭松在腳底，肺泡收到精油分子，20 分鐘後，能自口中呼出芬芳的化學分子「松油萜」。至今在世界各地已累積超過五萬筆的腳底抹油案例，在腳底使用 3 ～ 5 滴的純精油，芳香分子能準確透過末梢神經傳導至內臟，進行深刻療癒。對健康促進、養生抗老，提高精神活力，釋放情緒、協同臟腑經絡能量、提高免疫力、抗菌、抗發炎都有明顯的效果。

建議精油：

長　　　　　壽	百里香、丁香、檸檬草、天竺葵、永久花、乳香
養　心　氣	絲柏、香水樹、馬鬱蘭、薰衣草、玫瑰、橙花、香蜂草
激　勵　腦　部	尤加利、辣薄荷、迷迭香、檜木
養　肝　淨　化	胡蘿蔔種子、洋甘菊、檸檬、玫瑰、辣薄荷、迷迭香 (CT3)
清　理　肺　部	尤加利、桃金孃、絲柏、羅文莎葉、蘇格蘭松
提　高　精　氣　神	迷迭香、百里香、蘇格蘭松、永久花
促　進　大　腸　蠕　動	茴香、薑、辣薄荷、羅勒、迷迭香、橘子
激　勵　女　性　荷　爾　蒙	快樂鼠尾草、茴香、綠花白千層、茉莉、貞潔果
舒緩關節發炎疼痛	冬青樹、 杜松子、坤希草、檸檬尤加利

❹ 抹乳

第 3 步驟結束，在腳底按摩前，我建議抹上精油乳液。不但可以協同第 3 步驟的精油效果，也可以滋潤皮膚，皮膚若少了乳液的保護，用腳壓棒按推時，容易磨破皮膚。有次筆者沒抹乳液就用了新的腳壓棒在腳上的「咽喉、食道、氣管反射區」按推，沒二下就破皮，痛了一週，最後留下色素沉澱的痕跡，穿涼鞋時都會遺憾這痕跡破壞腳整體膚色。

精油乳液是將 3% 的精油調入精油專用的基底乳（10 滴精油 ＋ 10mL 基底乳霜）中，雖然可以買現成的基底乳霜來調配精油，更好的是用高級的冷壓植物油調配精露（花水）來定製專用的精油基底霜，植物油、精露的選擇可依個人偏好及需要變更。配方及作法如下：

1. 手打 500g 精油基底霜

這是較濃的基底霜，非常滋潤，手打的基底霜觸感也不同於量產的基底乳霜，更適合調理問題肌膚，特別是乾燥、需要營養的皮膚。完成後的基底霜可以另外添加 15% 的精油或療癒油在基底霜中，或者外加一倍量的精露或植物萃取液。

配方：

A. 油脂性材料（含 20% 油脂）
· 乳化臘 40g
· 冷壓酪梨油 25g（28mL）
· 冷壓山茶花油 25g（28mL）
· 可可脂 10g
· 迷迭香抗氧化劑 8 滴

B. 水性材料（含 80% 水）
· 薰衣草花水 386mL
· 甘油 12mL
· 葡萄柚籽抗菌劑 2g 或 80 滴

作法：

1. 配好 A 油脂性材料倒入鍋中。
2. 配好 B 水性材料倒入另一鍋中，攪拌均勻。
3. 將兩鍋分別加熱至 65℃到 70℃，熄火。
4. 將 B 水性材料慢慢地倒入 A 油脂性材料鍋中，成為新的油水混合 C 鍋，以電動攪拌器攪打均勻。
5. 持續電動攪拌 C 鍋 1 分鐘，之後 C 鍋可以放在裝半分滿的冰冷水中，幫助 C 鍋降溫，持續用電動攪拌器攪打，中途休息一下，再攪拌一下，重複攪拌及休息，直到冷卻成形，看見乳霜完成。

2. 拯救乾荒的手腳

　　天然的迷迭香抗氧化劑在專業的精油專賣店有售，可以抗油耗味、抗氧化、抗自由基，延長產品的保存期限。

配方：

・基底霜 200g
・乳油木果脂 15 g
・玫瑰果油 10 mL
・薰衣草精油 1mL

・回青橙精油 1.5mL
・馬丁香精油 1mL
・迷迭香抗氧化劑 20 滴

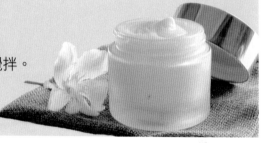

作法：

1. 將乳油木果脂隔水加熱融化後，再融入基底霜中攪拌。
2. 玫瑰果油倒入基底霜中攪拌。
3. 混合所有精油後，再倒入基底霜中。

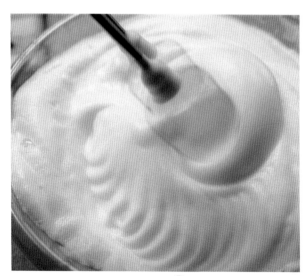
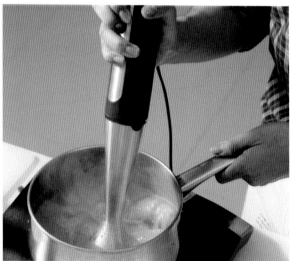

🔺 完成的基底霜保存在陰涼的地方，最好是冰箱。

▌足部反射治療「中」須知：
依序檢查反射區、尋找反應物、與個案溝通、記錄反應物

❶ 依序檢查反射區

　　足部反射區的治療法，完全是針對內臟反射在足部的位置來做治療，超過 60 個足部反射區，遍布在腳底、腳側、腳背及腳踝側的上緣，應該從哪一個內臟反射區開始檢查才好？例如：檢查可以依照身體器官的反射區位置，如：從頭部、上消化道或腎泌尿系統；或按照個案的主要訴求，或按照陰陽五行發展，先看肝臟的反射區。檢查的過程可以依生理系統陸續發展，整組成套的檢查下來，更容易發掘病機的因果關係。

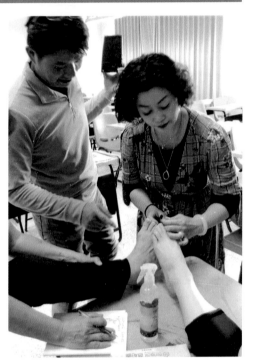

　　現代人常常因壓力引起胃的病症，從上消化道開始檢查，可以明顯得知個案的腸胃消化吸收系統的病機，上消化道的反射區包含胃、胰、十二指腸；接著應檢查咽喉、食道氣管、胸腺淋巴，以及下消化道包含小腸、迴盲瓣、升結腸、橫結腸、降結腸、乙狀結腸、直腸、肛門。五行中的肝臟功能多元，也有扮演消化、解毒的角色，因此肝臟（上肝、下肝）檢查完後，便馬上看泌尿系統（腎臟、輸尿管、膀胱）的淨血解毒狀況。

　　85% 婦女有經前症候群或更年期的障礙，足部反射能明顯看出婦科系統的現況，檢查的區域包含子宮、卵巢、輸卵管、陰道，也要檢查胸乳部、上身淋巴腺、腦下垂體、甲狀腺及腎上腺。

　　遺傳、飲食、生活習慣及壓力常常引起心血管問題，是中年人必須加緊保養的器官組織，從心臟反射區開始檢查，也要順帶看影響心臟功能相關的反射區，如：脾臟、小腸、呼吸系統（肺、支氣管、肺泡）、腎上腺，以及泌尿系統（腎臟、輸尿管、膀胱）、甲狀腺、延髓小腦、太陽神經叢。

❷ 尋找反應物

　　診斷足部反射區有如「把腳脈」，有明顯可見的皺紋、溫度、膚色、膚質、凹陷或浮腫，也有需要用心觸摸才能感受到的不同反應物：氣泡、浮腫、泥巴感、細沙、顆粒、硬石、條索狀。若有異常的反應物，務必要由淺入深地仔細檢查多次，並觀察個案的疼痛反應。若不確定是否

為反應物，可以找不同體質的人比對，一定可以摸出不同的感覺，比中醫的「望聞問切」中的「把手脈」更易懂易學。

推敲反應物時，可順便為個案示範如何用輕的手法「補虛」或重的手法「瀉實」。例如：虛症的便秘可以用大拇指徒手按壓右腳的小腸區及左腳的大腸區，並搭配滋補神經的羅勒、芳樟葉、橘子、甜橙、薑、甜馬鬱蘭精油；實症的便秘要用腳壓棒去按推右腳的小腸區及左腳的大腸區，並搭配激勵、活化消化機能的精油，如檸檬、山雞椒、檸檬草、百里香、迷迭香、松。「虛、實」不同症的體質判別如下：

（1）虛症：視力易模糊、暈眩、耳鳴、盜汗、心悸、腦神經衰弱的失眠、倦怠無力、消化不良、易感冒、臉色黯淡、手腳冰涼、呼吸短、頻尿、小便失禁、腰痠膝軟。

（2）實症：心肺強、食慾好、尿少、汗重、身體壯實、肌肉緊繃、情緒易煩躁、手足溫暖、用腦過度的失眠、便秘。

改善便秘處方（補虛症）：

- **大　人**：薑 1mL ＋花梨木 1mL ＋羅勒 0.5mL ＋松 1mL ＋甜杏仁油 11.5mL
- **嬰幼兒**：薑 1mL ＋花梨木 1mL ＋羅勒 0.5mL ＋橘子 1mL ＋甜杏仁油 11.5mL

6～8 滴／次，2 次／天，按摩在腹部及以指腹推按腳底，持續 5 天。

改善便秘、腸絞痛（瀉實症）：

- 薰衣草 0.5mL ＋茴香 1mL ＋薑 1mL ＋橘子 0.5mL ＋甜杏仁油 7mL

6～8 滴／每次，2 次／一天，按摩在腹部及以輔具推按腳底，持續 5 天。

註：高濃度，就取低量塗抹患處，安全又有效。

---

❸ 與個案溝通

在進行診斷足部反射區前，可以先聽聽個案的主訴，看看是否需透過診斷足部反射區來輔助你規劃精油處方與治療策略。一般來說，遇到體弱多病、慢性病、老化問題或重大疾病的個案，給予精油處方舒緩症狀時，最好能先檢查一下足部反射區呈現的身體及情緒現況；對於健康的人，臨時的小風寒、脹氣或頭痛，並不須要特別檢查足部反射區。

例如：個案 A 有遺傳性的心臟病，主訴心跳過慢，一分鐘內還會有幾秒停止心跳，血壓過低。以前是心悸，心跳太快，現在變成心跳太慢，該如何用精油幫助她的心臟？

若沒有經過診斷足部反射區，我們可能會選用薰衣草精油安撫、緩和胸悶的不適、平衡中樞神經；或是用激勵神經功能的迷迭香精油刺激心臟的活力。迷迭香精油和薰衣草精油兩者是

透過不同效果影響心臟，你該選擇哪一種精油？必須更瞭解個案的實際狀況，才能決定適合個案體質的精油處方。和心臟功能有關的足部反射區是「肺部反射區、甲狀腺反射區、延髓小腦反射區、脾臟反射區、小腸反射區、太陽神經叢反射區、腎上腺，以及腎泌尿系統」。這些和心臟相關的反射區的狀況，會幫助你更理解個案的整體狀況，選擇精油更有方向，更有信心幫助個案獲得生命活力。

　　掌握反應物的實相，必須要仔細、反覆地確認，透過一次次觸摸，每次有新發現時，必須和個案進一步詢問確認你的觀察，雙方達到共識時，就可以把你的結論及個案認同的部分詳細記錄。最好同時記錄文字和拍照片，最後加上你的結論，以及短期、中期的芳香治療策略，包括聞香、泡澡、足浴、按摩、塗抹、內服精油、選擇精油、調配比例、濃度高低、使用頻率……等。

【足部反射區記錄卡】

足診人員：_____

個案資料

姓名：_____ 出生年月日：_____ 性別：_____

住址：_____ 電話：_____

■ **足部反射診斷**

1. 個案主訴：

2. 足反射的身心評估：

■ **芳香治療方案**

1. 療癒策略：芳療醫學處方＋足部反射按摩＋身體重點部位的芳香按摩＋其他

2. 應用頻率：2 次／每天，10 分鐘／每次，其他 _____

■ **成果記錄**

1. 足部反射區再評估：

2. 個案療程後的主訴：

3. 身心狀況前後評量表（見右表）：

【身心狀況前後評量表】（請在數字處打圈）

姓名：＿＿＿＿＿＿＿

致　珍貴的自己。回想這一個月，每天泡腳、推按足部反射區 20 分鐘後的身心感覺。

相關性療癒措施：＿＿＿＿＿＿＿

項目	足療前 / 後	完全不同意	不同意	還好	同意	完全同意
我的視力狀況好	前	1	2	3	4	5
	後	1	2	3	4	5
我的消化狀況好	前	1	2	3	4	5
	後	1	2	3	4	5
我的排泄狀況好	前	1	2	3	4	5
	後	1	2	3	4	5
我早上起床活力狀況好	前	1	2	3	4	5
	後	1	2	3	4	5
我的睡眠狀況好	前	1	2	3	4	5
	後	1	2	3	4	5
我有活力的與人往來	前	1	2	3	4	5
	後	1	2	3	4	5
我享受照顧自己的身體	前	1	2	3	4	5
	後	1	2	3	4	5
我的身心平衡良好	前	1	2	3	4	5
	後	1	2	3	4	5

足療前總分：＿＿＿＿＿＿　足療後總分：＿＿＿＿＿＿　足療前後分數差異：＿＿＿＿＿＿

心得：

＿＿＿＿＿＿＿＿＿＿＿＿＿＿＿＿＿＿＿＿＿＿＿＿＿＿＿＿＿＿＿＿＿＿＿＿＿＿＿

＿＿＿＿＿＿＿＿＿＿＿＿＿＿＿＿＿＿＿＿＿＿＿＿＿＿＿＿＿＿＿＿＿＿＿＿＿＿＿

❹記錄反應物

反應物是病根、病機或病症的表現，若沒有及時進行適切的自然療法，病根會是未來的病機，而病機將會成為個案有感覺的病症，病症會擴大範圍或加重病情。反應物會隨著時間而改變，因為你積極推按反應物，當它從石頭狀變顆粒狀，代表病症減輕了；或也會因你忽略不管反應物，它會從細沙狀變顆粒狀，因此出現病症或變得更嚴重。在有徵兆或病症的相關反射區，每天按推 2 次，每次 10 ～ 20 分鐘，會明顯改變反應物的記號（狀態）。建議你可以每 7 ～ 10 天記錄 1 次，連續 3 個月，相信不僅能明顯改善病症，也會改變反應物的記號。

足部反應物的記號，包括腳的膚色、紋路、角質等；而首要觀察、觸摸的「記號」，包括腳的溫度、溼度、彈性、厚度，以及皮膚的乾燥狀態、按觸時疼痛與否。反應物呈現的狀態主要有：氣泡、浮腫、泥巴感、細沙、顆粒、條索狀、硬石等樣子。記錄反應物有如為自己的腳底寫日記，腳底真實反映身體的狀況，及早發現異狀，在第一時間為自己做自我保健的芳香足療，腳舒服了，病症沒了，人也輕鬆愉快了。

足部反射區記錄

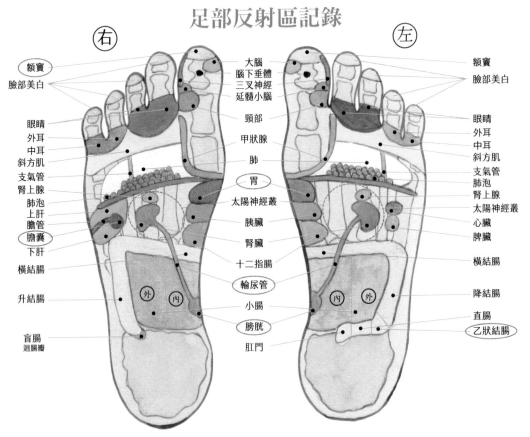

▲ 若有出現反應物的區域，特別圈起來記錄。

足部反射區記錄

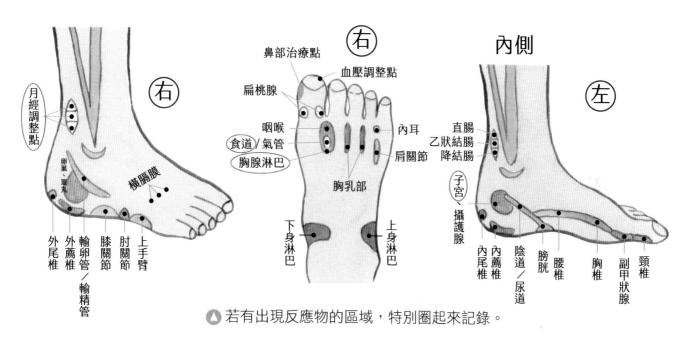

🔺 若有出現反應物的區域，特別圈起來記錄。

1. 膚　　色： 偏白

2. 紋　　路： 細長紋多，左右腳不同

3. 角質狀況： 左腳角質多

4. 腳　　溫： 偏寒涼

5. 溼　　度： 正常

6. 厚　　度： 偏薄

7. 皮膚質地： 乾粗

姓名：　趙小鳳　　日期：　2018.8.30

常見的反應物有氣泡、浮腫、泥巴感、細沙、顆粒、條索狀、硬石，但不是每一個反應區都會出現一樣的反應物。例如：在額竇的反射區，常常可以摸到的質感是細沙狀的記號，非常痛，也有個案呈現硬突的現象，額竇反射區像石頭一樣硬，唯獨沒有摸過條索狀的記號。條索狀的記號很容易發生於十二指腸、膽管、心臟、小腸反射區。而在腳底的胃反射區很容易摸到浮腫的記號，代表有脹氣或胃酸逆流現象——脹氣可以在腳背的橫膈膜反射區進一步摸到浮腫的反應物，胃酸逆流的患者在腳背的胸腺淋巴、食道反射區會有明顯的腫脹。

諸多的反應物可以透過文字與圖畫記錄，甚至用不同的顏色區分嚴重度，例如：橘色表示警戒，紅色表示危險，黑色表示已出現病症，綠色表示已好轉，藍色表示痊癒。足部的反應物變化非常快速，透過詳實的腳底日記，對於身體變化的訊號也就越來越敏銳了。

- **以文字描述：** 仔細描述腳的形態、角質、質地、凹陷、浮腫、疼痛區域及反應物的軟硬、深淺等，有關你當下的手感心得。
- **以圖案記錄：** 將腳的形態、膚色、紋路及反應物的形狀、大小、發生在哪一個反射區，以圖畫的方式表達，並直接標示在腳圖上。
- **診斷個案的圖文記錄方式：** 只標示出有反應物或異狀的反射區。

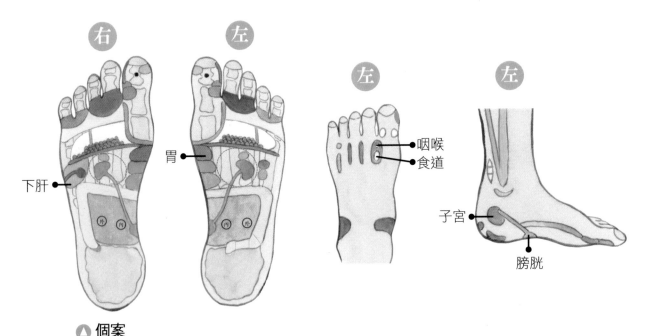

▲ **個案**

50 歲，忙碌的大學老師：上消化道（咽喉、食道和胃）、下肝、膀胱、子宮反射區有反應物。

▌足部反射治療「後」須知：
良性變化、好轉反應

　　每一個人的體質、病機、病症不同，加上使用的推按力度不同，足部反射按摩後，有的人可以一覺到天亮，有的人反而更疲累，每一個人的治療後反應都不一樣。除了可見的良性變化之外，在身體快速調整，恢復健康的過程中，可能引起一些特別的症狀，稱為好轉反應，通常可分為情緒性的及生理性的好轉反應。以下針對天天推按足部反射區的好處，以及常見的好轉反應列出供大家參考：

❶ 良性變化

✓ 腳舒服了，身體也鬆了

✓ 冰冷的腳變溫暖了

✓ 角質化、長繭的皮膚變細緻了

✓ 腳的膚色更紅潤

✓ 改善了乾燥脫皮的質地

✓ 浮腫的腳更有形、纖瘦

✓ 腳趾甲顏色或灰趾甲色澤正常了

✓ 反射區的反應物的狀態改變了，
　 表示身心正在痊癒中

✓ 大大提高精氣神

❷ 好轉反應

✓ 疲倦

✓ 瘀腫黑青

✓ 易排氣

✓ 胃口變好

✓ 淋巴結腫脹

✓ 尿液及排便狀態改變

✓ 某些器官有疼痛感

✓ 流鼻水、流汗、發燒

✓ 情緒不安、焦慮、想哭或想笑

　　這些好轉反應是身體自我痊癒的契機，請不要害怕或壓抑，若按摩後沒有出現好轉反應，也不要認為按摩沒有效果，順其自然就好，若好轉反應讓個案非常不舒服，不宜使用藥物壓抑好轉反應的症狀。可以請芳療師調配精油處方舒緩症狀，例如瘀腫黑青可以先用溫熱水泡腳，再抹上活血化瘀的處方：薰衣草 10 滴＋甜馬鬱蘭 10 滴＋迷迭香 10 滴＋山金車 9mL，或按本書查詢單方精油的功效，自己嘗試調配 10％濃度的配方。

芳療新風潮：精油結合足部反射療法

1. 西醫治已病，中醫治未病

兩千多年前，《黃帝內經》中提出：「上醫治未病，中醫治欲病，下醫治已病」，中醫歷來講究「預防重於治療」。簡單的說，上醫治未病之病，謂之「養生」；中醫治欲病之病，謂之「保健」；下醫治已病之病，謂之「醫療」。因此，「上醫」是養生學，「中醫」是保健學，二者合併為「預防醫學」，下醫是今天理解的臨床醫學。

西醫治療疾病是先由醫師透過視診、聽診、觸診、叩診、嗅診或加上血壓計、體溫計來判斷患者是否罹患病症。或透過檢驗科檢查血液、體液、分泌物、排泄物、細胞組織標本。通過心電圖來瞭解患者的心臟。病症不明還可以利用 X 光，使人體的結構以陰影的方式在 X 光片上進行判讀。透過電腦斷層掃描（CT）和核磁共振（MRI）檢查，診斷會更精確。因此，西醫的診斷是借助先進的醫療儀器和實驗室，治療疾病主要是運用藥物、手術、雷射和化學療法等方法。

西醫的檢驗，一切是建立在物質性病變的變化上，因此透過儀器設備檢查不出個人感覺到的功能性失調。「功能性的變化」在足部反射區呈現了「從病機到病症」之間的變化。在長期功能性失調下，終於導致了物質性病變，成就了西醫系統下所稱的「病症及病名」。

中醫只需要一個脈診，沒有借助儀器設備，數千年來一直以「望聞問切」為核心原則。醫生雙手把脈的功力，以及「辨證論治」思維的診斷力，就是病患起死回生的機會。按照中醫師開立的處方籤，民眾可直接到中藥行買藥。因此，中醫師的能力就是病人痊癒的關鍵。從中醫理論的角度來看，健康的三大要素在「氣血充足、氣血暢通、氣血平和」，透過草藥、針灸、推拿來照顧氣血，保健養生，防範疾病的發生與惡化。

面對現代人的生活壓力，出現越來越多年輕患者、越來越多亞健康者，利用自然醫學進行「養生保健」無疑是最合適的方式，像是中醫、足反射、芳療、按摩、水療、皮拉提斯、瑜伽……等。

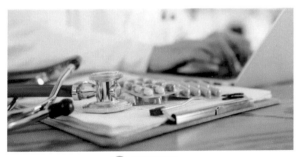
⚠ 西醫檢查

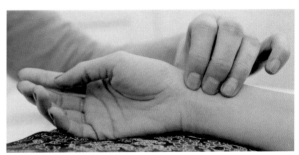
⚠ 中醫脈診

2. 足部反射療法看見病機

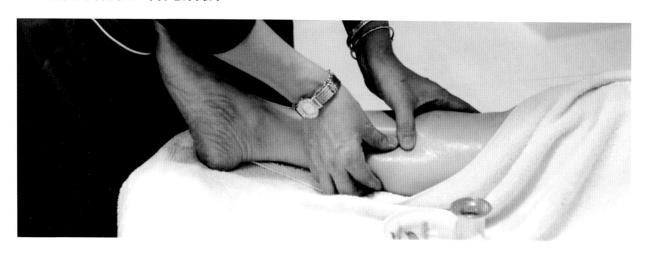

> **每天花 20 分鐘保養：**
> **抹抹油、按按腳、保持心情愉快，**
> **應該能讓自己身心平衡，免於深陷重大疾病的痛苦。**

　　現代人的幸福基礎是建立在養生保健的充足資訊和西方醫療的進步技術。每天花 20 分鐘保養自己：抹抹油、按按腳、保持心情愉快，應該能讓自己身心平衡，免於深陷重大疾病的痛苦。足部反射療法是中醫學的一部分，沒有醫療背景的人也易懂易學，不用花上 10 年苦讀理解、背誦中醫理論。認識足反射區就像一手掌握「腳底健康乾坤」，幫助你早一步看到病根或病機甚至病症，不打針、不吃藥、不用上醫院，光按腳就可以啟動五臟六腑的自癒力，輕鬆「上病下治、顧全身」，學習診斷足反射區來治療功能性失調和病症，健康的投資報酬率是 100%，真心希望這技術能幫助你掌握自己及家庭成員們的健康。

　　「檢查與診斷足部反射區」的技術起源於中國 4000 年前的上古時代，《黃帝內經‧素女篇》所記載的「觀趾法」就是運用刺激足部的神經反射原理，作為判斷五臟六腑器官功能，同時達到治療的效果。除了中國，埃及在西元前 2500 年前的古老繪畫，也展現了醫者在病人的手腳施力治療的情景。歐洲在 16 世紀，由醫生們先後撰寫了「區域治療」的書，掀起了足反射科學研究的風潮。足療具備人人可自行促進健康、養生保健的特質，深受廣大民眾的歡迎，歷史悠久，各國的典籍眾多，一般書籍的內容會偏重在反射區位置的標示與成功治療的個案故事。

　　我在 2000 年生下 3800 克的男嬰，產後體質虛弱，造成腳底腫脹，下床就覺得腳浮腫無力，引發我學習足部反射按摩的動機與熱情，經過 4 天共 24 小時的學習課程，常常和同學們及學養

優秀的吳非助教切磋，確實掌握了足部反射區的意義，終於能為自己及家人按摩足部，不斷改善腳底在產後的異樣感，在四個月身心完全康復，就將「足部反射治療」拋諸腦後了。

直到四年前，2014 年偶然和整復治療師高健凱老師聊起診斷足部反射區，我以為診斷足部反射區，就是哪裡有異樣就按壓哪裡，這樣就能處理症狀了，未料高老師說：

「這只能稱作『足部反射治療』，還不能稱為『診斷足部反射區』，沒有真正摸出足部反應物的不同及變化，無法明辨病機與病症的不同，沒有辨證論治足部反射區的訊息，就沒有掌握到足部反射療法真正的精髓。」

當下我內心很震驚，心想「這席話是真是假？」足反射診斷如此神奇嗎？請他立刻診斷我的腳，看看他能摸出什麼訊息？他摸我的左右腳之後，立即了解我過去的體質及現在的健康狀態。

短短 30 分鐘之內，我見識到「足反射診斷」（診斷足部反射區）的不凡及高老師的功力，後來邀請高老師開班授課，讓同學們學習如何診斷足部反射區。我多次和高老師請教這門學問，並廣泛閱讀台灣及日本、韓國、美國、中國等各國的足反射文獻和書籍。也透過不斷累積臨床個案來豐富知識；在大學開設芳香按摩課程時順便看學生的腳底狀態，至今更認識到「腳底有如鏡子」反映身體的現況，也記錄了過去的健康狀態。

在這一章節談的足部反射療法闡述了其他書籍沒有記載的「多元反應物」的樣貌，以及在診斷足部反射區及治療的面向裡，深入分析「左腳、右腳」代表的差異性與獨特的意義。足反射療法的博大精深可媲美芳香療法，別小看日常保健操作簡單，它在特殊情況發生時卻能發揮即時治療的效果。足反射療法是透過按摩刺激神經反射，芳香療法則是透過按摩使精油快速進入皮膚，對於神經、內分泌及免疫有快速調整的效果。芳香療法的新風潮——精油結合足部反射療法的保健方式，已在法國、日本、澳洲開始流行。我建議臨床芳療師將診斷足部反射區納入必要學習的技術之一，以便為病患提供更適宜的養生計畫與開立更精準的精油處方。

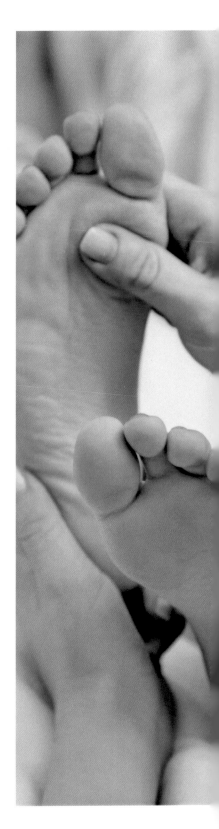

足部反射區隱藏的訊息

1. 足部反應物的多元性

　　身體健康的人腳底富有彈性，且無明顯的凹陷或浮腫；身體不健康的人，從肉眼上可看出腳底的氣泡和浮腫或凹陷，用輔具再確認時，通常會觸摸到反應物的形態——泥巴、細沙、顆粒、硬石、條索等。如右圖的個案，心臟反射區有分四條線，上面的冠狀動脈，還有下面的一、二、三條線。從肉眼即可看出這個人的心臟反射區腫起來，個案則表示平常有胸悶的問題。右圖下方圈起處為脾臟的反射區，也有浮腫的狀況。人體氣血、津液來自水穀的精微，故稱脾為後天之本，所以她不僅是胸悶，還有脾的運化功能也不好。

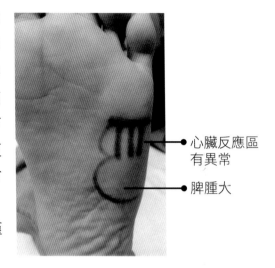

● 心臟反應區
有異常

● 脾腫大

2. 左右腳及其反應物的意義大不同

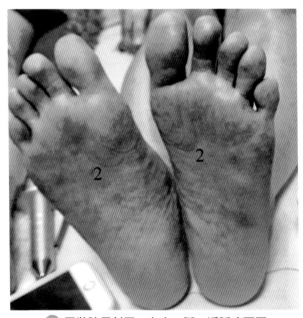

🔺 甲狀腺反射區，左右二腳，浮腫度不同。

　　人體的細胞受甲狀腺素的刺激而發生新陳代謝。甲狀腺素分泌愈多，細胞的新陳代謝便旺盛；反之，細胞的代謝就降低。當甲狀腺功能失調，甲狀腺素之分泌就會過多或過少。

　　個案左右二腳在甲狀腺第二點的反射區浮腫度不同，右腳比左腳更腫，表示個案在過去已有吃不胖的甲狀腺亢進體質。個案表示，目前有甲狀腺亢進和低下的問題，服藥改善中。由於藥物控制得宜，左腳呈現甲狀腺現況的反射區，出現功能好轉的記號。

（左腳是現況，右腳是過去。）

1 左腳、右腳的器官反射區差異

- **以身體（肩膀以下）為主：**

肩膀以下的身體器官要找同一側的腳底反射區。

左邊器官在左腳找臟腑反射區；右邊器官在右腳找臟腑反射區。例如：左腳外側有心臟、脾臟、降結腸、乙狀結腸、直腸、肛門等的反射區；而右腳外側有肝臟、膽管、膽囊、升結腸、盲腸（迴盲瓣）等的反射區。或是身體左側的斜方肌就要找左腳的斜方肌反射區，身體右側亦然。

- **以頭頸部（頸部以上）為主：**

頸部以上的身體器官要找另一側的腳底反射區。

左眼、左耳的反射區在右腳上。如果左邊的頸子肌肉緊繃、落枕，要找右腳的頸部反射區。

2 過去與現況

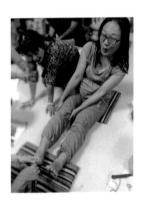

- 先天代表「過去」的身體狀況，只要處理不當，它會繼續存在體內成為病根；後天代表「現況」或「未來」將出現病症。

- 先天代表在身體裡有「遺傳」的因素，也可能是病根；後天代表先天的病根是否已顯現的「現況」，可能成為病機或病症。

3 頸部以下的身體狀況——左腳代表現況，右腳代表過去

- 身體的問題要先看左腳，治療也是先按左腳再按推右腳。例如，常常會發現左右二腳的膀胱反射區浮腫度不同，若是左腳比較浮腫，代表膀胱功能的現況較弱，可能有頻尿、尿不乾淨或漏尿的問題。只要專注按推左腳，7天內應該可以去掉不少浮腫，個案也會改善排尿的品質。若要改善病根，也要按右腳的膀胱反射區。

- 甲狀腺、副甲狀腺、子宮、小腸、胃、十二指腸，以及咽喉、食道、氣管及胸腺淋巴組織的現況都是在左腳。像是右腳的胰臟反射區如果出現反應物記號則是先天的遺傳；左腳的胰臟反射區的惡化，是由於後天累積的壓力及飲食習慣不良，一般人很容易發現左右腳的胰臟反射區反應物大不同。

4 頸部以上的腦部狀況——右腳代表現況，左腳代表過去

· 頸部以上包括腦部的現況（後天）是發生在右腳；腦部的過去（先天）是發生在左腳，因此左右腳大拇趾並不是代表左右腦的功能，而是「過去」與「現況」的變化。

· 腦的問題會先檢查右腳看現況，再檢查左腳看過去或遺傳。因此，大腦額葉系統是負責心靈反應的位置，主思考；腳底的額竇反射區看現況要找右腳，再看看左腳過去累積的記號，讀者也會常常發現左右二腳的額竇反射區記號明顯不同。

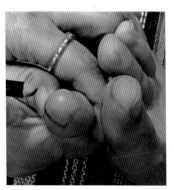

　　如果你曾學過足部反射療法，一定會注意到中外、各派的反射區位置不盡相同，但每一派都有諸多精彩的足療成功案例故事。只能說足反射的起源已有四千年以上，各國都發展出自己的體系，在這腳底的方寸之間，每天進行推按，就能找回身體健康。若你不進行足部反射療法的辨證論治，每一派的反射區位置都可參考，寧可多按，也不要錯失治療的機會。若你想診斷更精確，就依照本書的診斷方法和實證結論，作為你學習診斷足部反射區與治療病症的主要依據。

▲ 額竇反射區，二腳的樣貌大不同。

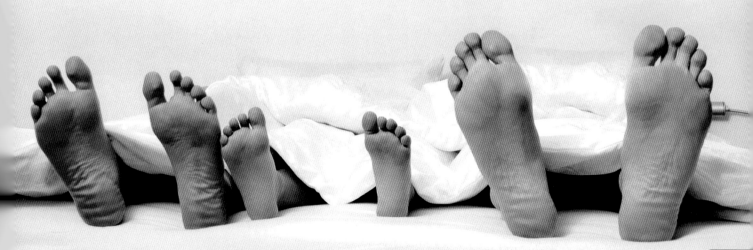

66
在這腳底的方寸之間，
每天進行推按 20 分鐘，
就能找回身體健康。 99

居家足部護理

4 步要領，居家輕鬆 DIY，
擁有細嫩皮膚、身心健康！

STEP 1 清潔

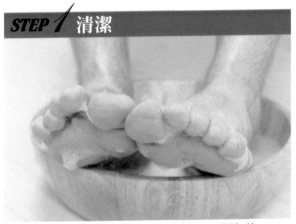

準備一小盆溫水，42 度 C 以下，浸泡約 3～
5 分鐘，讓足部肌膚充分柔軟。水中可視需
要加入瀉利鹽或精油沐浴精。

STEP 2 去角質

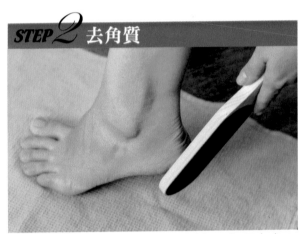

使用足搓板，邊沾水邊輕輕摩擦足底硬皮處！
※ 注意力道不要過度，如果是太硬的繭，建
議分次處理喔！

STEP 3 滋潤

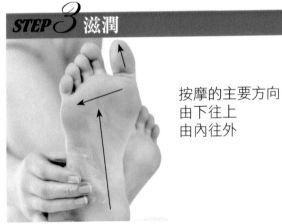

按摩的主要方向
由下往上
由內往外

先取 3～5 滴的純精油，抹腳底，再取適量
乳液或按摩油，塗抹於足部肌膚，並按摩，
最後用吹風機溫溫吹，再以手指按壓，放鬆
緊繃的足部肌肉！

STEP 4 按摩

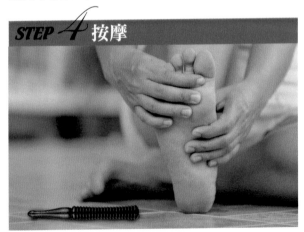

足部布滿五臟六腑的反應區域，適度進行足
尖到足底按摩，可幫助活化臟腑機能、促進
健康。每天早晚 10 分鐘，連續 3 個月。可應
用合宜的輔具，借力使力，不費力。

身體 14 大系統的反射區

對入門者來說，將足部反射區可分成 14 大系統來一一瞭解，再綜合各區整合性的思考和分析，會慢慢掌握辨證論治的核心理念。

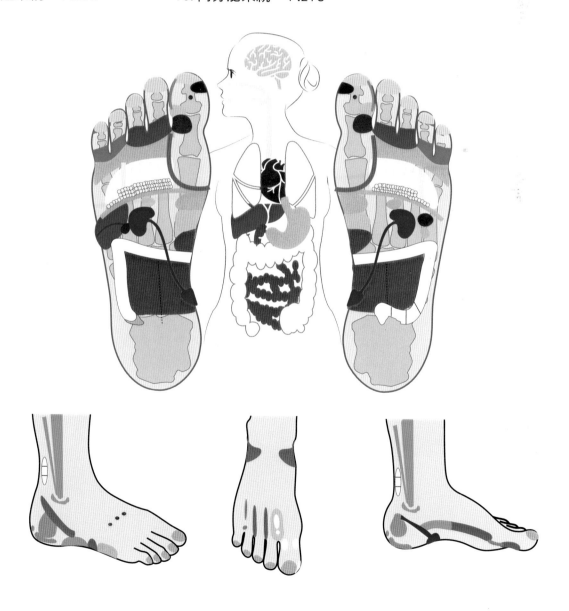

上消化道

上消化道在反射區的定義是指在腳背的咽喉、食道、胸腺，及在腳底的胃臟、胰臟、十二指腸。

反應物不同程度的呈現可以看出是否發生了胃脹氣、胃酸逆流、十二指腸潰瘍、糖尿病、胰腺炎或胰臟癌的病機或病症……等。

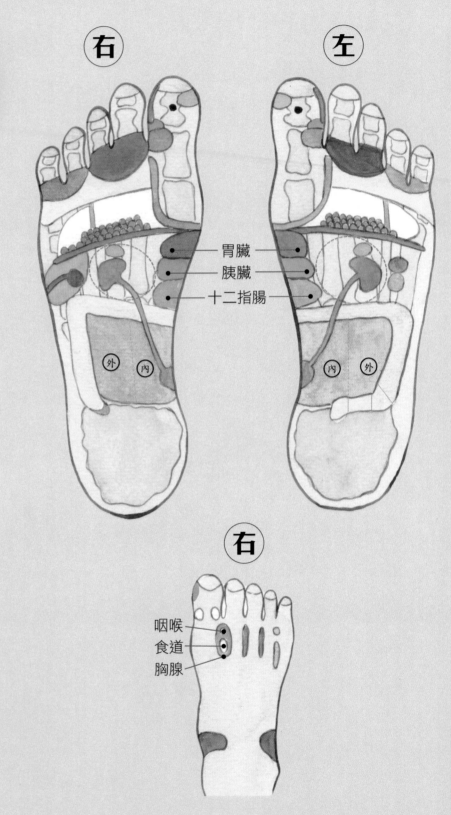

右　左

胃臟
胰臟
十二指腸

外　內　　　內　外

右

咽喉
食道
胸腺

咽喉、食道、胸腺：

　　腳背第一趾縫可分為 3 點，第一點即是咽喉，第二點是食道，第三點是胸腺反射區。當胃酸逆流到食道的時候，第一趾縫在食道到胸腺的反射區會腫起來；如果個案已有嘔酸的狀況，那從咽喉、食道到胸腺的反射區整條趾縫都會腫脹。

◎胃酸逆流
有機檸檬精油是改善胃食道逆流的絕佳選擇，可將 2 滴有機檸檬精油滴入「0」號膠囊，進餐少許後，用水服用，一天 2 次。連續 21 天休 7 天。

胃臟：

　　胃酸不足引起脹氣時，會壓迫到橫膈膜，限制了肺臟的擴張，容易有呼吸不順的胸悶問題。推按胃反射區的上部有氣泡的手感時，顯示胃部有脹氣或胃酸逆流的問題。如果是脹氣可以在腳背的橫膈膜反射區找到浮腫的記號。如果是胃酸逆流，在食道至胸腺的反射區會有滿脹感或在胃臟反射區的上部相當緊繃如硬石。天天由下往上的按推十二指腸、胃臟，及由上往下的按推食道至胸腺的趾縫，可以改善胃酸逆流的問題。

◎胃脹氣
羅勒、辣薄荷、茴香精油調入基底油，調成 25% 濃度，取複方精油 10 滴抹在腹部，可以立刻改善胃脹氣的消化不良。

◎打嗝
1 滴的羅勒或茴香精油加在 100mg 的維生素 C 片上，可以每 10 ～ 15 鐘口服一次，不超過 6 滴。暖胃助消化可用山雞椒、羅勒、薑精油。

十二指腸：

　　壓力大，容易緊張焦慮的人會在十二指腸反射區摸到腫脹，時間久了會變僵硬的硬石，也會往胰臟區或橫結腸區移動，形成一片硬塊。

◎壓力焦慮
佛手柑、快樂鼠尾草、薰衣草精油，共 5% 濃度抹在鎖骨、手臂內側可降低壓力性的焦慮。連續使用 7 天，早晚各 1 次。

◎壓力性偏頭痛
將 5mL 薰衣草精油、1 mL 辣薄荷精油、4mL 荷荷芭油加入滾珠瓶。將複方精油抹在手心上嗅聞，並抹在太陽穴、眉心、後枕部、頸部的斜方肌。

◎壓力性消化失調
將 1mL 羅勒精油、1mL 辣薄荷精油、2mL 聖約翰草油混合均勻，然後抹在腹部神經叢區。

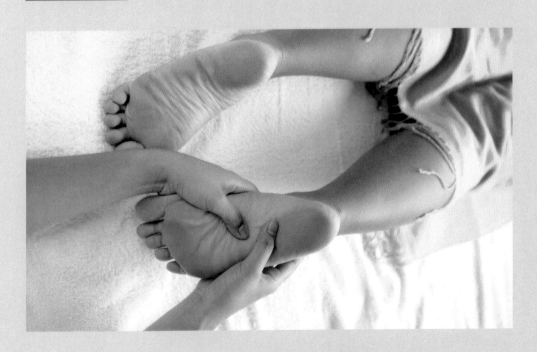

胰臟：

　　此反射區是關於糖尿病、胰臟炎或胰臟癌的病兆，當位在胰臟上方的胃臟的反應物與位在下方的十二指腸反應物逐漸擴大，會促使左腳的胰臟反應區腫大，時間一久也會在右腳的胰臟反射區出現反應物；胰臟反射區的隆起在左腳是現況，右腳是先天遺傳。左右腳之間有一定的發展關係，遺傳基因會提高患病的機會，因此右邊的反射區隆起會促進左邊的隆起；左邊現況的隆起也會使右邊的隆起加重。不論反應物出現在左腳還是右腳，在胰臟反射區中發現了硬塊，都必須天天推按處理，兩腳的胰臟反射區單獨出現硬石的反應物，就要特別注意，可能是胰腺炎或癌腫瘤的病兆。

◎**調節胰島素**

天竺葵及肉桂可以調節胰島素的分泌，臨床上，內服天竺葵較為安全，取 2 滴的天竺葵精油加入 5mL 黑種籽油，調勻後直接內服，一天 2 次。連續 21 天休 7 天。連續服用 3 個月。並觀察胰臟反射區反應物的變化。最好也調整成低糖飲食，並規律運動。

三個反射區：

　　胃臟、胰臟、十二指腸連成一塊的腫起時，出現了糖尿病的病機。在糖尿病還沒確診前，快快推按掉該區的反應物，就能改善胃臟、胰臟、十二指腸的功能，並大幅度降低罹患糖尿病的機率。

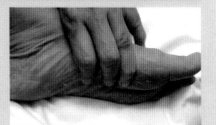

▲ 三指按壓處為胃、胰、十二指腸反射區。

◎**暖胃助消化**

天竺葵、羅勒、薑精油，各 1 滴純劑抹在腳底，再抹上植物基礎油，推按 3 ～ 5 分鐘，早晚各一次。連續 21 天休 7 天。

2
下消化道

下消化道在反射區的定義是小腸、盲腸迴盲瓣、升結腸、橫結腸、降結腸、乙狀結腸、直腸、肛門、下身淋巴腺。

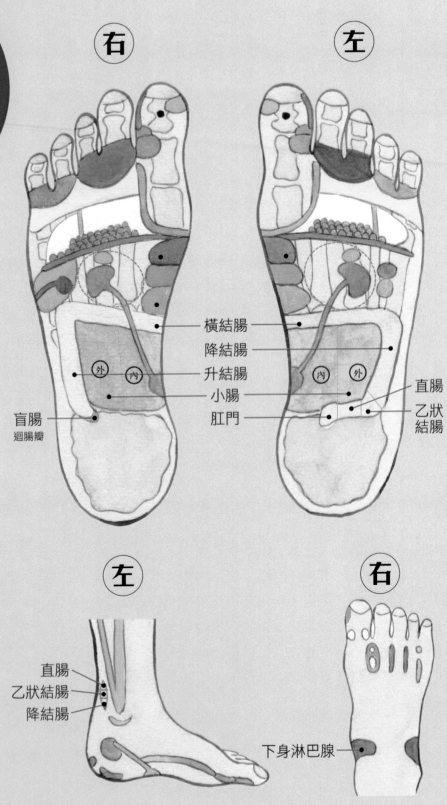

右　左

橫結腸
降結腸
升結腸
小腸
肛門

盲腸
迴腸瓣

外　內
內　外

直腸
乙狀結腸

左　右

直腸
乙狀結腸
降結腸

下身淋巴腺

小腸：

可分為內側及外側二部分，內側是小腸對食物的排斥反應，外側是小腸不吸收的現象。當小腸內側反射區腫起時，就代表我們吃的食物被負責吸收的小腸排斥了，例如：吃到過敏原或腐壞的食物。如果送到小腸的食物消化不完全也不能被吸收，或吃進身體無法吸收的藥物及食品加工物，會使小腸的外側區腫起，甚至引發身體的過敏反應。小腸排斥或不吸收食物精微的現象，都會使個案營養不良，造成活力不足，甚至手腳冰冷。

小腸反射區的外側也代表新陳代謝的機能，因此身心疲憊、四肢沉重、手腳冰冷的人，不妨多多按壓小腸區外側。左腳是小腸的現況，右腳是小腸的過去歷史紀錄，若是只有右腳的小腸區外側腫起，代表以前吃太多西藥、人工添加物或合成的保健食品，身體無法吸收。因此，必須推按腳的小腸區及泌尿系統區（腎臟、輸尿管、膀胱及尿道）幫助排除毒素，也順便檢查肝膽區是否出現解毒不良的病機。

有兩位大學生在 2018 年選修我在開南大學健康系開的芳療按摩課。她們因白血病及自律神經失調，必須用藥控制。長期服用藥物的結果，在左腳小腸區的外側有明顯浮腫，影響身體吸收營養。兩位同學的精氣神也不足，心裡更擔心藥物對他們是否已造成身體的負擔。體弱多病或重大疾病的人非常需要自然療法來協助康復，她們特別適合運用足反射治療及精油芳療幫助自己。

◎腹瀉和便秘

羅勒可以溫和的調理腹瀉和便秘問題，將 1mL 的羅勒精油調入 9mL 的黑種籽油，調勻後放入滴管瓶保存，每次取 20 滴內服，一天 3 次，避免空腹，隨餐服用。連續 7 天休 2 天。

🔻 左腳小腸反射區有浮腫。

盲腸迴盲瓣：

迴盲瓣是小腸迴腸進入盲腸時連接的瓣膜，幫助食糜慢慢地進入盲腸，迴盲瓣的反射區在右腳小腸反射區進入升結腸反射區的交接點位置，右下腹部疼痛，可能是盲腸炎的病機，按推迴盲瓣反射區，可以舒緩疼痛。

◎消炎
4 滴坤希草精油滴入「0」號膠囊，再用黑種籽油填滿膠囊，避免空腹，隨餐服用，一天 4 次，連續 7 天。

大腸（升結腸、橫結腸、降結腸）：

可細分為升結腸、橫結腸與降結腸，最後經過乙狀結腸、直腸再到肛門口。大腸內有超過一百兆個微生物，由一千多種菌構成的腸道菌叢，寄居了細菌、真菌、病毒、古生菌等，重量和大腦（約 1.2 公斤）相仿。長期使用抗生素會導致腸道生態失衡，出現嚴重的腹瀉與腸道發炎。大腸蠕動排出食物殘渣，每個人的體質不同，排出的時間也不同，基本上是 15 到 17 個小時左右會排出糞便。當糞便通過乙狀結腸到達直腸時，會將訊息傳遞到大腦皮質，引起便意。由於排便可以用意識來加強或抑制排便，若抑制排便則會使糞便停留在乙狀結腸中，若停留時間過久，則引起惱人的便秘問題或發生腸癌的病機。

在足部反射區中，大腸圍繞在小腸周圍，經常按壓可以使大小腸的蠕動正常化。在大腸反射區的轉折處──升結腸與橫結腸的交接處，以及橫結腸與降結腸的交接處，這兩個轉折處經常可以發現硬塊。若有硬塊，代表大腸蠕動不佳，必須經常按推，並注意反應物的變化。若右腳小腸區的內外側都浮腫，就代表有便秘的困擾，天天按推右腳的小腸區及左腳的大腸區可以明顯促進排便。

◎排宿便

用迷迭香、羅勒、茴香、甜橙精油，搭配植物油，調製 10% 濃度的按摩油，順時針按摩腹部。一天 2 次，連續 3 天。對於服軟便劑還是無法排便的病患，不妨試試精油按摩肚子及按推腳底。促進大腸蠕動，更順利排出宿便。

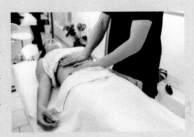

乙狀結腸：

位置在左腳，與右腳的盲腸迴盲瓣是互相對稱的位置，乙狀結腸如同洗手台下面「乙」狀的水管，糞便進入乙狀結腸我們就會感受到便意，刺激乙狀結腸可以助排便。

◎病毒或細菌感染的腹瀉

野馬鬱蘭或肉桂精油 2 滴入「0」號膠囊，再倒入可食用的植物油，一天 3 次，避免空腹，隨餐服用。最多 3 天，若無改善，務必就醫。

◎腸躁症的腹瀉

甜馬鬱蘭精油 2 滴入「0」號膠囊，再倒入可食用的植物油，一天 4 次，避免空腹，隨餐服用。或用甜馬鬱蘭精油 2 滴、甜杏仁油 2 滴混合均勻，抹於太陽神經叢（見第 288 頁）也有益改善腸躁症。一天 4～6 次。

◎胃寒的腹瀉

可以試試薑或芫荽籽精油，1mL 的芫荽籽精油調入 9mL 的黑種籽油，調勻後放入滴管瓶保存，每次取 20 滴內服，一天 3 次，避免空腹，隨餐服用。連續用 7 天。

肛門：

到了排泄的最末端，如果腳底的肛門反射區腫起，就有痔瘡發生的機率。

◎緩和痔瘡
可使用絲柏、檸檬、辣薄荷精油，選擇金盞花油、聖約翰草油或瓊崖海棠油，調成5%的濃度。每3小時塗抹一次患處。連續使用7天。塗抹精油於患部後，再進行溫水坐浴。

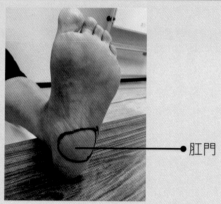

肛門

△ 肛門反射區腫起。

在腳踝內側上有三點的反射區：

由下往上分別是部分的降結腸、乙型結腸、部分的直腸。輔助辨別腳底的反射區，也可以輔助治療痔瘡，降低發生大腸直腸癌。當乙狀結腸反射區腫起，並往直腸反射區與降結腸反射區腫起，當三點一起隆起，發生大腸直腸癌的機會就相當高了。左腳是現況，右腳是先天或過去，右腳乙狀結腸反射區若腫起，左腳就很容易跟著腫起，或先左腳腫起，慢慢地右腳也跟著腫起，可以肯定出現大腸直腸癌的病機或病症了。

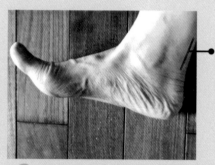

三點反射區

△ 腳踝內側三點反射區都浮腫。

下身淋巴腺：

反射區位在內踝骨下緣的前方位置，反應橫膈膜以下的淋巴循環品質，腸胃中分子較大的營養物質，如三酸甘油脂、膽固醇和磷脂質等由消化管進入淋巴管，由淋巴負責吸收，下身淋巴也與肝膽的排泄機能好壞息息相關。

◎疏通淋巴

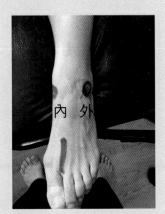

▲ 腳踝內側是下身淋巴腺。

外用：從葡萄柚、茴香、絲柏、杜松子、辣薄荷、月桂、迷迭香精油中，選擇 3～4 種精油，調成 5% 濃度。輕輕抹在淋巴循環上，並加強按壓鼠蹊部淋巴。

內服：有機檸檬精油內服有益於三酸甘油脂脫離脂肪細胞，幫助減肥。有機檸檬精油 2 滴或 2 滴絲柏滴入「0」號膠囊，再用黑種籽油填滿膠囊，一天 2 次，避免空腹，隨餐服用，連續 21 天休 7 天。

泡浴：6 滴的絲柏精油調入 1/2 杯瀉利鹽，一起倒入 42℃ 熱水的泡腳桶，微微發汗即可停泡。

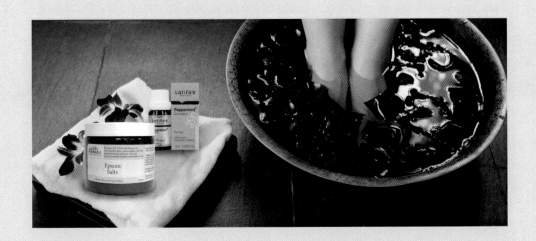

3 肝膽

腳底的肝膽反射區
包括肝臟、膽囊、
膽管。肝臟具有五
大生理功能：合成、
加工、解毒、排泄、
儲存。

腳底的肝臟反射區
分為上肝和下肝。

膽囊負責儲存膽汁
的功能，由肝臟分
泌膽汁，膽汁進入
十二指腸幫助脂質
的消化。

膽管反射區，代表
了所有的膽管。

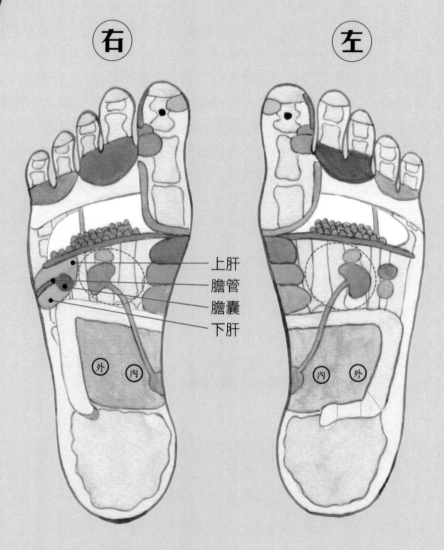

右　　左

上肝
膽管
膽囊
下肝

外　內　　　內　外

肝臟：

肝臟具有五大生理功能：合成、加工、解毒、排泄、儲存。

1. 包括生產「合成」醣類、脂肪、蛋白質、部分荷爾蒙及酵素如 GOT、GPT。

2. 「加工」轉化無機物如藥物成為人體可利用的物質。

3. 「解毒」分解身體不用的物質如老廢雌激素，將蛋白質的氨氣分解為尿素或任何從外來的或腸道產生的有毒物質加以解毒。

4. 將脾臟處理後的紅血球膽紅素攝入並加以處理後，透過膽汁「排泄」入腸道，最後排出體外。

5. 將過剩的葡萄糖轉變為肝醣，脂肪酸轉變為脂質「儲存」在肝臟。

在腳底的肝臟反射區分為上肝和下肝，上肝是疲勞的程度，下肝是解毒的機能。當疲勞時會在腳底反射區的「上肝」部位腫起，多多按壓上肝區域可以幫助舒緩肝臟疲勞，得到「養肝」的目的，並配合早睡，少吃肝臟不喜歡的食物，例如藥物、酒、泡麵、香腸、罐頭、酚類的精油。

「下肝」是暸解肝臟五大機能中的解毒功能的現況，一切我們抹上的藥物，吃進去的色素、防腐劑等人工製造或食品添加物，或者烤物、炸物等因烹調產生的不良物質，都需要透過肝臟處理才能排出體外，當要分解的物質太多，又加上肝臟疲勞造成功能不佳時，無法排出的有害物質將留存在體內，最後會在腳底的下肝區域看見浮腫的現象。

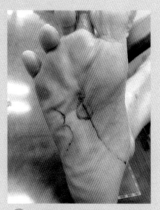

⬤ 上肝、下肝及腎泌系統反射區。

◎宿醉頭痛

（1）內服：辣薄荷 1 滴、內用調合劑 10 滴、蜂蜜水 1 杯，一天 3 次。

（2）抹肝臟：檸檬、羅勒、辣薄荷、羅馬洋甘菊各 1 滴和甜杏仁油 8 滴混合均勻，抹在肝臟右脅部。

（3）抹穴道：薰衣草 5 滴、辣薄荷 15 滴、迷迭香 5 滴、尤加利 5 滴、甜杏仁油 30 滴，調入滾珠瓶，抹在太陽穴、眉心穴、耳後的翳風穴。連續使用 3 天。

　　除了食物與睡眠影響肝臟的多元機能外，腎臟也是影響肝臟功能的重要器官，當腎臟排毒功能低下時，造成肝臟沒有及時、確實排出毒素。使肝臟的解毒負擔加重。這時肝臟反射區通常呈現浮腫的狀態，如果摸到了硬塊，很可能出現肝硬化的病機。

　　病毒會引發肝炎，肥胖者常伴有脂肪肝病症，長期可能引發肝硬化。肝臟受損耗弱會呈現以下症狀：頭痛、嘔心、反胃、腹壓增加、黃疸、水腫、膚色蠟黃……等。肝臟是「唯一」不行一直持續按壓的反射區，在按壓時必須配合泌尿系統（腎臟、輸尿管、膀胱），幫助肝臟排出毒素。

　　檢查右腳的輸尿管區是否有大幅度腫起，或者腎臟區是否有「空洞」或者「滿實」的狀況。請一起處理泌尿系統，改善泌尿系統，也可以同時改善下肝臟腫起的問題。

◎舒緩病毒性肝炎及幫助肝排毒

辣薄荷精油 2 滴入薑蜜（1 茶匙薑粉、適量蜂蜜），一天 2 次，連續 21 天，休息 7 天，再重新開始 21 天。

◎肝功能

有機檸檬是最好的清肝解毒精油，辣薄荷精油改善肝細胞受損的炎症，胡蘿蔔籽油幫助肝細胞再生，薑精油也有益肝臟的第二階段解毒，馬鞭草酮迷迭香精油激勵膽汁，保加利亞玫瑰精油有益降肝火。根據自己的需求，選擇 1 種精油滴 2 滴入「0」號膠囊，再加入黑種籽油，早晚各 1 次，避免空腹，隨餐服用，連續 10 天休 3 天。或每天 30mL 的保加利亞玫瑰精露加入 1500mL 的飲用水中，降肝火保養，連續 21 天。

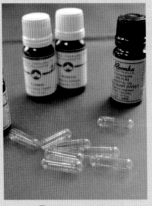

△ 「0」號膠囊

膽囊：

負責儲存膽汁的功能，由肝臟分泌膽汁，膽汁進入十二指腸幫助脂質的消化。膽結石的成分多為膽固醇、膽色素和膽鹽組成，因為膽汁內部的化學成分失調引發鈣化，導致形成細沙狀的結石。當肥胖或飲食中油脂或膽固醇過多時，容易使膽汁中膽固醇的含量上升，造成膽汁過於黏稠而形成結石。

◎清除膽結石

辣薄荷、檸檬、羅勒、馬鞭草酮迷迭香是幫助清理膽結石的優秀精油，安全內服是一天 3 次，一次各 1 滴倒入「0」號膠囊，再用植物油填滿膠囊，避免空腹，隨餐服用。連續服用 5 天休息 2 天。

> **“當肥胖或飲食中油脂或膽固醇過多時，容易使膽汁中膽固醇的含量上升，造成膽汁過於黏稠而形成結石。”**

膽管：

　　膽管為肝臟傳送膽汁至十二指腸的一個管道。膽管和膽囊反射區都位在上肝與下肝的中間。如果膽囊有結石，會在反射區找到大小不一的硬塊，如果膽囊反射區沒有硬塊，但壓下去後會有疼痛的現象，代表膽囊內的膽汁偏向濃稠，這時除了按壓膽囊反射區外，還必須多壓肝臟反射區，刺激膽汁的分泌。

　　膽管反射區代表了所有的膽管。肝內的肝小管逐級合併成左、右肝管，出肝門再合成為總肝管；總肝管與膽囊管匯合成總膽管。一般來說，膽管反射區不會整個腫起，會在其中一小部分發現硬塊或條索，這時只需要按推該處消除硬塊，即可幫助膽管排出膽結石，減少結石堆積在膽管的風險。

　　膽結石發病會讓人痛苦難耐，若有隱隱約約不太舒服的感覺，請就醫檢查，並加強按壓腳底肝膽、泌尿系統（腎臟、輸尿管、膀胱）的反射區，並調整飲食及生活習慣。

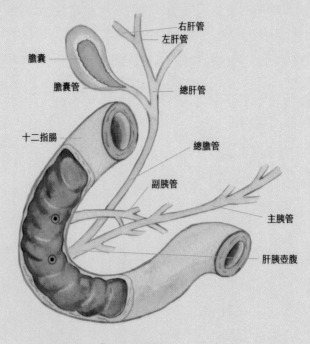

右肝管
左肝管
膽囊
膽囊管
總肝管
十二指腸
總膽管
副胰管
主胰管
肝胰壺腹

▲ 十二指腸

248

◎膽結石隱隱作痛

辣薄荷、檸檬、羅勒、馬鞭草酮迷迭香精油，各 1 滴，並加入甜杏仁油 4 滴，抹在肝臟右脅部，每 30 分鐘使用 1 次，直到緩解疼痛。

◎內服，清理膽結石

辣薄荷、檸檬、羅勒、馬鞭草酮迷迭香精油，安全內服是一天 3 次，一次各 1 滴倒入「0」號膠囊，再用植物油填滿膠囊，避免空腹，隨餐服用。連續服用 5 天休息 2 天。

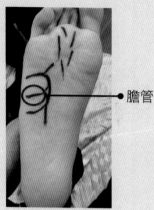

膽管

▲ 膽管反射區

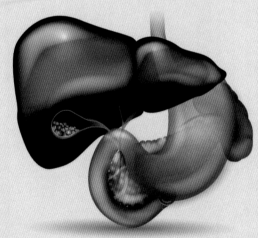

▲ 肝、膽解剖圖

> 膽管反射區不會整個腫起，
> 會在其中一小部分發現硬塊或條索，
> 這時只需要按推該處消除硬塊，
> 即可幫助膽管排出膽結石，
> 減少結石堆積在膽管風險。

4 泌尿系統

包括腎臟、輸尿管、膀胱、尿道。泌尿系統主要的角色是排毒，當排毒的功能變弱，體內的毒素不斷的堆積，直接連累到肝解毒系統。腳底的反應物是否能順利排出，看的就是泌尿系統機能，所以通常在足部治療的過程中，都會以泌尿系統作結束。

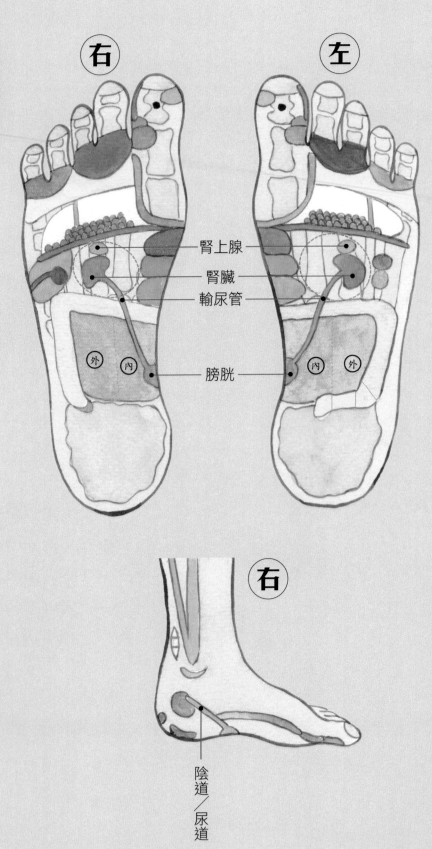

右　左

腎上腺
腎臟
輸尿管

外　內　　　　內　外

膀胱

右

陰道／尿道

腎臟：

　　腎負責排泄的種類及量最多，許多蛋白質的代謝產物都必須依靠腎臟才能排出，如果腎臟排毒功能低下甚至被完全破壞，就會產生尿毒症，必須靠洗腎才能生存，所以腎臟是身體非常重要的排泄器官。另外，身體要維持正常的機能，不論電解質、滲透壓或者酸鹼值都必須保持平衡，而要讓這些平衡必須仰賴健康的腎臟，由此可知腎臟的複雜性與重要性。

　　腎臟反射區的位置要先找到腎上腺的反射區，腎上腺反射區的位置是在腎經的起點「湧泉穴」，在腎上腺反射區下方一拇指的大小就是腎臟。腎臟反射區是在所有反射區中最容易顯現出「虛實」的臟器之一，腎虛是指腎氣虛弱，表示腎臟的功能低下或者不足。腎實是淤塞不通，腎結石就是一種「實」的現象。

　　腎虛時，腎臟反射區會很明顯的凹陷，人容易感到疲憊。這時要用慢速的溫柔手法去滋「補」腎氣，按壓凹陷反射區是不會痛的，不斷按壓後在凹陷處開始出現了反應物，個案開始感覺到腎區疼痛，代表腎氣開始提高，腎功能變好了。

　　白天活力十足卻發現腎臟反射區凹陷，那麼腎上腺反射區應該有腫起的記號，這代表了雖然身體很疲累，由於責任感或生活壓力，依靠「意志力」支撐每日的工作。久而久之，也會出現慢性疲勞，整個人失去活力。

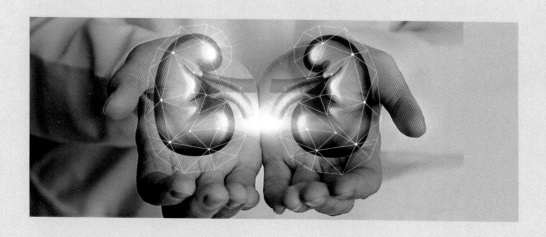

◎補腎氣

外用：蘇格蘭松、絲柏、雪松、黑雲杉、檀香、迷迭香、天竺葵是補腎氣的
精油，選擇 2 ～ 3 種精油，調配 10% 濃度的精油，抹在腰腎區。

口服：回青橙可以用在心力交疲的問題，1 滴的回青橙精油入維他命 C 片
100mg 或 500mg，一天 4 次。

　　腎臟反射區如果腫起，是一種「實」的狀態，代表了過多的毒素沒有排
出體外，必須多多按壓腎臟、輸尿管、膀胱、尿道等泌尿系統的反射區，幫
助毒素加速排出體外。在腫起的腎臟反射區會有幾種不同的變化，如果整個
腎臟反射區都浮腫，這就是毒素未能有效排出體外的特徵。如果在浮腫的腎
臟反射區中發現顆粒狀反應物，特別是在腎臟反射區的下方，這代表了腎臟
有結石的病機。

◎助腎排毒

杜松子、茴香、絲柏、葡萄柚是幫助腎排毒的經典處方，全身用 5% 濃度的
精油按摩，局部可以用 10% 濃度精油。

輸尿管：

　　輸尿管與腎臟都代表了體內累積了毒素，當身體堆積毒素時，主要顯現
在輸尿管反射區。腎臟反射區腫起還不一定代表堆積毒素，也可能是腎臟的
其他機能弱化。但輸尿管腫起一定是毒素導致身體代謝失調或身體的基礎代
謝功能不彰。原則上輸尿管反射區會腫起主要有四個原因：

1 水喝太少。正常人的水量應該每日是體重 x 50c.c.，因此 60kg 的人應該要
每日喝 3,000c.c. 的水量。

2 吃太鹹或習慣重口味。攝取高鹽分可能會引起腎功能下降。你可以看看飯後隔日是否會引起眼睛、臉部或末梢手腳水腫，如果有這種狀況就是吃太鹹了。

3 吃過多的藥物或保健食品。過去在台灣民間或鄉下有隨意買成藥和保健營養品的習慣，或放很多止痛藥、感冒藥、消炎藥的大藥袋在家中，濫用藥物來治病可能也是台灣人洗腎率高居全世界第一的原因之一。

4 熬夜、休息不足、精神壓力大都會造成輸尿管反射區立刻腫起。

左右兩腳的腎泌尿系統，反應物記號呈現訊息大不相同，請仔細觀察與推敲。如果前一天吃燒烤、麻辣鍋等重口味食物或精神壓力大，第二天左腳的輸尿管反射區一定會腫起來。右腳的泌尿系統跟肝膽系統有直接的關係，當下肝臟反射區腫起，通常右腳的泌尿系統也會跟著腫起，所以按壓右腳的泌尿系統也有一定程度的養肝效果。

◎排毒、促進新陳代謝

杜松子 1mL、絲柏 16 滴、茴香 16 滴、迷迭香 16 滴、葡萄柚 16 滴，調製成 5% 的濃度，抹油在足部的輸尿管區、後腰（腰腎）的位置，以及下腹部，並輕柔地按摩。

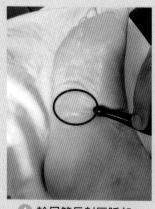

▲ 輸尿管反射區腫起，
毒素重，代謝差。

> **❝ 輸尿管與腎臟
> 都代表了體內累積了毒素，
> 當身體堆積毒素時，
> 主要顯現在輸尿管反射區。❞**

膀胱：

　　在腳內側後方，順著跟骨向前滑時自然停止的位置。膀胱反射區腫大代表有頻尿、漏尿、尿不乾淨，甚至尿失禁的現象。膀胱由薦椎骨 2 ～ 4 節的自律神經控制，當脊椎歪斜、骨盆易位或長時間憋尿、久坐局部循環不良、臟器的互相擠壓（如懷孕、小腸滿脹）等原因壓迫神經而形成老化，都很容易造成膀胱的問題。老年失智、腦部損傷和脊椎損傷也是形成尿失禁的主要原因。

　　我在 2018 年的 10 月 10 日發現頻尿的問題越來越嚴重，午餐前需要去化妝室，午餐後還要去化妝室，前後約 1 小時就必須排尿 2 次而且不好忍尿，也發現膀胱反射區微微腫大，而且按摩時感到疼痛，於是連續按了 3 天，每天 10 分鐘，在第四天的時候頻尿的困擾沒了，從早上 10：30 到下午 2：30，都沒有必須去化妝室應付尿急的困擾，在這 4 小時的時間不僅進餐、喝咖啡，喝了至少 700c.c. 的水，晚上泡澡時發現膀胱反射區的腫痛竟然明顯改善了，不禁向家人說足部反射治療真是太快太神奇了，難怪全世界超過 20 個國家都有足反射治療的訓練及推廣中心。

◎改善膀胱發炎

內服：1 滴茶樹精油溶入 10 滴內用調合劑，再調入 250mL 的水，可以每 1 小時喝 1 杯，連續 8 小時。

外用：10% 的佛手柑精油抹在下腹部改善壓力性膀胱炎，每日 3 ～ 4 次，連續 7 天。

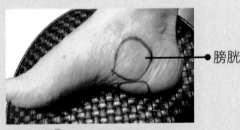

● 膀胱

△ 膀胱反射區腫起。

陰道／尿道：

尿道、陰道是共用同一足部反射區，所以在反射區摸到浮腫，必須分辨是陰道還是尿道出現的問題。內褲不潔、游泳、三溫暖的澡池泡澡等易引起外陰部感染，因此在陰尿道反射區的下部位置的浮腫是陰道外部的感染發炎。膀胱炎引起的尿道感染通常只在接近膀胱的一小部分，當膀胱反射區腫起，尿道反射區的上部也會腫起。

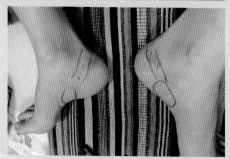

△ 陰尿道反射區，下段腫起。

◎婦潔液

茶樹、沒藥、沉香醇百里香、天竺葵、馬丁香精油調製成 0.5% 濃度的精油，並加入 300mL 的水、15mL 的蘋果醋，做成婦潔液，一天數次噴外陰部。

註：最好先將 50 滴的精油，倒入外用調合劑 5mL 中，在一起倒入醋水中。

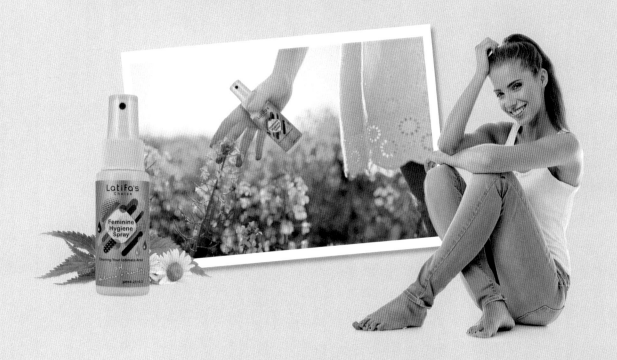

5 生殖系統

足部反射區的生殖系統分別在腳跟骨兩側，依照男女不同內側為子宮／攝護腺區，外側為卵巢／睪丸區，在卵巢／睪丸區上方有一條線，為輸卵管／輸精管。月經的過程主要由下視丘到腦垂體到性腺軸，透過荷爾蒙調控，協同子宮機能。性腺是指男性的睪丸、女性的卵巢，兩者既是生殖器官，也是內分泌腺。

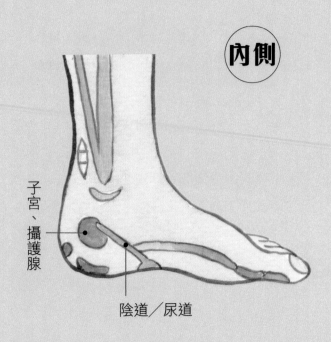

內側

子宮、攝護腺

陰道／尿道

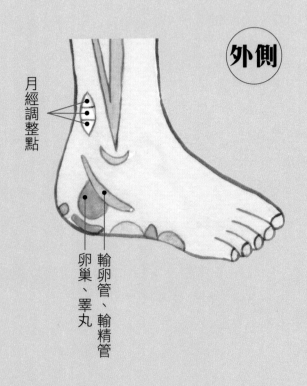

外側

月經調整點

卵巢、睪丸

輸卵管、輸精管

女性常見的婦科問題非常適合用足部反射療法來改善。常見的月經失調有月經量過多或過少、月經期的長短、來經的日子是否穩定及痛經問題。月經量的忽大忽小，有時是因為經血排不乾淨，凝固在子宮內，形成血塊，這些血塊會影響形成與排出下一次月經。月經期間按壓婦科的反射區，是調理婦科的最佳時機。

子宮：

反應物代表子宮內有血塊，由腳底部往上推按，將反應物推散，再配合外側腳踝的「月經調整點」三點，向上按推。如果在月經期間，排出深色的血塊，必須持續按壓子宮區，直到子宮反射區呈現飽滿有彈性。子宮反射區在腳跟骨內側三角形的區域，反映子宮「當下」的狀況。月經來之前子宮反射區摸起來有浮腫，有些厚度如按壓肥豬肉的手感，月經過後浮腫會部分退掉。如果體質及子宮虛寒，子宮反射區會相當硬實，容易有痛經的現象，甚至月經不來的無月經症。多月不來月經，會使子宮內累積血塊，在反射區也可以摸出相當大的反應物，推按反應物，刺激子宮內的血塊排出體外。

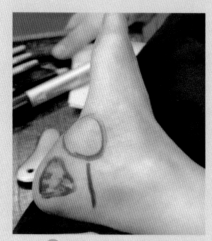
🔺 子宮（紅色）反射區

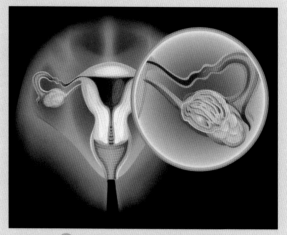
🔺 子宮、卵巢、輸卵管剖面圖。

◎子宮的活血化瘀

永久花、迷迭香、薰衣草、絲柏、薑等精油用 10% 濃度，調入山金車油，按摩下腹部，以及薦椎上的八髎穴。可活血化瘀、疏通阻塞，有利於排出子宮內的血塊或改善子宮肌瘤，擺脫下半身的煩惱。

內服：1 滴保加利亞玫瑰精油加入「0」號膠囊，再倒入月見草油，一天 2 次，避免空腹，隨餐服用。月經後開始服用，連續 21 天休 7 天。

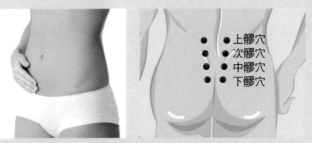

上髎穴
次髎穴
中髎穴
下髎穴

🔺 請將活血化瘀的複方油抹到下腹部和八髎穴，並按摩至皮膚發熱，促進精油吸收。

睪丸、輸精管、卵巢、輸卵管：

　　男女性腺的反射區，一切關於性腺失調的問題，如性冷感、更年期、內分泌失調型的月經問題等，都可以藉由按壓性腺反射區來改善症狀。在子宮反射區如果發現異狀，通常卵巢反射區也會有問題，所以通常治療子宮與卵巢的失調都必須按壓性腺反射區，一併促進性荷爾蒙分泌，幫助美容回春。

　　輸卵管位於子宮內，左右兩側各一條，一端與子宮連結，一端管徑大如喇叭狀，開口於腹腔，成為卵巢和子宮之間通道，幫助卵細胞輸送至子宮。另外，卵細胞會在輸卵管內受精。輸卵管在足部反射的另一層意義，代表了性荷爾蒙分泌是否正常，由於輸卵管比卵巢的異常更為明顯，一看就明白的浮腫記號，按推輸卵管反射區，即能保養性腺。

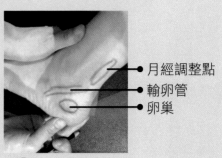

月經調整點
輸卵管
卵巢

🔺 卵巢、輸卵管、月經調整點。

◎調節女性荷爾蒙

快樂鼠尾草、綠花白千層、茴香、茉莉精油有益調節雌激素；貞潔果可提高黃體素及平衡女性荷爾蒙。聞香、泡澡、按摩、塗抹、甚至內服（茉莉是溶劑萃取不宜內服），都能明顯幫助調整分泌性荷爾蒙。

嗅聞貞節果精油可影響下視丘反應，並提高多巴胺神經傳導物，平衡助孕酮、雌激素，抑制催乳素，因此能減輕或改善閉經、不孕、情緒不穩、冷感、熱潮紅等卵巢問題。內服外用都能產生好效果。月經結束後一週，開始使用貞節果，調節多巴胺及兩種女性激素的平衡，為下一次月經作準備。根據問卷調查，有 85% 女性有經前症候群，30% 深受每月一次的月經所苦，10% 女性的 PMS 症狀特別嚴重。若杏仁體受損引發癲癇，嗅聞貞節果亦可預防癲癇發作。

貞潔果精油用法為：

（1）口服：早起空腹 1 滴於「0」號膠囊，並將 20 滴的月見草油加入膠囊，來經期間暫停。建議每次療程以 3 個月為一週期。

（2）薰香或嗅聞：以嗅聞法，改善熱潮紅及經前症候群。

（3）搭配乳液調製 1～2% 濃度精油，全身塗抹，作為平日保養。

（4）搭配基底油調製 3% 濃度精油，全身按摩，作為每週的保養。

（5）搭配基底油調製 5～7% 濃度精油，改善月經期間的胸部漲痛及腹部痙攣痛。

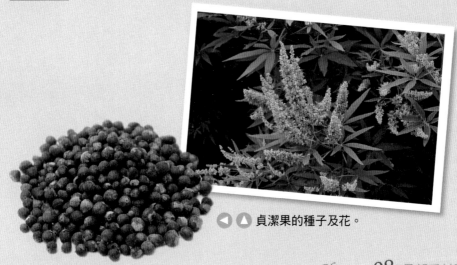

◁ ◁ 貞潔果的種子及花。

陰道／尿道：

　　私密處反覆感染，又癢又濕黏好難受？女性朋友想要遠離陰道感染不適，到底該怎麼做才對？想要當個清爽美眉，除了注意清潔衛生外，維持弱酸性環境，適當的攝取益生菌來提升陰部免疫力，婦女專用的溫和清潔液，讓私密處維持在 pH 值 3.8 ～ 4.2 的弱酸性環境，形成天然防護屏障抑制致病菌過度繁殖，進而預防私密感染。當女性朋友面臨生理期、懷孕期、更年期三階段時，體內荷爾蒙的變化將會造成陰道、泌尿道內的酸鹼值及正常腸道菌叢生態改變，病原體容易孳生。婦女朋友又未妥善留意私密處的通風與清潔，就容易使病原菌過於活躍，就容易產生私密處搔癢、感染、白帶等困擾。陰尿道的診斷可參考泌尿系統的陰尿道反射區的說明。

◎外陰部保養

茶樹、馬丁香可作為一般日常性的婦潔液保養，各 2 滴倒入 100mL 的水中，充分搖勻後直接沖洗外陰部。可以用 3% 的玫瑰或橙花精華油抹在外陰部以滋潤乾燥皮膚、抵抗病原菌、幫助抗老化。如果有陰道乾澀的問題，可以將 10 滴的快樂鼠尾草調入 10mL 的雷公根油或十二珍草膏，每天早晚抹在下腹部、薦椎上的八髎穴及外陰部。

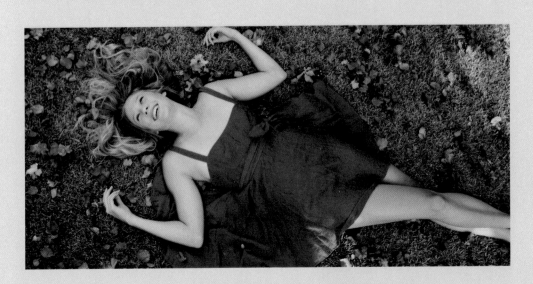

月經調整點：

專門輔助調整月經問題，位置在外側腓骨與阿基里斯腱之間，腓骨頭後上一橫指的三指微寬範圍。此範圍分三個點，由下而上分別可調整：1 經量、2 經期、3 經痛。當月經量不正常、經期不正常、月經痛，分別會在該反射區上摸出反應物，推掉該反應物可以有效改善月經的問題。

◎月事調理

試試 5% 精油濃度的快樂鼠尾草、天竺葵、薰衣草、甜橙，為自己紓壓放鬆、調理月經，建議每週一次全身按摩，或每天抹油在足部反射區，向心方向按摩。

注意！月經調整點、子宮、卵巢、輸卵管、陰道等反射區都在腳部的側面，按摩側面有方向性，要由下往上推，就是由腳的位置往頭部的方向按推。按推方向錯誤會有反效果。

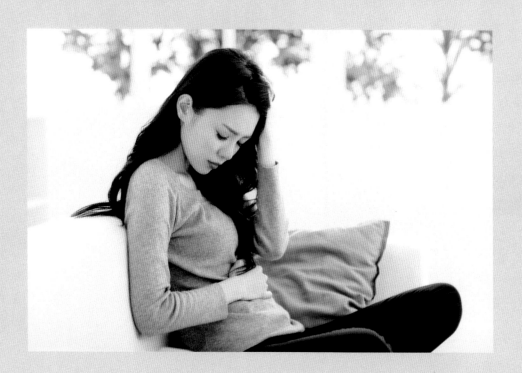

6 淋巴循環

足部反射區最重要的代表是上、下身淋巴腺及胸腺淋巴。

血液中一部分的血漿會在組織中成為組織液，組織液進入淋巴管之後就是淋巴液。淋巴系統的功能主要有 1.作為組織液與靜脈之間的橋梁 2.幫助腸道中較大的脂肪吸收 3.扮演部分的免疫防禦功能。

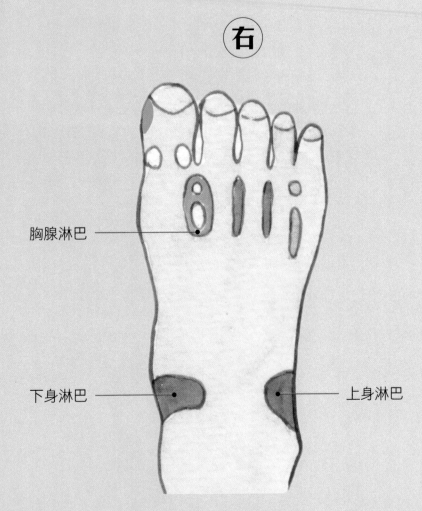

右

胸腺淋巴

下身淋巴

上身淋巴

以橫膈膜為界，橫膈膜以上歸屬於上身淋巴腺，負責管理全身的防禦，不論是外感風寒，還是呼吸道吸入的致病菌感染，都是上身淋巴腺負責管理。橫膈膜以下歸屬於下身淋巴腺，下身淋巴腺幫助腸胃的脂肪吸收、肝膽的疏泄、改善下半身的水腫等。

胸腺是人體的腺體，幫助免疫細胞在此成熟，位在胸骨上端，左右兩肺葉之間，甲狀腺下方，胸腺反射區廣泛用在舒緩感冒咳嗽、喉嚨痛等。

上身淋巴腺：

反射區在腳踝外側的腓骨頭前下緣。上身淋巴腺區域呈現浮腫，易感冒；如果呈現凹陷又緊繃，表示免疫系統過強，當病原體或壓力大突破免疫系統時，就會使身體崩潰，出現諸多的免疫性疾病，如：癌症、類風溼性關節炎、僵直性脊椎炎、乾燥症、紅斑性狼瘡、甲狀腺亢進、異位性皮膚炎、氣喘、溼疹、蕁麻疹等等。上身淋巴反射區的腫大，可以在腋下摸到清楚明顯的顆粒，這些沒有排出的毒素會：

1 造成胸部的變異：因為腋下的淋巴循環不良，胸部容易產生囊腫硬塊。

2 囊腫硬塊的變異：過多未清理的毒素及囊腫硬塊，最後變異為腫瘤細胞。

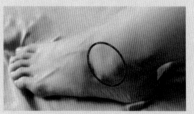

3 腋下的淋巴癌腫瘤細胞變異：淋巴循環通往全身，病變的癌腫瘤細胞很容易轉移，破壞其他組織器官的健康。

▲ 上身淋巴腺反射區腫起

> **❝ 淋巴腺負責管理全身的防禦，
> 不論是外感風寒，
> 還是呼吸道吸入的致病菌感染，
> 都是上身淋巴腺負責管理。❞**

◎**提高免疫力**

純劑：10 滴茶樹純劑直接抹在耳後、下頷（下巴）、頸部、胸骨、鎖骨、
腋下的淋巴結腫大區，可以直接改善症狀。

塗抹：茶樹、沉香醇百里香、辣薄荷等精油，調製 5% 濃度，抹在這些淋巴
結區，就可以輔助淋巴的防禦力。

10 歲以上的孩童或老弱婦孺及體弱多病的個案，可以天天用以下精油處方，
抹在前胸及後背，預防病原體突破免疫防禦機制引起感染生病。

乳香	2mL	迷迭香	0.5mL
澳洲尤加利	1mL	台灣肖楠	2mL
馬丁香	2mL	玫瑰果油	92mL
馬鬱蘭	0.5mL		

下身淋巴腺：

　　下身淋巴腺反射區位在腳踝內側骨頭前下緣的位
置。女性下半身易水腫，男性小腹肥滿，都可因改善
下半身淋巴腺循環而獲得改善。下身淋巴腺主要位置
在鼠蹊部，當下身淋巴腺反射區腫起代表了該區的淋
巴有阻塞，若觸摸大腿內側，會發現許多大小不一的
顆粒。肝膽分解脂肪，以及腸胃吸收脂肪的能力都與
下身淋巴腺的機能有關。

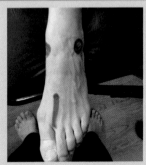

▲ 腳踝內側是下身淋巴腺，
外側是上身淋巴腺。

◎**幫助改善下肢水腫**

絲柏 10 滴、杜松子 10 滴、辣薄荷 10 滴、葡萄柚 10 滴、山金車油 9mL，
每天浴後由腳踝往膝蓋到鼠蹊部按摩，持續使用 21 天。

內服：將 2 滴的絲柏精油入薑蜜（1 茶匙的薑粉、適量的蜂蜜），一天 2 次。

胸腺／淋巴：

反射區在腳背的第一趾縫處，兩腳掌骨接合處，也是太衝穴的位置。喉嚨疼痛，扁桃腺發炎時，除了按壓反射區的扁桃腺外，咽喉、氣管，胸腺淋巴反射區的按壓也是協同的治療點，按壓方向為由咽喉區往胸腺淋巴向上推按。

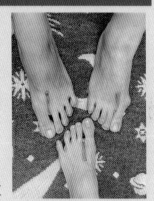

△ 由趾跟往上畫，頂點是胸腺。

◎咽喉感染初期
漱口：使用茶樹 3 滴於飲用水 100mL，一天漱口至少 4 次。

塗抹：將茶樹、花梨木、沉香醇百里香精油共 10 滴加入甜杏仁油 10mL 中，<u>塗抹整個喉部到胸腺位置，1 天 3 次，連續 5 天</u>。

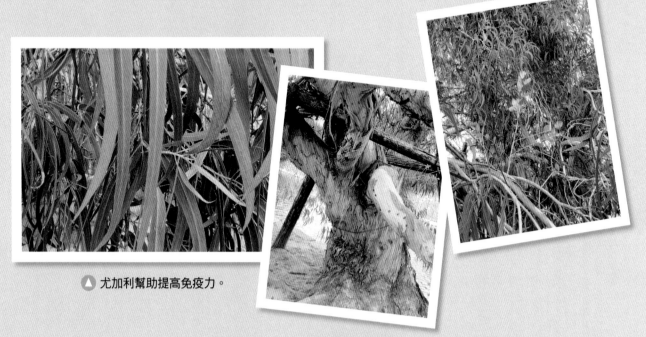

△ 尤加利幫助提高免疫力。

△ 廣島被爆樹──尤加利，距原子彈爆炸中心 740 公尺，堅強的存活下來。

7 胸乳部

包括胸肌與女性乳房的部分。乳房的病變除了自身的基因外，也和心情息息有關。胸乳部反射區在足部腳背上的第二及第三趾縫處。腳第二趾縫反射區的範圍是從胸骨旁開兩吋（三指，約 6cm）的位置。腳第三趾縫的中間點是乳頭的位置，乳頭旁開各一吋（約 1.5 ～ 2cm）是第三趾縫的範圍。上下的分界從鎖骨到橫膈膜的位置。

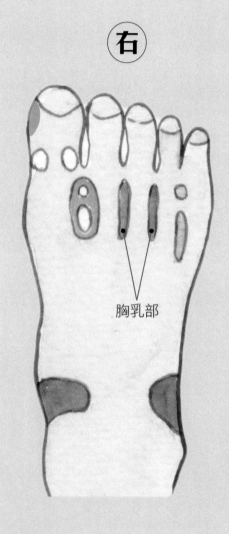

右

胸乳部

當外來因素帶來壓力時，心情鬱悶使胸有「悶悶」的感覺，在腳背第二趾縫會開始摸到反應物，由上到下堆積，感覺到胸口被大石般的壓住了。當第三趾縫堆滿反應物時，胸乳部會出現病機。

在胸乳部的反射區摸到細沙狀反應物，胸部還不會摸出腫塊，做任何檢查也都是正常，但是胸部已經萌發問題了；若你已出現細沙狀反應物，請及時努力天天按摩推掉足部的細沙反應物。在胸乳部反射區也會有緊繃僵硬的手感，是胸部纖維化的現象。請天天按摩自己腋下淋巴、胸乳部及足部反射區，就可防治乳房的病變。

右腳為先天過去、左腳為後天現況，當右腳第三趾縫發現小小一粒時，就要特別注意了，因為這代表有先天的病根。若左腳的胸乳部反射區的第三趾縫發現硬塊，而第二趾縫沒有反應物時，代表胸部的腫塊是自己體質產生，並非壓抑情緒造成。如果雙腳的胸乳部反射區都有反應物時，代表了胸部腫塊變成癌腫瘤的機會很高，不僅要更多保養胸部及雙腳，請就醫，進一步進行乳房 X 光攝影及乳房超音波檢查。

胸乳部的變異與上身淋巴腺息息相關，胸乳部和腋下淋巴腺有淋巴管相通，當上身淋巴腺腫起時，胸乳部的循環也會變差，發生的變異機會跟著升高。胸部腫塊產生變異的條件常見有四種：

❶ 情緒心靈失衡，造成胸悶、呼吸不暢。

❷ 腋下淋巴堵塞，胸乳部不能正常排毒。

❸ 服用避孕藥或女性荷爾蒙藥物。

❹ 有乳癌、卵巢癌、子宮內膜癌的家族史。

經常注意自身腳背反射區的變化，並加以泡腳、按摩保養，就可以身心健康有活力，避免深陷罹患乳癌的恐懼。

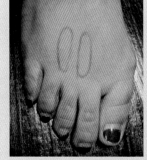
▲ 胸乳部反射區

◎**美胸、舒心理氣按摩油**

薰衣草 16 滴、天竺葵 6 滴、香水樹 8 滴、羅馬洋甘菊 2 滴、療癒油 20mL（金盞花油、山金車油、月見草油擇一）、甜杏仁油 80mL，1 天 1 次，按摩腋下淋巴、胸乳部及足部反射區。連續 5 天休 2 天。

8 呼吸系統

包括協助氣體交換的所有組織，鼻、咽、喉、氣管、肺、支氣管、次級氣管、三級氣管、細支氣管，再分支及細分支到更小的管子稱為「肺泡管」，每個肺泡管都連接著有如小球般的「肺泡」，「肺泡」是相當薄的組織，可讓氧氣進入血液並且循環全身，也讓二氧化碳排出體外。足部反射區包括鼻子、扁桃腺、喉頭、氣管、肺臟、支氣管、肺泡、橫膈膜反射區。

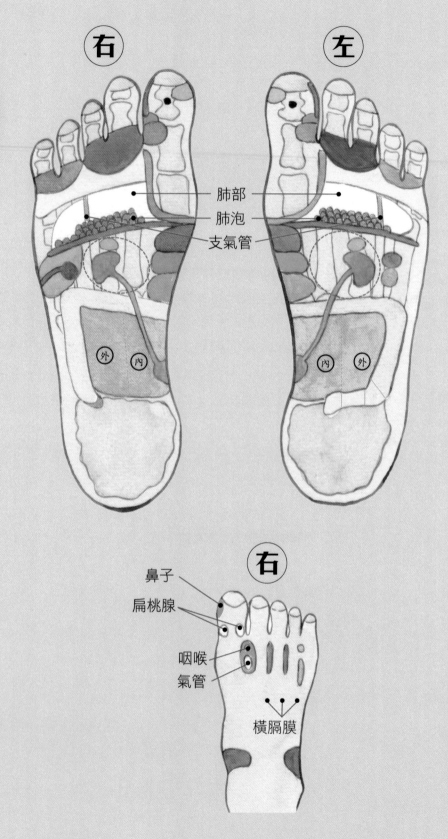

右　左

肺部
肺泡
支氣管

外　內　內　外

右

鼻子
扁桃腺
咽喉
氣管
橫膈膜

鼻子：

在拇趾第一趾節內側緣，細分上中下三等分，由上而下分別是：鼻竇炎治療點、鼻蓄膿治療點、鼻子過敏治療點。當發生相關病症時，會在對應的反射區摸到沙粒或腫塊，按壓掉反應物有助於改善症狀。當鼻子反射區腫大延伸到腳底，會影響大腦的記憶力及嗅覺力。鼻子反射區的按壓必須由大拇趾上端往下端（向心方向）推按。

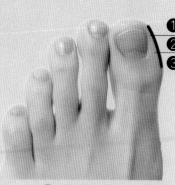

❶ 鼻竇炎治療點
❷ 鼻蓄膿治療點
❸ 鼻子過敏治療點

🔺 鼻子反射區。

◎通鼻膏
尤加利、辣薄荷、薰衣草精油和基底膏，調製成 10% 濃度。通鼻膏抹入鼻黏膜內，可改善鼻子過敏、鼻病毒的侵擾。

◎鼻滴油
尤加利 4 滴、薰衣草 2 滴、辣薄荷 2 滴，與無味椰子油 5mL 均勻混合。每次取 2 滴入鼻孔。早晚各一次。有需要時即可使用。改善鼻子過敏、鼻水倒流。

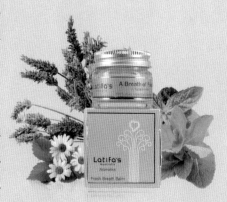

扁桃腺：

反射區在腳背上的拇趾第 2 趾節左右兩側的位置，扁桃腺反射區有先後天之分，因為在頸部以上，所以右腳是現況，左腳為過去或先天的遺傳紀錄，在感冒時按壓右腳效果比較明顯。但在強身、預防感冒上，兩腳都按最好。

扁桃腺有虛症的人會有很明顯的凹陷或是有鬆弛的現象。

◎扁桃腺有感染前兆

茶樹精油 2 滴在 100mL 的水中，搖勻後不斷漱口，或取茶樹精油 2 滴抹在下顎及耳後淋巴結區。

咽喉與氣管：

反射區在腳背的第一趾縫延伸處，劃分上中下 3 點，咽喉在最上面的位置，氣管在中間的一點，胸腺淋巴在第三點（太衝穴的位置）。氣管出問題時通常以單點的形式呈現，氣管反射區有顆粒表示容易出現咳嗽症狀，或咳嗽症狀痊癒得特別慢。如果喉嚨痛、聲音沙啞、發不出聲音等喉頭的問題時，會在腳背的第一趾縫中的第一點咽喉區呈現病機。氣管反射區如果沒有任何反應物，要再仔細摸，是否有鬆弛或凹陷現象，雙腳氣管反射區都凹陷時，代表氣管相當弱。

聲音沙啞可調製一杯消炎、開嗓、止咳的乳香樹脂茶：乳香樹脂 1 茶匙、一杯溫水，慢慢喝。莊松榮的麥門冬湯，改善失聲、咳嗽，適合保養長期用嗓說話的人。慢性的聲音沙啞，可天天喝蜂蜜水潤嗓。女兒以前就讀的幼稚園有一位小朋友同學，因小朋友常常哭鬧尖叫，有二年的時間，聲音有如老婦人般乾粗沙啞。後來，小朋友聲音變得非常細緻有如黃鶯出谷，一問之下得知，她的母親常常泡蜂蜜水給她喝，半年內聲音就完全恢復正常了。我自

已過去 1 年教學課程繁重，常常連續幾天都講 6 小時的課，聲帶大受影響，在左腳的咽喉反射區有明顯的反應物，但右腳的反射區是乾淨無物。

◎聲音的沙啞

絲柏、乳香、檀香常用於止咳也用於改善聲音的沙啞。絲柏 1 滴入 100mg 維他命 C，口含直到溶解，每日 4 次。或使用 3% 濃度的檀香精油抹在頸部。或泡一杯乳香樹脂茶。將一茶匙乳香樹脂＋一杯水，服用。

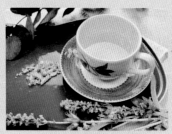

▲ 乳香樹脂茶。

肺部：

位置在第 2 趾到第 4 趾間的斜方肌反射區下緣及太陽神經叢反射區（見第 288 頁）上緣。當肺活量較大時，容納空氣多，呼吸就會比較沉、比較緩，反射區域摸起來豐厚。當肺活量較小時，呼吸會比較急、比較短淺，肺臟反射區會相當薄。

空氣污染嚴重的城市，微塵粒子對肺的黏膜及肺泡造成過度氧化，引起哮喘性呼吸道炎、肺氣腫（肺纖維化）等，精油的任務之一是可以活化肺泡上的酶，而肺泡解毒酶的角色有如肝臟的 P450 解毒酶，會分解外來物，預防身體受毒傷害。塗抹 CO_2 萃取的薑精油可平衡解毒酶的 2 階段作用，再透過荳蔻及其他氧化物精油，如尤加利、桃金孃、乳香、牛膝草、松等促進呼吸順暢。這原理及方法也適用在抽菸及日日料理三餐，擔心油煙傷肺的主婦。

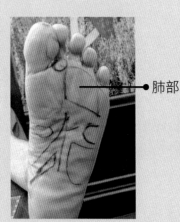

肺部

▲ 肺部反射區

◎清肺活氧

使用氧化物類的尤加利或桃金孃精油 3 滴抹在腳底或前胸的天突穴或膻中穴，或 20 滴在上背，更輔助清肺抗炎，有利氧氣在組織內做氣體交換。肺氣足，身心更加活力四射。

支氣管與肺泡：

支氣管反射區位置在肺部內，約在無名趾下，縱向的一根，當異物入侵支氣管造成發炎，會使細沙的反應物增多，代表有痰或發炎。肺泡反射區在肺臟反射區的底部，太陽神經叢（見第 288 頁）的上面，一塊橫向的區域，積痰會使肺泡反射區以細沙的方式呈現，這時會咳嗽有痰的現象。

◎止咳化痰

迷迭香 CT2 含有桉油醇及樟腦酮能幫助止咳化痰。尤加利是肺部黏膜消炎的第一選擇。10% 濃度的尤加利、迷迭香、茶樹、檸檬精油，按摩前胸及後背、足部反射區。早晚各 1 次，連續 7 天。

橫膈膜：

反射區在雙腳腳背，第 2～4 趾縫底端的凹陷處，經常按壓橫膈膜反射區的這三點可以協同呼吸作用。橫膈膜的收縮不良，也會造成胸悶，甚至引起打嗝的問題。胃脹氣常會造成橫膈膜反射區的腫起。

◎橫膈膜的脹氣反應（打嗝）

羅勒、辣薄荷、茴香精油和甜杏仁油，調製成 33% 濃度。取 10 滴，抹在上腹部及按壓橫膈膜反射區。

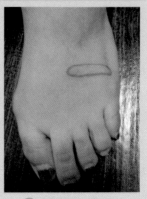

▲ 橫膈膜反射區。

> **66** 空氣污染嚴重的城市，
> 微塵粒子對肺的黏膜及肺泡造成過度氧化，
> 引起哮喘性呼吸道炎、肺氣腫（肺纖維化）等，
> 精油的任務之一是可以活化肺泡上的酶，
> 而肺泡解毒酶的角色有如肝臟的 P450 解毒酶，
> 會分解外來物，
> 預防身體受毒傷害。**99**

清肺、守護免疫（複方精油）

50% 氧化物
20% 單萜醇
20% 單萜烯
10% 酚類

處　　方	尤加利 5 滴 + 茶樹 2 滴 + 松 2 滴 + 紅百里香 1 滴。
使用方法	薰香、泡澡、稀釋後按摩。（請參考 Chapter03）

9 心血管系統

血液循環系統是由心臟和血管組成。主要功能是運送各種物質至全身各組織細胞,供其利用,再將代謝產物運送到排泄器官,排出體外。血液也運送腺體分泌的荷爾蒙到作用器官,以便完成荷爾蒙的特定任務。

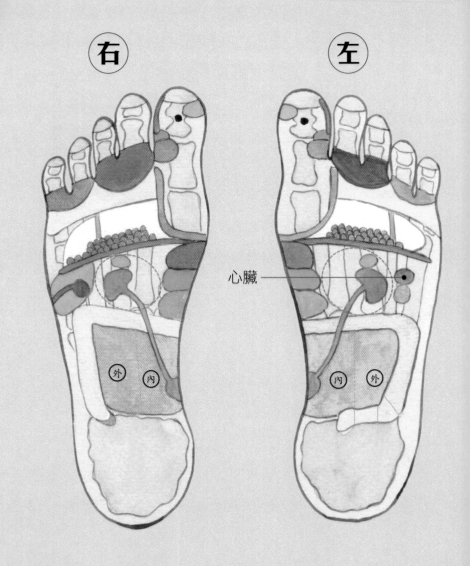

右　　左

心臟

外　內　　內　外

心臟：

　　反射區一按下去有血色，沒有摸到反應物才算健康。若呈白色或是凹陷是典型的心氣不足，若有出現條索或硬塊，則已出現心臟的病機或病症，找出心臟反應物的記號不容易，彼此的距離非常近，可再細分為四區去瞭解心臟的病機：1. 心肌梗塞、 2. 心律不整、3. 心臟老化、4. 冠狀動脈。

- 心臟區的第 1 區：出現反應物的記號表示心血管的脂肪或膽固醇有過高的風險，有了心肌梗塞的病機出現。
- 心臟區的第 2 區：表示心律不整，跟甲狀腺亢進有關。
- 心臟區的第 3 區：是心臟老化或遺傳性心臟問題，吃太好，運動不足會在第 3 區出現反應物。
- 心臟區的第 4 區：是供應血流給心臟，若出現反應物表示心臟缺血的風險大。

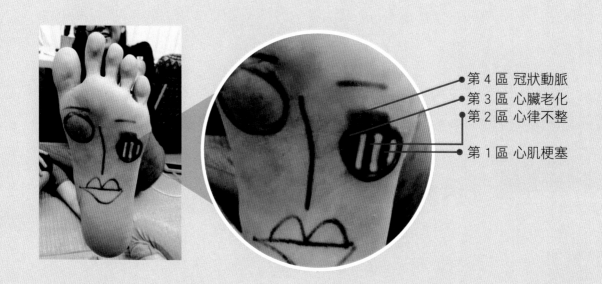

第 4 區 冠狀動脈
第 3 區 心臟老化
第 2 區 心律不整
第 1 區 心肌梗塞

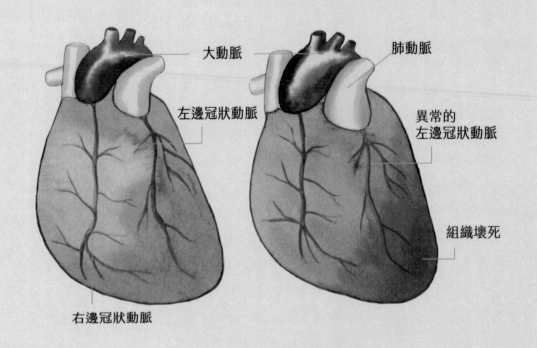

大動脈

肺動脈

左邊冠狀動脈

異常的
左邊冠狀動脈

組織壞死

右邊冠狀動脈

🔺 左為正常的心臟，右為異常的心臟。

◎保養心氣

迷迭香激勵心臟、薰衣草緩和胸悶、香水樹改善心悸、永久花或馬鞭草酮迷迭香處理膽固醇問題、檸檬強化血管彈性。選擇適合自己狀況的精油，調配 5% 的精油濃度，早晚抹在膻中穴、胸乳部與脊椎兩側。一天 2 次，連續 21 天休 7 天。

> 心臟反射區一按下去有血色，
> 沒有摸到反應物才算健康。
> 若呈白色或是凹陷是典型的心氣不足，
> 若有出現條索或硬塊，
> 則已出現心臟的病機或病症。

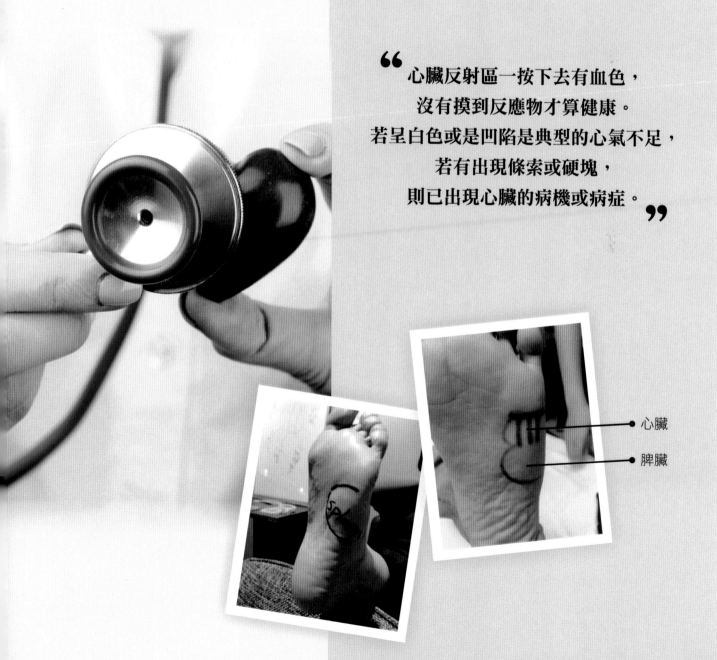

心臟

脾臟

10 內分泌系統

足部可找到的內分泌腺包含腦下垂體、甲狀腺、副甲狀腺、胰臟的胰島、腎上腺、性腺。

腺體的歸類方式可以依照組織所在的部位及功能劃分，在足部反射區中的腺體是以功能作為分類的依據。

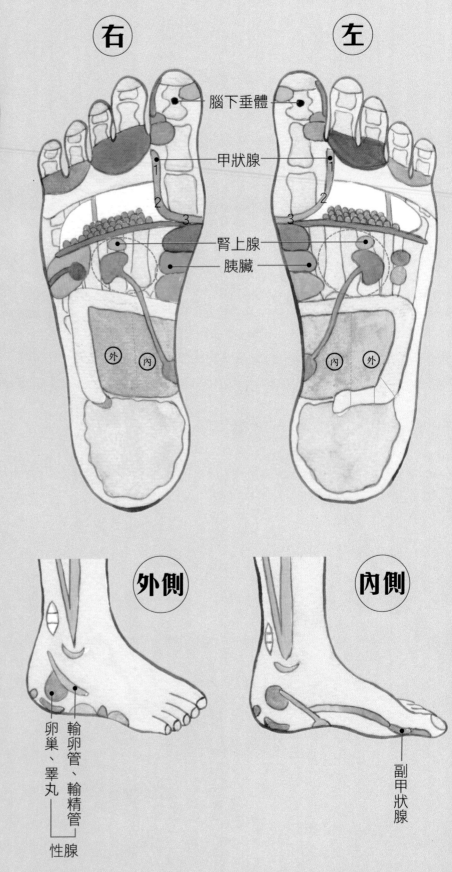

右　左

腦下垂體
甲狀腺
腎上腺
胰臟

外　內　　內　外

外側　　內側

卵巢、睪丸　輸卵管、輸精管

性腺

副甲狀腺

腦下垂體：

　　大約在大腳趾紋的中間，如果摸到明顯的一粒或按壓反射區卻沒有疼痛，表示內分泌的總管——腦下垂體已經失調。

◎腦下垂體失調

快樂鼠尾草、乳香、橙花精油，調製 10% 濃度。按摩後腦、眉心、太陽穴、鼻翼兩側。

甲狀腺：

　　調節身體的新陳代謝，幾乎所有器官都會受到甲狀腺影響。甲狀腺的失調原因可歸咎於遺傳、壓力、免疫及荷爾蒙失調或疾病。

　　甲狀腺亢進發生時，食慾高體重卻不斷下降。常見的症狀有心悸、容易緊張、精神亢奮、易流汗、肌肉易無力、手抖、易失眠、腹瀉、甚至引起月經紊亂、不易懷孕、早產、流產。

　　甲狀腺低下發生時，食慾低體重卻一直變重。常見的症狀有心跳變慢、易疲勞、眼眶浮腫、四肢無力、聲音嘶啞、反應變慢、便秘、月經紊亂、不易出汗、視力與聽力下降、健忘、憂鬱、情緒不穩等。

　　甲狀線反射區在腳底沿著拇趾丘邊緣，畫下如 L 的形狀。左右相反的 L 形。可分為三等分：

- 第 1 區腫大：擠壓第 1 區不會有皺紋，代表情緒失調——憂鬱症或躁鬱症。
- 第 2 區腫大：位在轉角處，可能發生甲狀腺亢進（甲亢）或甲狀腺低下（甲減），個案胖是甲狀腺低下症，個案瘦是甲狀腺亢進症。
- 第 3 區腫大：甲狀腺失衡會影響消化系統。左腳右腳的甲狀腺反射區要同時診斷，因為過去或先天遺傳的記號出現在右腳，容易導致日後發生甲狀腺亢進。長時間的緊張壓力促使甲狀腺失調。當出現數根白頭髮，想要避免滿頭白髮過早出現顯老的困擾，可加強推按反射區甲狀腺、腦下垂體及腎上腺。

瑤同學在 2018 年來和我學診斷足部反射區，瑤同學左右腳的甲狀腺第 2 點非常不同，右腳非常腫大，左腳也腫但稍小一些，我問她有是否有甲狀腺的問題，瑤同學說：以前有吃不胖的體質（甲亢），她的母親也有甲狀腺亢進的病史，後來發現她同時有甲亢也有甲減的問題，因此飯前必須吃處理甲減的藥，飯後吃處理甲亢的藥，目前控制得很好；當下我們都覺得西藥很給力，診斷足部反射區也很忠實反應她的左腳病症和右腳病根。

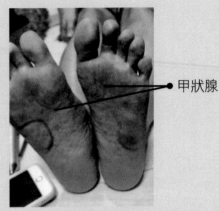

甲狀腺

△ 甲狀腺反射區不同腫大。

◎甲狀腺的調理
黑雲杉精油可協同改善甲狀腺機能低下問題。沒藥精油可用於甲狀腺機能亢進的問題。沒藥、黑雲杉精油都可和具平衡功能的薰衣草、天竺葵產生協同作用。精油調製成 3% 濃度抹在頸部的甲狀腺區（喉嚨中段兩側）。連續 21 天休 7 天。

副甲狀腺：

　　調節血液中鈣離子的平衡。副甲狀腺易受到吃藥過多或腎臟機能衰退影響，當副甲狀腺亢進時，會刺激骨頭中釋出鈣離子，造成骨頭疼痛、骨質疏鬆、骨折、心血管疾病。反射區會腫起，容易有骨質疏鬆或痛風的隱憂，心情通常不好。

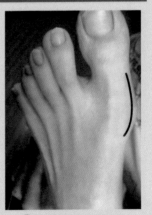

△ 副甲狀腺反射區。

◎副甲狀腺失調
檸檬、葡萄柚、杜松子精油和瓊崖海棠油，調製 10% 濃度。抹在前頸及腳底反射區。

胰腺：

　　由胰島負責，胰島散布於胰臟內，主要分泌胰島素與升糖素。胰島素主要功能是有效降低血液中的糖分，促進細胞對葡萄糖的利用，加速葡萄糖合成糖原儲存於肝臟和肌肉中，也可把葡萄糖轉化為脂肪酸儲存於脂肪中。升糖素會把肝醣還原成葡萄糖，可以使血糖明顯升高。

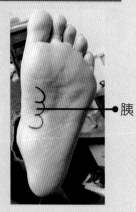

● 胰

　　暴飲暴食的人在胃臟反射區會逐漸腫大；十二指腸深受情緒壓力影響，長期緊張會高度消耗血糖，造成十二指腸反射區腫起變成硬石。當胃臟反應物與十二指腸反應物逐漸變大，會慢慢往胰臟反射區擠壓，這是糖尿病的病機。

　　胰臟反射區單獨出現記號，可能是胰腺發炎或癌症的病機。左腳反射區代表後天形成，右腳代表先天遺傳。右腳若出現反應物容易促進左腳的胰臟反射區腫大；若左腳的胰臟反射區有反應物，時間一久也會反應在右腳上。不論反應物在左腳還是右腳，在胰臟反射區中發現了硬塊，應盡快調整飲食、規律運動及紓壓放鬆，加強按摩足部反射區。

◎血糖代謝

天竺葵及肉桂精油有助於代謝血糖。將天竺葵 1 滴倒入 100mg 的維生素 C 片上，三餐飯後服用，連續 21 天休息 7 天。調整血糖，需長期關注血糖值，搭配運動和調整飲食才能夠徹底治病根。

> ❝ 胰臟在左腳反射區代表後天形成，右腳代表先天遺傳。
> 右腳若出現反應物容易促進左腳的胰臟反射區腫大；
> 若左腳的胰臟反射區有反應物，
> 時間一久也會反應在右腳上。❞

腎上腺：

反射區的位置剛好是湧泉穴，腎上腺深受壓力影響，短期壓力作用在交感神經，激勵腎上腺髓質，促使腎上腺素分泌增加，有了戰或逃的反應與能力；長期壓力作用在腦下垂體前葉，刺激腎上腺皮質，促使腎上腺皮質固醇分泌增加，久久沒有宣洩的壓力，易使神經、內分泌、免疫失調，甚至身心崩潰。壓力管理良好的人在腎上腺反射區應該是有彈性，沒有空陷感，也不會腫起。

若是腎上腺反射區摸起來空陷，這種人會非常疲累，無精打采，慢性疲勞嚴重。若腎上腺反射區有了明顯腫大，這代表了雖然白天很疲累，由於責任心或生活壓力，透過「意志力」強撐，或喝提神飲料如咖啡，回家後肯定累癱了，晚飯後就累到睡著。不久就會發胖，腰圍增粗、內臟脂肪變多，更容易導致代謝異常，出現高血壓、糖尿病、高脂血症。

自己可簡易得知的代謝症候群判定標準

（1）腹部肥胖：男性腰圍 ≥ 90cm（35 吋）

女性腰圍 ≥ 80cm（31 吋）

（2）血壓偏高：收縮壓 ≥ 130mmHg 或舒張壓 ≥ 85mmHg。

其他的數值，如：空腹血糖值、空腹三酸甘油脂值及高密度脂蛋白膽固醇值，這三項必須透過健康檢查才能得知。

用意志力撐著疲憊的身體，身體也必須配合調整其他的內分泌功能，所以遇到腎上腺反射區隆起的人，也必須特別留意其他相關的內分泌，是否也受壓力影響而功能失調了，例如：延髓小腦區、甲狀腺或性腺。

◎腎上腺機能

松、丁香、薑、檀香、天竺葵、迷迭香都能強化腎上腺機能。請調製 10%濃度，改善慢性壓力傷害腎上腺，引發慢性疲勞的問題。

性腺：

　　代表性腺的是卵巢、睪丸，睪丸與卵巢上方的一條粗線，分別是輸卵管與輸精管。性腺的反射區包括卵巢與輸卵管反射區，若浮腫表示雌激素及黃體素分泌失調，常出現經期不正常、心情低落、易怒、頭痛疲倦、氣色不佳，月經不規則、痛經、經量異常。經前症候群、不孕、性冷感、性腺早衰、分泌失調、老化的問題，都可以藉由推按性腺反射區來獲得改善。由於輸卵管的腫起比起卵巢更為明顯，因此輸卵管反射區是診斷性腺是否失調的簡易指標。

◎調理雌激素
快樂鼠尾草、茴香、綠花白千層精油和基底油，調製 5% 濃度。取適量，抹在下腹及八髎穴，以及性腺反射區。

◎調理黃體素
貞潔果精油和基底油，調製 5% 濃度。取適量，抹在下腹及八髎穴，以及性腺反射區。

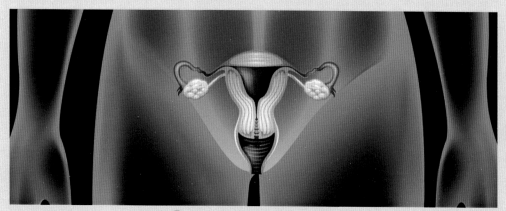

▲ 子宮、卵巢、輸卵管剖面圖。

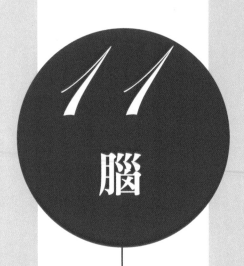

11 腦

腦的反射區在大拇
趾，主要是反映大
腦的額葉系統（額
竇），包括情感、思
考能力、意志力、個
性；大腦負責長短期
記憶力；腦下垂體負
責調控全身的荷爾蒙
系統；延髓小腦區負
責自律神經及運動平
衡力；三叉神經負責
臉部的眼部、鼻部、
口部。頸部以上的組
織器官的腳底反射區
是在對稱的。因此腦
的後天（現況）在右
腳大拇趾，先天（過
去）在左腳大拇趾。

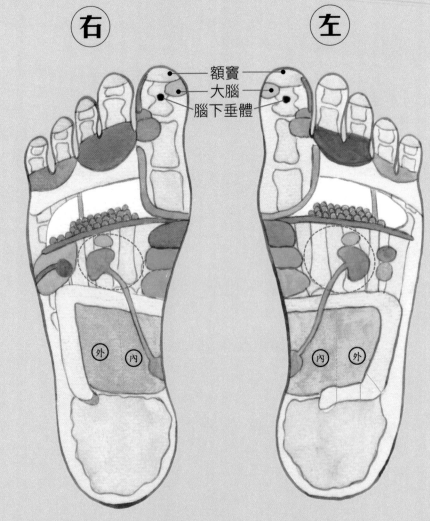

大腦：

　　大腦反射區主記憶，將大拇趾平分上下左右四等分，大腦反射區在上半部的內側。記憶良好是柔軟有彈性。當大腦反射區有硬塊，代表記憶力衰退。當大腦反射區的反應物填滿了雙腳的大腦反射區時，就離失智症不遠了。當先天的左腳出現病機，後天的右腳產生反應物，失智的機會就相當高。必須加強按壓，並多多嗅聞精油。

　　我有一個大三學生叫小不點，她看起來很可愛、很甜美，但在左腳大腦反射區硬腫的很嚴重。我問她：你的記憶力如此不好，如何念書，考上大學？她說：「卓老師，您怎麼知道？」我說：「小不點，妳過去的記憶力很差，已經反映在左腳的大腦反射區了，妳曾經發生什麼創傷嗎？現在康復了嗎？現在是誰照顧妳呢」她說：「我曾有身心受創的經歷，所以在 10 歲以前的記憶全沒了，10 ～ 20 歲之間只剩下斷斷續續的記憶。現在吃醫生開的藥，幫助改善自律神經失調，學習自己照顧自己。」後來，小不點每天按大腦的記憶區，連續一個月，不但明顯改善了硬腫的狀況，記憶力也變好了。當下做過的事，不會立刻忘掉了，也能夠慢慢記起過去的事情。

◎記憶猶新

以下是日本神經內科醫師浦上克哉超過 10 年的研究成果：

【日用】4 滴樟腦迷迭香及 2 滴檸檬入精油項鍊，白天配戴 2 小時以上。可達到活化嗅覺神經系統，改善認知機能！

【夜用】4 滴薰衣草及 2 滴甜橙，夜間薰香。使大腦獲得每天 6 ～ 8 小時穩定的睡眠，達到預防失智的效果！

◎增強記憶力

辣薄荷、尤加利、迷迭香、薰衣草精油和山金車油，調製 30% 濃度。抹在頸部、太陽穴、眉心穴，並按摩大腦反射區。

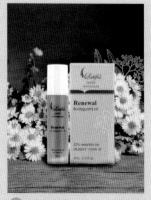

▲ 活力四射一抹，精神充沛。

額竇：

　　管理的是情感、情緒、思考、意志力與個性。額竇反射區在雙腳大拇趾上緣，反射區的反應物代表情感及思考「被整理的程度」。當反射區的反應物呈現堅硬又鼓滿的狀態時，易發展出憂鬱症或躁鬱症的行為。大部分人的額竇區通常都有輕微細沙狀的反應物，如果個案在右腳單邊的額竇反應區有明顯的硬腫記號，表示出現病機，不僅需要每天按壓雙腳額竇區，更需要與親朋好友們往來保持輕鬆愉快。憂鬱症或者躁鬱症者，雙腳額竇反射區皆為大又腫的硬塊，需每天用力左右方向按壓，將大硬塊變為細沙狀，心理情緒也會跟著轉好。

◎平衡情緒

常常用 5% 濃度的快樂鼠尾草精油按摩頭肩頸，透過嗅聞或薰香佛手柑、迷迭香、尤加利、檸檬、辣薄荷精油，調理大腦皮質運作與反應。並用細的腳壓棒左右滾動額竇反射區，按壓時先以右腳為主（後天），再按壓左腳（過去）為輔。

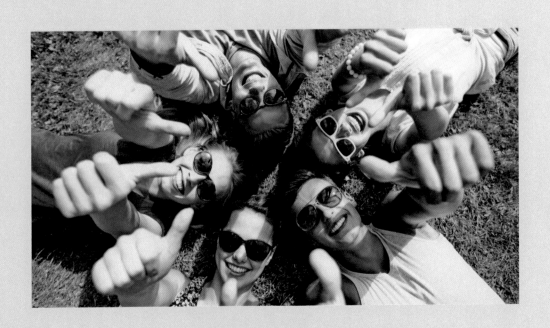

腦下垂體：

腦下垂體是人體「內分泌的總管」，刺激身體內分泌作用。腦下垂體分泌「刺激內分泌腺」的激素，例如：促甲狀腺激素釋放激素、促性腺激素釋放激素、促腎上腺激素釋放激素……等。所以，腦下垂體調節全身的內分泌功能。腦下垂體位置約在大拇趾的中心點，只要是內分泌異常，不論是甲狀腺、胰腺、腎上腺、性腺等任何內分泌出現問題，或整體的內分泌失調都會在腦下垂體反射區摸到半顆綠豆大小的反應物。因此在處理內分泌問題時都必須按壓腦下垂體反射區。

◎更年期及月經困難症

貞潔果精油透過作用在腦下垂體，釋放「促黃體素釋放激素」，讓卵巢分泌更多的黃體素，改善諸多月經症候群或更年期困擾。

嗅聞貞節果精油可影響下視丘反應，並提高多巴胺神經傳導物。平衡助孕酮、雌激素，抑制催乳素，因此能減輕或改善閉經、不孕、情緒不穩、冷感等卵巢問題。內服外用都能產生好效果。

月經結束後一週，開始使用貞節果，調節多巴胺及兩種女性激素的平衡，為下一次月經作準備。記得多按摩腦下垂體反射區。

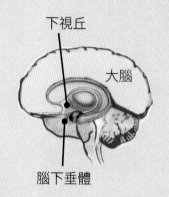

下視丘

大腦

腦下垂體

> 嗅聞貞節果精油，可影響下視丘反應，
> 並提高多巴胺神經傳導物。
> 能減輕或改善閉經、不孕、情緒不穩、
> 冷感等卵巢的性腺問題。

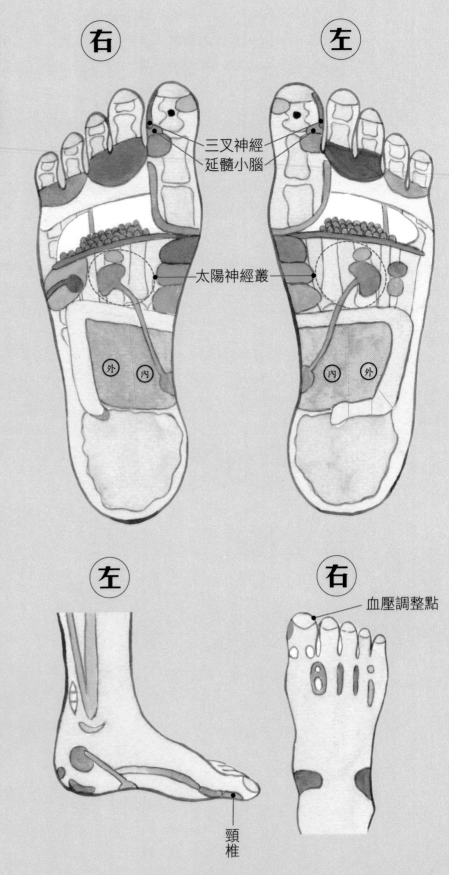

12 神經系統

足部的神經系統包括延髓小腦反射區、三叉神經反射區、太陽神經叢。延髓小腦反射區是延腦、脊髓與小腦的統稱，反射區位於雙腳大拇趾外側下緣，在第二趾節相接處。三叉神經反射區在左右大拇趾第一趾節的外緣。

太陽神經叢位在肺臟反射區下緣，各臟器反射區之間，包圍著腎，在左腳是左鄰胃、胰、十二指腸，右臨心、脾，下臨橫結腸。在右腳是右鄰胃、胰、十二指腸，左臨肝、膽，下臨橫結腸，也會影響腎上腺的作用。

右　左

三叉神經
延髓小腦

太陽神經叢

外　內　內　外

左　右

血壓調整點

頸椎

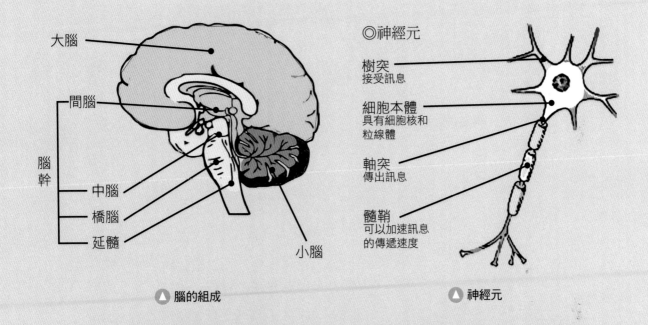

大腦

間腦

腦幹
中腦
橋腦
延髓

小腦

◎神經元

樹突
接受訊息

細胞本體
具有細胞核和
粒線體

軸突
傳出訊息

髓鞘
可以加速訊息
的傳遞速度

🔺 腦的組成　　　　　　　　　　　　　　🔺 神經元

延髓小腦：

　　主要功能是掌管身體的自律神經，也包含了「小腦」的運動、平衡協調。出現氣泡、腫脹或空陷等狀況，不僅表示自律神經失調，也可能是小腦功能退化的現象。無法有效平衡身體、協調身體動作。按壓延髓小腦反射區可以幫助恢復自律神經及恢復原有的運動平衡感。此反射區有硬塊，易中風，必須加按頸椎、斜方肌反射區（見第 296 頁）、血壓調整點。頸椎反射區是自律神經的延伸。

◎平衡自律神經
薰衣草、天竺葵、回青橙精油調製 5% 濃度入聖約翰草油。按摩脊椎兩側、太陽神經叢區。

三叉神經反射區（左腳）：

　　三叉神經是一條神經分三個叉，分別延伸到眼睛、鼻子、嘴巴。

　　左右腳的三叉神經反射區各自代表不同的問題，左腳拇趾三叉神經可分為上中下三等分，由上而下分別為失眠造成的偏頭痛，神經衰弱造成的偏頭痛，感冒造成的偏頭痛。

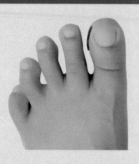

◎偏頭痛

薰衣草精油 15 滴、辣薄荷精油 3 滴，嗅聞入腦，以及塗抹在太陽穴、眉心、風府、風池、翳風穴，並按壓腳底的三叉神經反射區，左邊的偏頭痛按壓右腳的大拇趾外側，右邊的偏頭痛按壓在左腳的大拇趾外側，可以快速消除嚴重的偏頭痛。

三叉神經反射區（右腳）：

　　右腳大拇趾三叉神經反射區是進一步瞭解血壓高低的反射區，分為上下兩區，上面收縮壓，下面是舒張壓，該區域發生腫塊表示收縮壓或者舒張壓過高。血壓偏低時，舒張壓反射區的位置會呈現凹陷狀。若上部腫起，下部凹陷表示血壓差過大，容易中風。發現此現象時，並有頭暈、肩頸緊繃或血壓升高的現象，務必進一步就醫檢查。調整飲食、生活作息正常、精油紓壓放鬆、天天做足部反射療法，協助調理體質。

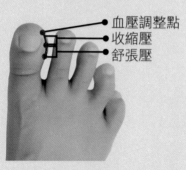

血壓調整點
收縮壓
舒張壓

◎放鬆肩頸

快樂鼠尾草、薰衣草、馬鬱蘭精油，調製 10% 濃度，以精油放鬆性按摩僵硬的肩頸肌肉。

位在右腳大拇趾外側 45 度角位置，有時可以發現一些硬塊單獨存在。有此硬塊者代表容易激動或生氣，血壓會快速上升，有腦溢血的風險，做好心血管保健，例如內服魚油、月見草油。

◎降血壓
深呼吸薰衣草精油有益降血壓、緩心跳，並多按摩右腳大拇趾外側的血壓調整點。

太陽神經叢反射區：

太陽神經叢以放射狀延伸，遍布腹腔的消化系統區域，影響腹腔內整個消化系統及情緒。因此，當太陽神經叢異常時，消化系統及情緒也會跟著異常波動，在治療消化系統的非器質性的病症時，必須也要調理太陽神經叢反射區。

太陽神經叢如果單獨的腫起（其他反射區沒有連帶腫起），代表食慾旺盛，如果想要抑制食慾，把腫起的太陽神經叢反應物按壓掉，會明顯感到食慾下降。若是嗅聞廣藿香精油，其香氣也有益於降低食慾。

太陽神經叢反射區包括整個上消化道、泌尿系統、心脾與肝膽，但通常不會整個反射區腫起，都是局部性的隆起，太陽神經叢反射區隆起會影響旁邊的臟器；旁邊的臟器異常，也會使太陽神經叢異常。太陽神經叢反射區常發現在心臟反射區周圍以及甲狀腺第 2 點的周圍異常腫起，因此可能是心臟問題引起太陽神經叢的異常腫起，或太陽神經叢引起心臟的問題，必須和個案溝通才能釐清因果關係。

◎紓壓放鬆
內服或外用甜馬鬱蘭精油都能有效處理因壓力引起的腸躁症；羅勒精油則兼具滋補神經與鎮定腸胃痙攣的腹絞痛；乳香精油改善焦慮不安的情緒。聞香、塗抹、內服都可以達到效果。

13 眼耳

左腳眼睛反射區反映右眼的現況，右腳反射區反映左眼的現況。耳朵反射區有三個，分別是外耳、中耳與內耳反射區。

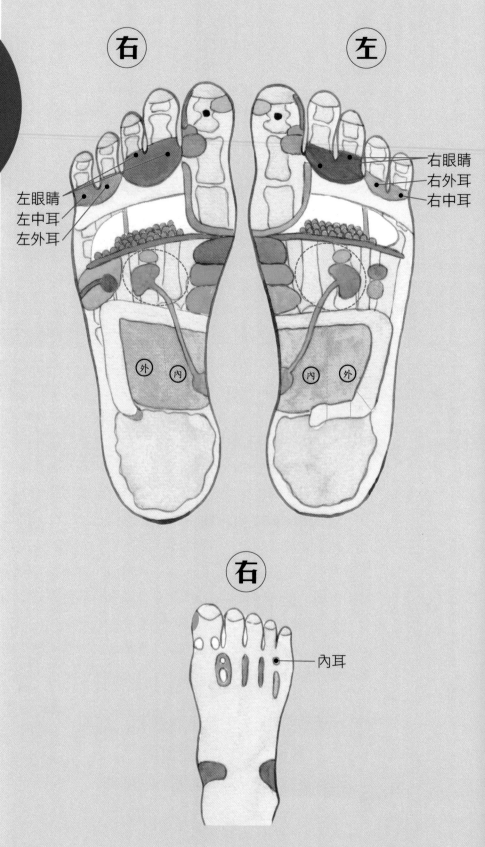

右　左

左眼睛
左中耳
左外耳

右眼睛
右外耳
右中耳

外　內　　內　外

右

內耳

眼睛反射區：

在雙腳食趾與中趾的第三趾節上，由於眼睛在頸部以上，所以眼睛反射區在眼睛對側，反射區隆起厚實代表該眼睛有病症。雙腳的食趾、中趾的第三趾節雖然都是眼睛反射區，但兩者功能不同。腳食趾的第三趾節管眼球的部分，當眼壓過高、眼睛疲勞、水晶體疲乏，按壓食趾第三趾節；中趾第三趾節是視神經的反射區，與視力息息相關。要真正的治療眼睛問題，一定要經常按壓兩個眼睛的反射區，勿用眼過度，適時看遠舒緩眼壓。

麗同學是教手工皂的老師，多年前向我學習芳療，2018 年剛好我準備為芳療舊生開設足部反射療法的課程，極力勸她來上課，未來她可以和更多人分享足反射與芳療的應用。麗同學上課後，開始按壓她的眼部反射區，因為左眼在二年前開始出現飛蚊症現象。原本只有一小點也不以為意，但是隨著眼球轉動，黑點始終如影隨形，也感到十分困擾。後來，她連續三四天刻意按壓眼睛反射區，至少 5 分鐘以上。某日早晨，不經意發現黑點不見了。她說：「飛蚊症飛走了耶，好神奇的效果。」她決定明年要為她的學生開設足部反射的診斷與治療班。

還有一位很年輕的朋友，準備高考期間，視力很差，看東西都模糊不清，醫師說她是眼部中風，可能是眼睛的視網膜血管病變，造成視網膜或視神經的損傷。會發生眼部中風的病人，一般都是上了年紀而且有全身性血管功能異常的病人。例如：高血壓、高血糖、高血脂症及動脈硬化等疾病。現代人長期使用 3C 資訊產品，過度使用雙眼，助長了眼睛的老化或病變。

在腳底的眼睛反射區細分成管理眼部肌肉及眼部神經的區域，自己務必要經常按壓食趾和中趾第三趾節的眼睛反射區，再加上多按摩延髓小腦及頸椎反射區。每天 2 次，每一次不少於 5 分鐘。每次按壓就是給自己的眼睛帶來希望，也能預防眼部老化或發生眼睛中風。

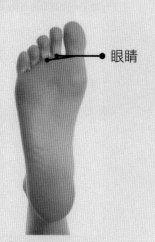

眼睛

🔺 眼睛的反射區

◎改善視力與保養眼睛

自古認為薑及茴香精油可以促進視力、德國洋甘菊精油可以舒緩眼睛乾癢、永久花精油可以活血化瘀、薰衣草精油可以紓解疲勞、乳香精油可以滋潤眼周肌膚。有效改善視力與保養眼睛，在眼部周圍使用 2% 精油是常規的濃度。

耳朵：

外耳反射區在無名趾的第三趾節，若經常聽耳機音量很大的人，會在此摸出反應物，如反應物沒有推掉，會慢慢影響到中耳。中耳反射區在小拇趾的第三趾節，因感冒或游泳或異物入侵造成中耳炎，中耳反射區會產生反應物，把反應物推開可以協助改善中耳問題。內耳在腳背上的第四趾縫上緣約一顆綠豆大小為內耳反射區，內耳問題會造成暈眩、暈車等，可在雙腳腳背的內耳反射區發現反應物，將其推開可改善問題，同時按壓延髓小腦與頸椎反射區，可協同改善平衡感的問題。

偶有身邊的朋友因壓力或慢性疲勞發生眩暈症，透過幾次用藥或休息仍無法完全根治，暈眩還是會突然發作。不但整天頭昏目眩走路輕飄飄，嚴重時天旋地轉，只能躺平無法起身。平日開車或外出都會擔心症狀突然發作，嚴重地影響生活與工作。希望能夠快快治好暈眩，不要再依賴藥物，減輕隨時復發的心理壓力。

活動時，我們主要靠三大神經系統維持平衡：內耳的前庭神經系統、眼睛的視覺神經系統，以及肌肉的本體感覺神經。其中內耳的前庭系統失控導致的眩暈最嚴重也最為常見，有時還會合併耳鳴或喪失聽力。自律神經控制內耳血液及淋巴循環。

因此，內耳或神經老化都可能引發暈眩。自己可以每天推按腳背的內耳，以及腳底的延髓小腦反射區；若是神經老化問題可以多多按摩手及臉，促進腦部運動區及感覺區淨化神經；慢性疲勞問題，可連同按壓腳底的腎上腺及腎臟反射區，以及按摩後腰腎區。

一位年約 60 歲的朋友患了暈眩症，可能是過勞或老化引起的症狀，症狀超過三個月，異常困擾。後來我去她家為她診斷足部反射區，瞭解她目前的五臟六腑的狀況，並教她如何在相應的地方按摩足部反射區，配合精油治療按摩耳朵，並加上溫水泡腳，不到兩個禮拜，暈眩症就完全痊癒了。

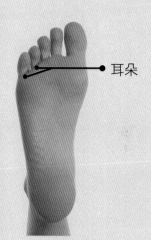

▲ 耳朵的反射區

◎暈眩症

選擇 2 ～ 3 種精油，如永久花、薑、辣薄荷、薰衣草、羅勒、荳蔻、青葉薄荷精油。調製 5% ～ 10% 濃度的精油，抹在耳前的聽宮穴、耳門穴、聽會穴及耳後的翳風穴。建議每週請芳療師做一次全身紓壓按摩，連續 4 週，有益身心平衡、恢復活力。使用羅勒、辣薄荷、薰衣草精油和山金車油，調製 3% 濃度，能夠改善暈眩症。

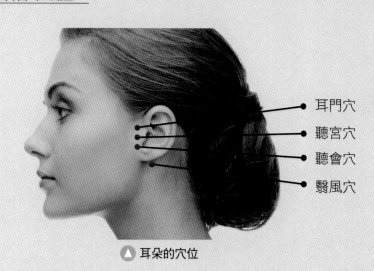

▲ 耳朵的穴位

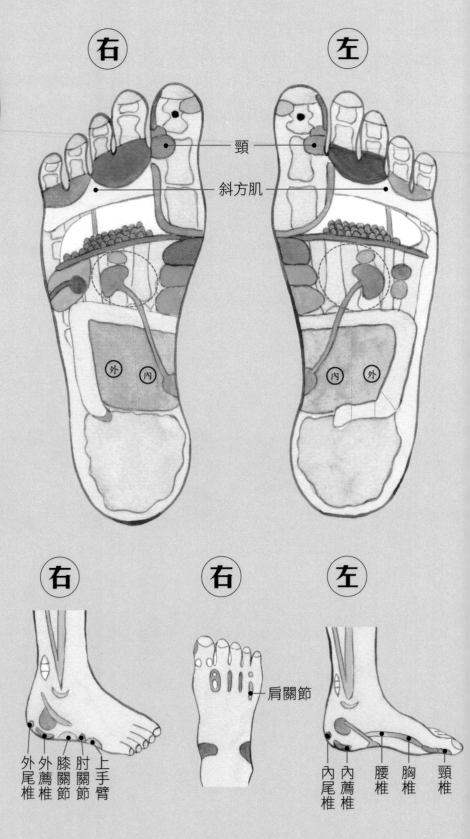

14 關節肌肉

反射區包含頸部、肩膀、肩關節、頸椎、胸椎、腰椎、薦尾椎。定期按壓足部反射的筋骨反射區，再依個人需要，配合經絡按摩、整復等，可以快速有效改善肌肉、骨骼的問題。手肘反射區與膝蓋反射區分別代表了肘膝的軟組織與骨頭、關節問題。

頸
斜方肌

右　左

右　右　左

外 內　內 外

肩關節

外尾椎　外薦椎　膝關節　肘關節　上手臂

內尾椎　內薦椎　腰椎　胸椎　頸椎

頸部：

　　左頸反射區在右腳，右頸在左腳，頸部反射區在雙腳大拇趾第三趾節內側，包括後頸部軟組織，不包含頸椎。落枕是單側頸部肌肉痙攣，造成脖子疼痛不能轉動，要按對側的頸部反射區，可以立刻舒緩疼痛。按壓頸部反射區能夠改善以下情況：情緒緊繃造成的脖子僵硬，感冒引起的肌肉痠痛，低頭造成的頸部肌肉緊繃等。

◎落枕
迷迭香、辣薄荷、薰衣草精油各 3 滴，與聖約翰草油 9 滴及山金車油 9 滴均勻混合即可使用。按摩在患處。

肩膀：

　　是斜方肌的一部分，緊繃的肩膀不僅會影響頸部的舒適，也會妨礙呼吸的順暢。緊張壓力會造成肩頸肌肉的緊縮，定期按壓肩頸反射區，除了放鬆肌肉外，也有助於放鬆情緒。左肩反射區在左腳，右肩反射區在右腳。

◎改善肩頸緊繃
薰衣草、辣薄荷、甜橙、快樂鼠尾草精油各 8 滴，加入山金車 9mL 混合均勻即可使用。

> **緊張壓力會造成肩頸肌肉的緊縮，
> 定期按壓肩頸反射區，
> 除了放鬆肌肉外，也有助於放鬆情緒。**

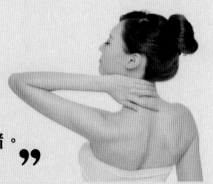

肩關節：

　　肩關節就是肱骨與肩胛骨的連接處，反射區在雙腳無名趾趾縫向上延伸處。除了骨頭之外，關節還包含了軟骨、滑囊、韌帶、肌腱、關節囊等軟組織。任何一個軟組織受傷，連帶著其他軟組織也會一起受傷，造成關節活動受限。肩關節不靈活、活動角度受限等，都可以按壓肩關節反射區來改善症狀。

◎關節炎
40 滴尤加利、20 滴檸檬尤加利、20 滴甜馬鬱蘭、10 滴薑、10 滴丁香精油、調入 50mL 山金車油，調製 10% 濃度。每日塗抹 3 ～ 5 次在患處，直到改善症狀。

頸椎：

　　反射區在雙腳大拇趾第三趾節內側，反映頸椎本身與內部神經。頸椎反射區也是延髓小腦反射區的延伸，屬於自律神經的一部分，當延髓小腦反射區腫起時，頸椎也會連帶呈現浮腫狀態。頸椎反射區如果有顆粒就代表某一頸椎有異常。

◎平衡自律神經
薰衣草、天竺葵、回青橙精油調製 5% 濃度入聖約翰草油。按摩頸椎、延髓小腦、太陽神經叢反射區。

胸椎與腰椎：

　　反射區在足弓內側，由副甲狀腺反射區開始到膀胱反射區為止，分界點在公孫穴的位置。如果是內臟引起的反射痛，或背部肌肉的緊繃，按壓腳底的胸腰椎反射區有舒緩的效果。

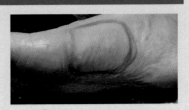

▲ 胸、腰椎反射區。

◎胸椎與腰椎處肌肉痛

薑、黑胡椒、檸檬草精油調製 10% 濃度入山金車油。取適量抹在疼痛處。以及在胸椎、腰椎反射區，並按摩這些反射區。

薦椎／尾椎：

位在腳跟的薦尾椎反射區可分為內外兩部分，內側在跟骨後端邊緣如反向的 L 型，外側也在跟骨後緣相對於內側位置。摔倒或撞擊薦尾椎很容易壓迫到薦尾椎神經而造成生殖泌尿系統的異常。薦尾椎分內外兩側，外面是靠近體表，內側則是靠近體內那一面。在臨床上，內外薦尾椎反射區代表「受傷時間的長短」。

受傷初期，外薦尾椎反射區摸到凹陷是病機。隨著時間的進展，慢慢在內側薦尾椎出現反應物，這時患者的薦尾椎也開始會有隱隱作痛的感覺，也就是說內薦尾椎反射區代表「已出現病症」。

◎用精油補氣、消毒殺菌

激勵脊椎的正能量，清除脊椎上可能的病毒、細菌。尤加利 10 滴、迷迭香 2 滴、薰衣草 5 滴、甜馬鬱蘭 2 滴、檸檬草 1 滴，混合均勻後，用吸管吸出複方精油，依序滴在後背的薦椎、腰椎、胸椎，用手掌從薦椎往胸椎方向抹勻，再使用吹風機的中溫度在脊椎處吹得熱熱的，幫助精油透過十倍速的熱療滲透肌膚。吹風機最好的距離是離背椎 10 公分高，時間是 2 分鐘。再取療癒油，如山金車或聖約翰草油或瓊崖海棠油或黑種籽油 2mL，倒在背部脊椎旁 2 指（膀胱經）的地方，均勻抹在背部，再使用吹風機由上往下熱熱吹，時間也是 2 分鐘。

> **精油搭配吹風機熱療，有如現代版的吹風機溫灸術。**

▌反射療法的區域理論 (Zone Reflexology)

　　區域理論幫助學習反射學的入門者，概括式地了解：「刺激手腳的特定區域上，可以放鬆或刺激身體的特定位置。」

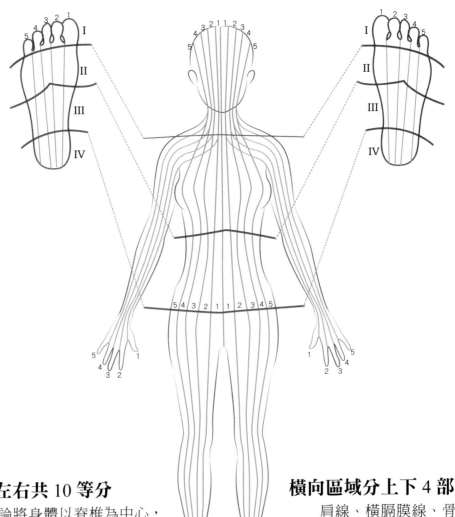

縱向區域左右共 10 等分

　　區域理論將身體以脊椎為中心，向左向右各分為 5 個區域，這些區域是能量通道，包含了組織器官或腺體。例如脊椎的區域是在足部的第 1 區域。如果在腳底的區域上有敏感痛或反應物，表示在同一區域的組織器官或腺體有異常。

橫向區域分上下 4 部分

　　肩線、橫膈膜線、骨盆腔線將身體分成由上而下的四個部分，頭部區、胸腔區、腹腔區、骨盆腔區。足部和身體的每一個區的臟腑和腺體都各自對應。值得注意的是：骨盆腔區的反射區域不在腳底，而在腳底的兩側。

日系的足反射療法與芳療的應用

　　日本芳療護理師「市野小織」對足部反射治療也有一定的心得，著有《真滿足，提高自癒力的腳底健康法》一書。在臨床上，她常用足部反射療法進一步診斷病患的現況，並提供輔助治療，獲得了醫院的工作同仁，以及病患、家屬的認同與讚許，書中有許多令人感動的臨床療癒故事。並提到若想檢查腳底與照護自己，可以透過觀察腳底的顏色、皺紋、角質、溫度、溼度、彈性、乾燥等，對於新手易懂易學，能夠快速學會檢查自己及周遭親朋好友們的腳，以下分享市野小織的自我檢查內容如下：

顏色	健康的腳底膚色在第 1 區是粉紅色偏紅，第 2 區和第 4 區是粉紅色，第 3 區是偏白色。若過紅表示內有怒氣或發炎現象；若腳底青紫就有氣滯血瘀的現象；腳色過於蒼白表示有貧血現象，而且活力不足；腳底泛黃有疲勞和肝功能下降的可能。	 ▲ 右為氣血充足的腳色。左為蒼白的腳色。
皺紋	容易觀察腳底的記號，透過眉筆沿著腳底的皺紋畫線，可以找出三種不同類型的皺紋： （1）網目狀顯示反射區的器官有先天不良的傾向。 （2）又淺又長的細白皺紋，代表該反射區的器官或組織慢性機能衰退。 （3）約 1～2 公分又短又深的皺紋，代表最近壓力大，引起器官或組織失調和失衡。	 ▲ 皺紋，兩腳大不同。
角質	為了保護內在的器官或鞋子摩擦，可能都會堆積角質。用小型（細目）的腳搓板輕輕搓去角質，再抹上乳霜修護滋潤皮膚。如果還是沒有改善情況，腳底持續出現嚴重角質化，可能就是對應的部位發生病變。	

溼度	經常有腳汗，代表個案處於精神不安定的狀態。自律神經失衡會出現緊張、焦慮的狀態。
溫度	腳溫度高表示有發燒或內分泌過剩或怒氣未消。若腳底總是冰冷，乃是氣血不足，除了泡腳，還要加強按摩心、小腸反射區，以及穿襪子保暖腳底。
彈性	拇趾僵硬代表用腦過度。腳底特別僵硬和身心的慢性疲勞有關。
乾燥	腳底非常乾燥又脫皮嚴重，像是乾荒的沙漠一樣缺水，可能和長期用藥有關，或長期吃營養補給品的人，常常會出現如此極度乾燥的腳底。

△ 皮膚乾燥度，
　兩腳大不同。

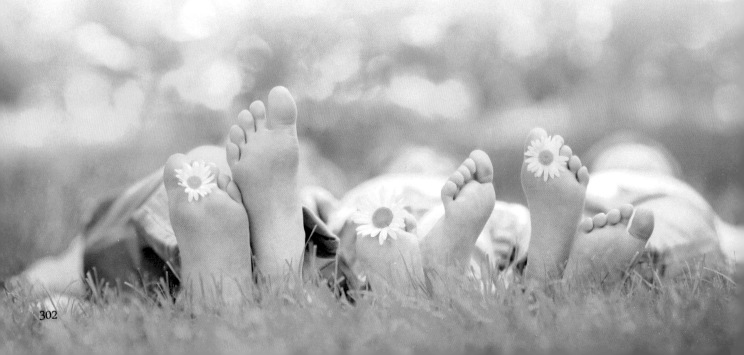

私家話

　　每年固定應定居在中國廣州的李佳玲老師之邀講授「診斷足部反射區與芳香治療」；過去也曾在精油專櫃舉辦多場的「診斷足部反射區與芳療應用」；也會在大學教授芳療按摩課時，帶入足部反射療法的診斷技巧。我藉著這機會和曾經一起努力學習足部反射療法的同好及學生們表達感謝，因為你們熱情參與課程，並願意公開自己的腳底給同學們一起學習如何判斷腳底症狀。

　　多年下來，我非常認同「人如其名，腳如其形」的意涵，我相信通過對個案「腳」的認識，會更精確理解個案的身心狀態，提供更務實的治療規劃和方案。希望大家喜歡診斷足部反射區的這一章節，這是我過去學習診斷足部反射區、足部反射治療及足部反射教學的心得。

　　過去，芳療師一直是藉由「聽」個案的主訴，或參考西醫的診斷書來給予精油處方。芳療師缺乏務實的工具，造成無法為個案進行「辨證論治」，我對此一直引以為憾。

　　自己在陸續學習各種診斷身心靈的輔具，包括虹膜、靈擺、洞悉卡、原型卡、診斷足部反射區之後，發現了診斷足部反射區不僅易懂易學，不用購買設備，低成本，只要一支腳壓棒即可，而且足部的反應物訊息清楚，改變快速。反應物既是診斷的根據，也是治療的標竿。只要推按反應物，就刺激了神經，連動了臟腑，不禁要稱讚足部反射療法真神奇，非常適合芳療師學習，為個案的「辨證論治」擔上責任。

　　很開心在台灣或在中國的芳療學生們和我一樣認同診斷足部反射區的好處，也感受了足部反射療法的神奇，盼望未來更多的芳療師不僅看得懂個案的腳，察覺個案的腳蘊藏了「過去與現在」的生命故事，每天更能把握 20 分鐘為自己腳底抹精油，從腳尖按推到腳跟。同時透過足反射療法與芳療精油得到養生保健的好處。

　　謝謝大家的熱情參與，讓我體悟到有職業道德的人不會孤立，必定有志同道合的人來親近她，內心充滿「德不孤，必有鄰」的喜悅。

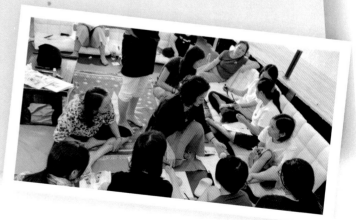

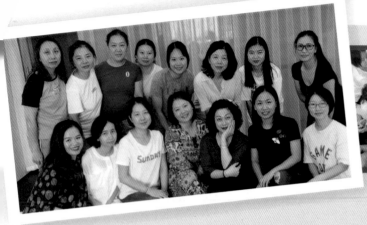
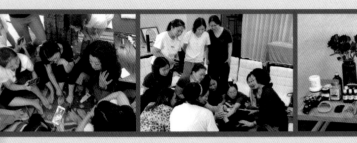

同學們對課程的回響

　　足反射課程收穫超多！卓老師的幽默風趣，重視實際操作，讓原本難記的知識一下子活了起來。學會了根據足部記號來診斷身體的潛在問題，並從得到許多日常使用精油的建議，讓我們能夠自己用芳療來保養身體和預防疾病。是一門非常實在的課程。

——Lisa

　　第一次上卓老師的課，她知識淵博，幽默風趣，優雅美麗，風姿卓越，深深地被她折服。課程裡學習到了非常非常多的足部診療知識，現場直接以實例驗證反射區，透過同學們的足部對應症狀。令人讚嘆足部診療的精準神奇，真遺憾沒有早十年來上此課，不過何時開始都不晚，因為現在的每個當下都是我們生命中最年輕的一天。感恩有緣分遇見，感謝老師的傾囊相授，讓我學會更多方法可以更有信心去照護自己和家人。

——魏博

　　幾年前就想上卓老師的足部反射課程，機緣一直擦身而過，這次終於抓住了。兩天的課程太棒了，我都要很努力地才能把這麼多的內容塞進腦子裡，生怕有半點遺漏。很實用的課程，難度不高，稍微花一點心思就能學會、記住這些知識。正如卓老師所講，足療搭配精油的最大好處，是在診斷過程中就帶上治療了，再加上精油的運用，事半功倍，在日常生活中，隨時隨地都可以應用，用它守護自己和家人的健康。

——Claya

　　感恩遇到卓老師的足底課！寶寶流鼻涕有 10 天了，一直反反覆覆，課後馬上用足底診療對應寶寶腳上的反射區按壓搓揉，用精油薰香。第二天發現已經不流鼻水了，喝奶時也不再難受地流鼻涕。重點是操作方便，效果明顯！這是居家必備的課程，讓我在育兒的路上少一點彷徨，多一份安心。

——Stella

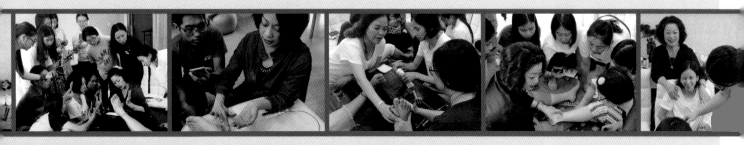

　　課程內容很豐富，老師傾囊相教，即時示範操作，同學們都表示收穫滿滿。從老祖宗時就流傳下來的腳底穴位按摩，用於預防症病與強身健體，而且一直備受關注。但是，它一直只停留於各大足浴養生保健的場所，並沒有進駐家裡。卓老師一直都在這方面推廣，這是因為她深信足部能夠反映我們體內各臟腑的情況，而且在「辨證」上比中醫傳統的把手脈更簡單易懂，在居家生活中很容易實踐，讓更多大眾免於一生病就吃一大堆的藥物，使預防更勝於治療，減少病痛折磨。

　　同時，卓老師也深信植物的力量，因此她把足部辨證、按摩術與精油處方一起結合起來，創出一套療程，使芳療師、照護人員與家人都能受益，更容易掌握診斷足部反射區的方法，並透過選擇對的精油塗於相應位置，加上按摩舒緩症狀。老師二十多年的臨床經驗顯示這套療程對大部分亞健康的人都能有舒緩、改善，甚至徹底解決症狀。

——Elise

　　感謝卓老師的足部反射課程，自己長期有胃酸逆流、消化不良和便秘的症狀，昨晚嘗試按摩腳底的十二指腸和胃部反射區，今天早起到現在都沒有反胃酸、胃也舒服了，特別是上午難得上了兩次廁所，身心愉悅了。零成本的按摩隨時隨地都能帶給家人身心健康，分享給身邊的朋友一起受益，感恩老師！

——Apple

　　機緣巧合之下我有幸被公司選中去上卓老師的課，感謝卓老師的精彩課程，讓我認識到原來從足部可以反映出人體這麼多的問題，還有芳療的知識如海洋般更是學都學不完，「診斷足部反射區與精油療癒」，又是一個想要深入學習的知識。卓老師將醫學芳療與傳統的足部診斷相結合，讓療效更加顯著，更是讓我為之折服。

——Lacie

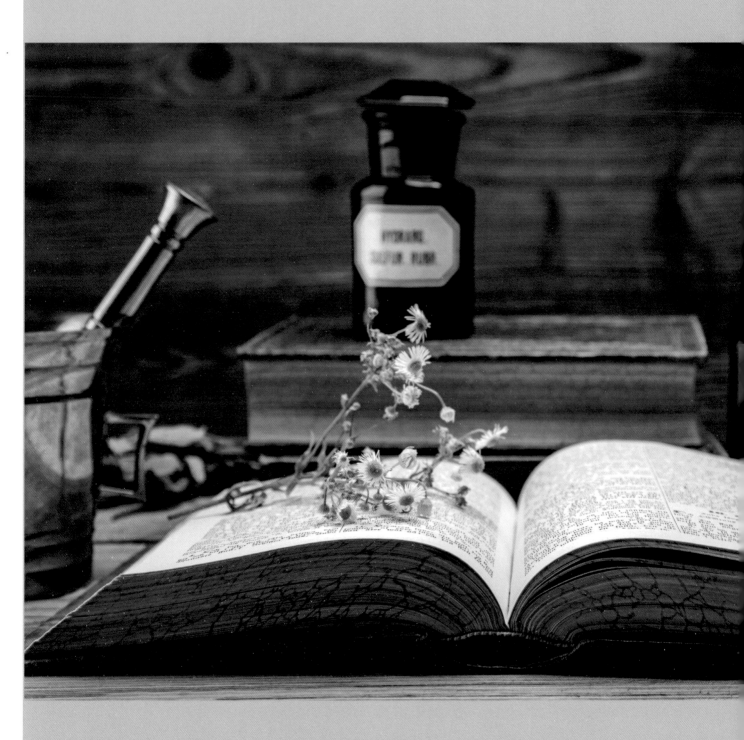

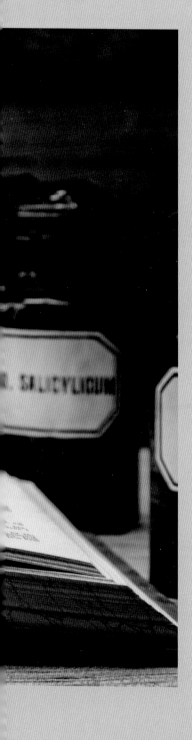

Chapter 9

Aromatic Healing Stories

芳香治療的個案故事

遇見芳療的契機

A Turning Point of Learning Aromatherapy

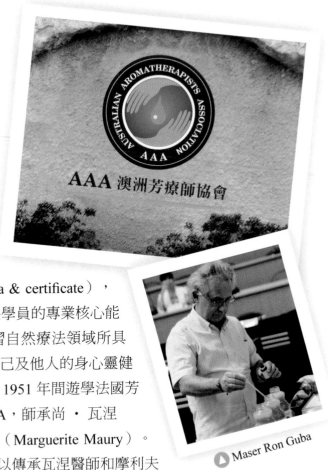

Maser Ron Guba

▌AAA 澳洲芳療師協會

　　AAA 澳洲芳療師協會在 1970 年代創會於澳洲雪梨，提供多種文憑及證書（diploma & certificate），以職場的需求為導向設計的課程，目的在發展學員的專業核心能力，同時注重學員的職業道德養成。學員學習自然療法領域所具備的成功條件就是渴望裝備自己，達成療癒自己及他人的身心靈健康。創會會長 Clair & Simon Lorde 在 1950 ～ 1951 年間遊學法國芳療學院，並授證為 Natural Oil Therapy Dip AAA，師承尚・瓦涅（Dr. Jean Valnet）及瑪格麗特・摩利夫人（Marguerite Maury）。Clair & Simon Lorde 在法國學成回澳洲後，就以傳承瓦涅醫師和摩利夫人的芳香療法給澳洲人民為己任，當時澳洲並不熟悉芳香治療的藝術與法則，他們提供完整又安全的芳療教育與訓練，將芳療的療癒成果最大化，並避免不必要的副作用及風險，如：接觸性過敏、流產、神經性中毒、肝腎的損傷。

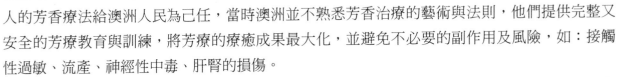

　　我在 1993 ～ 1995 年澳洲留學的期間，有幸接觸芳香療法，芳療專業啟蒙自 AAA 澳洲芳療師協會的創會會長 Clair & Simon Lorde。在 2005 年又加入法系的 Ron Guba 及 Daniel Pénoël（M.D.）的整體芳香治療哲學觀，著重「實務操作」，為個案量身訂製個人化的身心靈療癒處方。

　　自 1995 年開始在台灣推廣芳香療法，至今超過 20 年。最早進入百貨專櫃服務，作為第一線的芳療從業人員，力勸民眾少用藥，多用天然的芳香療法，若有壓力性偏頭痛、感冒、咳嗽、鼻子過敏、皮膚過敏、消化不良、傷口、水腫、婦科不順、痠痛疲勞、關節炎等，都請客人先來試試我的精油芳療。由於每天耳提面命地叮嚀客人，我決定寫一本芳香療法入門手冊，在 1998 年出版了第一本芳療書《芳香過一生》，幫助客人認識芳療，也希望客人和我一樣喜歡、信任芳療。

芳香療法的奇蹟

在 1998 年受王英偉醫生的邀請（現為國民健康署署長）在「蓮花基金會」舉辦「第二屆：佛法與臨終關懷研討會」，分享「芳香治療」的臨床輔助療法，當時有 200 位以上的台灣醫護專業人員參加此會，特別都是在安寧療護的領域。由於成功分享安寧芳療的可行性及重要性，日後有這榮幸及機會進入慈濟、彰基及耕莘安寧病房為末期病患服務。每週一次，為病患、家屬服務，以及為護理師們臨床授課。這個機會打開我對臨床芳療的視野，原來重症的病人對精油芳療的反應比正常人更明顯。在安寧病房服務五年以來，相遇的諸多案例中，以下這些病患的反應讓我印象最為深刻，簡述如下：

◎睪丸癌患者──只透過一週 2 次的芳香治療（泡腳及按摩），就讓因淋巴水腫看不見膝蓋骨的腫脹下肢，恢復成纖細如昔，連病房護士長都嘖嘖稱奇。

◎腦癌患者──因為癌轉移坐立難安，雖已接受了藥物治療，仍未見成效。接受精油按摩下肢部位，鎮定心神後，不到 10 分鐘就安然入睡。

◎嚴重便秘的癌末患者──接受腹部精油按摩當下就排氣，4 小時後就排便了，後兩日又陸續排便了，病人身心很輕鬆，照護的人也放心了。

◎排尿困難的癌末患者──每次排尿都會下腹異常疼痛，接受腹部精油按摩當下，排尿量變多了，但卻沒有劇痛。

◎頭頸癌病患──經常細菌性感染入院，學習為自己的患處，使用自製精油沖洗液沖洗，再也沒有因感染而必須入院的紀錄。

◎用呼吸器輔助呼吸的病患──有膿痰、咳嗽及胸悶的痛苦，將精油加入呼吸器後，濃痰變清透，呼吸更順暢了。

◎褥瘡的婦科癌患──透過塗抹雙倍蘆薈膠，次日褥瘡傷口縮小及乾化。

◎視障的癌末患者──長期憤怒又害怕的情緒，和家人關係緊繃，手臂一直保持著環胸，造成肩頸、手臂肌肉僵硬，躺在冷氣房的病床上，依然汗如雨下，可見內在之焦慮及不安。他接受手臂的精油按摩，肌肉放鬆後，不再流汗，心情也平靜了。

◎乳癌末期患者──捨不得尚在幼年的女兒，深怕未來沒辦法繼續疼愛女兒，每天預寫女兒往後每一年的生日卡片，留下許多想說的話及祝福。由於病患時常心情低落，透過抽選精油洞悉卡，獲得了薰衣草卡及薰衣草香氣信息的鼓勵，當下用薰衣草的香氣，將病房轉化為她的心靈神聖空間，滋養自己的心靈。

◎插管的癌症末期病患──渴望能在安寧病房享受人生最後一次泡澡，在眾人大費周章的準備下，終於達成心願。最後，再滴上薰衣草、天竺葵、快樂鼠尾草精油，滿室生香，合宜的香氣將泡澡提升到心靈的層次，病人及家屬都非常喜樂與感動。

◎骨癌的患者──因為癌轉移的疼痛，塗抹了高濃度 30% 的止痛精油後，暫時忘卻疼痛的揪心感，心靈有片刻的安寧。

◎台灣唯一的樞機主教──為他抹油做臨終安息，抹在手上、背上，也將精油滴在主教的呼吸器中，主教非常歡喜，用手表達他的心得到了芳香的撫慰。2 個小時後，主教安詳離開人世，重回主的懷抱。

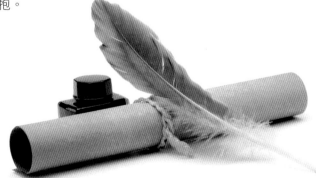

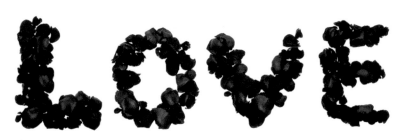

▌個案故事

芳香療法的美善是自香氣開始，讓心情神奇的轉變，再幫助我們戰勝疾病的痛苦，甚至翻轉了生命的意義。

在這章節中，真心和你分享幾篇動人的個案故事，這些個案都是由 AAA 澳洲芳療師協會訓練並畢業的芳療師，她們的背景有護理師、安寧志工、精油專櫃人員、芳療治療師及大學的助理教授。

許多的古今中外前輩在芳香治療領域披荊斬棘的前進，留下許多的珍貴文獻與個案故事，讓後輩有跡可循，探索芳香療法的奧秘。在有經驗的芳療老師帶領、啟發下，能更精準、確實地認識精油芳療，芳療會成為你的專業，成為你祝福別人的管道。

謝謝過去和我一起共度芳香時光的病房家屬、志工、護理師、醫師，對於常規醫療無法及時幫助病患身心的部分，大家同心協力為深受疾病所苦的病患，調配個人化的芳香處方。許多的癌末病患接受芳香治療的過程中，都能立即舒緩不適，每每令我驚喜萬分。我心想如果有更多護理人員或志工能善用精油芳療，守護病人的身心靈，末期病患的生命品質就更前進一大步。芳療對病患是最人性的貼心照護，能讓病人得到善終的祝福，相信我們過去在臨床上的努力，促進了台灣安寧芳療的健康發展。

一直謹守從業人的職業道德，不為臨終的個案拍照，留下芳香治療前後的紀錄。也許是不想讓人誤會進入安寧病房服務有商業目的，利用個案來爭取事業的名聲。

本章提供的芳香治療個案，都是芳療師自己、家人或熟人，同意公開自己的診療前後狀況給更多人學習及受益。他們因及時接受了芳香治療，有驚人的治療成果，這些個案，都沒有西醫或中醫治療的介入，完整呈現芳香治療的歷程。

但是，在此必須強調的是，並非所有個案都可以按照本書的精油芳療處方去舒緩症狀。我仍是建議讀者，必須經過合格又有經驗的芳療師協助，才有機會給個案最好的幫助。不管是處方成分的品質、選擇精油及基劑、精油濃度、使用方法、使用頻率等，都會左右症狀舒緩的效果，精油芳療將病患的病症「從不可能變為可能」；將我們的身心靈及生活品質「從可能變為優雅」。

> **❝分享個案故事是為了愛好精油芳療的你❞**

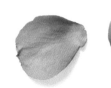

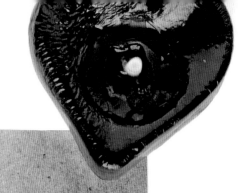

個案清單

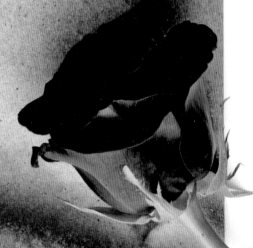

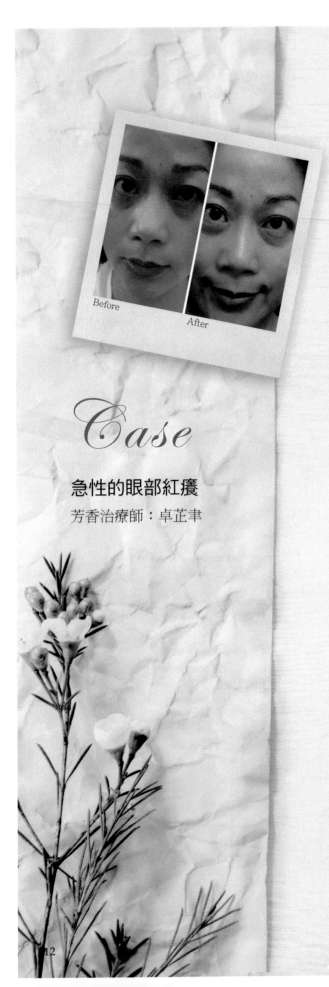

Before

After

Case

急性的眼部紅癢

芳香治療師：卓芷聿

個案：*1*

2015 年我領養了一隻 5 個月大的邊境牧羊犬，它有先天的胰臟消化液不全的困擾，造成腹瀉嚴重。狗兒體態不僅瘦巴巴的，腹瀉的問題也嚴重影響家裡的空氣品質，每日都超過十次以上的腹瀉及隨之而來的清掃，為了處理狗兒腹瀉造成的空氣汙染，使用了各種清潔劑，過去從沒用過漂白水清潔地板，也買來試了，就是要徹底的殺菌除臭。

某日的早晨 5 點起來，為狗兒的住所打掃衛生，再次使用漂白水拖地，不到 3 分鐘，漂白水的氣味薰痛了眼睛，使得左眼非常紅、癢、痛，無法繼續做家事。必須先處理眼睛的不適，想起過去也是用德國洋甘菊精露舒緩眼睛過敏的癢，以及用德國洋甘菊精露沖洗被精油灼傷眼睛的經驗，於是立刻取德國洋甘菊精露，直接沖洗眼睛，接著進行眼浴，將眼睛泡在德國洋甘菊精露中，30 分鐘後自然痊癒，眼睛恢復了明亮。再一次見證了洋甘菊精露的神奇效果。

眼內黏膜的灼傷，雖然以洋甘菊精露沖洗的效果最好，但如果手邊沒有這一款，也可試試第二選擇——大馬士革玫瑰精露。我的深圳學生回應我的眼浴治療經驗，提到她也有用精露沖洗眼睛，搶救眼睛的經驗，在一次聚會吃川味火鍋時，被辣油湯飛濺到眼睛，立刻疼痛異常，張不開眼，手邊只有大馬士革玫瑰精露，直接透過玫瑰精露沖洗眼睛及泡眼浴，10 分鐘就好多了，免去了找醫生的麻煩。

個案：2

　　有一天，突然發現家中 2 歲邊境牧羊犬的右前肢，長了又硬又紅腫的大傷口，獸醫也說不出是什麼病症，只開了藥水、藥膏及狗狗專用的頭套（避免狗狗去舔食藥膏）。我按醫囑行事，但狗狗非常厭惡頭套，不斷掙扎，只使用一次藥物後，我就放棄了。我開始思考，如何為牠做芳香治療？不管擦塗什麼東西，狗狗一定會先去舔食，所以必須選擇吃了也無害的精油。於是，我選擇先用瓊崖海棠療癒油，它的特性非常適合狗狗的病症，而且可以直接抹在開放性的傷口上。

　　瓊崖海棠有厚重的中藥味，物稀價格高，通常我只用在重症患者身上。其特性有抗菌、抗病毒、抗發炎、淨化血液、促進血液循環、促進淋巴循環、改善水腫、靜脈炎、酒糟性皮膚及靜脈曲張、養護肌膚。

　　果然狗狗只有早晚各塗抹一次，連續 2 天，就明顯改善了感染發炎的硬腫（見右圖），7 天後就完全康復了，毛也長齊了。

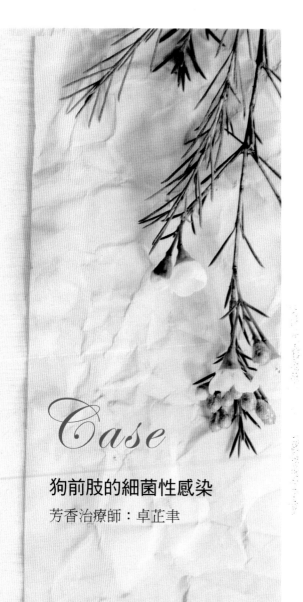

Case

狗前肢的細菌性感染

芳香治療師：卓芷聿

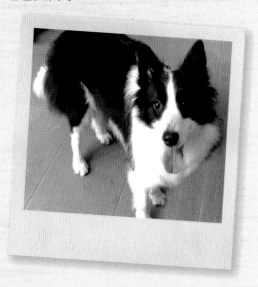

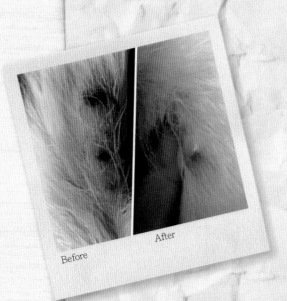

Before　　After

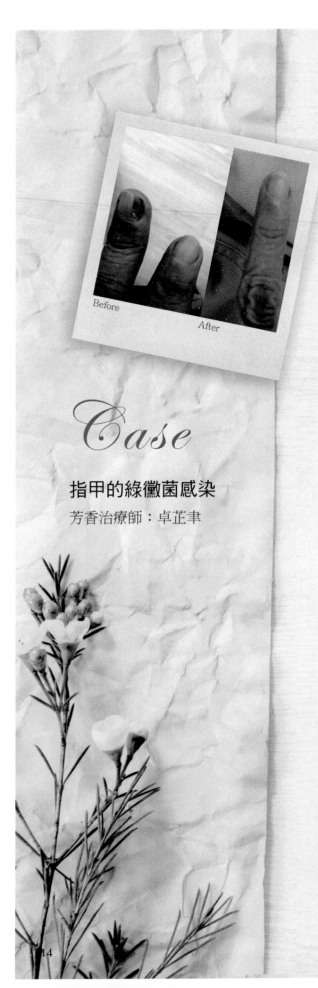

Before
After

Case

指甲的綠黴菌感染

芳香治療師：卓芷聿

個案：3

指甲的黴菌感染，如果用西藥治療，病患因為必須天天吃藥，常常會耗上6個月到1年才能痊癒，病患容易自行中斷治療，對肝腎、胃、小腸有一定的負擔。個案詢問我：「綠黴菌感染的指甲問題，可以用精油治療嗎？」個案不想吃西藥治療，因為深怕長期吃藥傷肝。我建議他先嘗試精油芳療，於是調配了5mL的複方精油，成分包括茶樹、百里香、天竺葵、馬丁香、萬壽菊、沒藥精油。

如果是滴上天然的芳香物質，對身心沒有害處，又香又愉悅，真是太完美的自然療法。只是，芳香治療時間也需要時間，沒有健保給付，必須自費，個案需要耐心及信心。建議個案和治療師保持一定的溝通，由治療師判斷是否有把握處理好病症，若無法處理，還是建議個案找醫生，不要耽誤個案的病情。

處理黴菌感染，要先混合15mL蘋果醋和85mL的冷開水，然後將指甲泡在醋水中，使指甲軟化，並用搓刀將老廢的指甲搓掉。再滴上數滴的複方精油，包上OK蹦避免精油揮發，加強精油滲入指甲。個案用完一瓶5mL的複方精油，我再特調一瓶5mL複方精油給個案。三個月後，我詢問個案的狀況？個案說：「已經都好了，好神奇喔，還以為指甲不會好呢，原本心中還很不安，這下真是太開心了，芷聿真是天使。用精油來治療，能夠用自然的方式快速恢復健康，實在有難以言喻的喜樂！」。

個案：4

個案是認真負責的年輕女性，自我要求高，工作內容多元，都非常有挑戰性。有時精神壓力太大，就會開始拔指甲邊緣的死皮及小肉刺，因此十指常常脆弱不堪，引起家人朋友的關心。於是她下定決心，一定要克服這問題，詢問我：「精油芳療是否可以幫助我？」我請她先去皮膚科諮詢醫生，看看她的指甲是否有更好的治療方案。醫師認為是指甲溼疹，採用類固醇藥物治療。

後來我為她特調的芳香治療處方是（1）紓壓嗅棒，（2）舒敏指緣油。我讓個案自行選擇要用類固醇治療，還是芳香治療。個案決定先試試對身心無害的芳香治療。舒敏指緣油是 7% 濃度的精油複方，總共 10mL，早晚各使用一次。當個案壓力大想要拔指緣邊的死皮肉刺時，就深深嗅吸紓壓嗅棒 3 分鐘，再抹上舒敏指緣油。右圖是使用 3 週的成效。

紓壓嗅棒內含 10 滴薰衣草精油、6 滴辣薄荷精油、4 滴荷荷芭油。舒敏指緣油的基劑是金盞花療癒油、瓊崖海棠療癒油、酪梨油等；加入薰衣草、馬丁香、天竺葵、德國洋甘菊、西洋蓍草（*Achillea millefolium*）、羅馬洋甘菊、胡蘿蔔籽、廣藿香、檀香等精油。

Case

指甲性溼疹

芳香治療師：卓芷聿

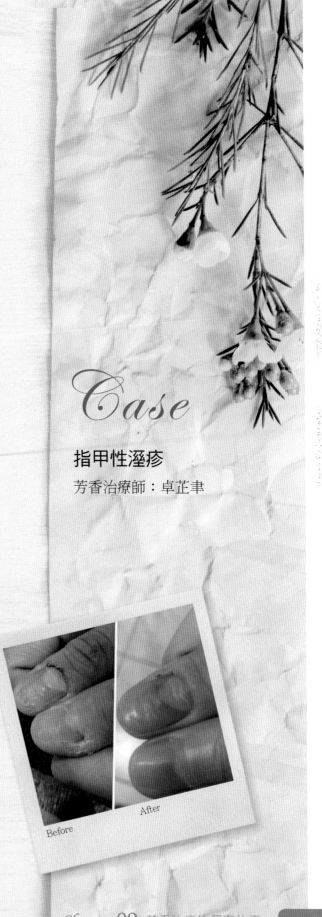

Before

After

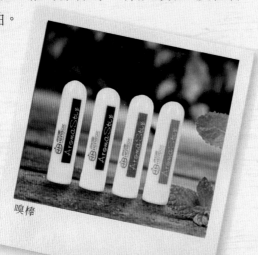

嗅棒

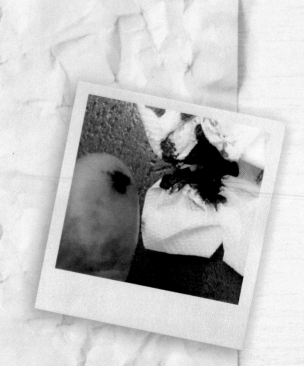

個案：5

2018 年，我去上海重溫潘威爾醫生（Daniel Pénoël）的「芳香戰士之路」的芳療醫學課程，在潘威爾醫生的基礎芳香急救包中，談到了天竺葵精油可以修護身心的傷口，除了舒緩內在的心靈傷口，對於肉體上的傷口，天竺葵有良好的止血、修護效果。過去的歲月中，我從沒把天竺葵用在止血上，有機會一定要試試天竺葵的止血效力。

自上海回到台灣後，接二連三都見證了天竺葵的止血效力。刀尖刺到指尖，鮮血直流，立刻滴上純天竺葵精油，很快就止血了。過二天，我先生切西瓜時，刀子切到手指頭，鮮血直滴，我也如法炮製。後來一位學生和狗玩時，被咬傷了手掌，傷口很深，流血很多，也是添加了天竺葵精油，止血效果很好，傷口很快就消腫、退紅。連續 3 次見證天竺葵精油收斂、止血、修護的效能。

2018 年 7 月，我嘗試將 2 滴天竺葵精油加在 5mL 的黑種籽油中，讓母親喝下，與飯送服，一天 2 次。不到 2 週，母親的胃潰瘍就痊癒了。原本吃西藥治療胃潰瘍超過 4 個月，一直沒有起色，想不到停止西藥，換了精油內服，胃的不適感全消失了，再次見證了精油的神奇療癒效果。

Case

天竺葵的修護力

芳香治療師：卓芷聿

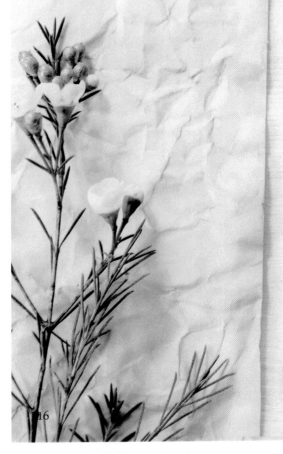

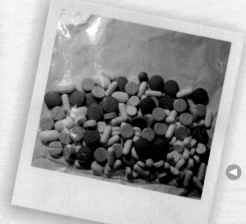

◀ 14 天份的腸胃藥。

個案：*6*

　　我熱愛芳療，過去多次在「桃園市指甲美容彩繪職業工會」學習芳香療法。後來，更是經常選修「AAA 澳洲芳療師協會」的課程。我的肌膚原本很糟，皮膚有暗沉、痘痘、過敏、粗糙的困擾，用了精油之後，大家都讚美我的肌膚變得明亮又細緻，讓我深深感受精油芳療對女人的重要性。因為學習芳香療法，不但照顧自己，也照顧身邊的人。讓我和先生、家人、朋友的關係，都變得更好了。

　　我實在太喜愛芳療了，所以當我常用的精油專櫃品牌，準備在中壢區的大江購物中心開店時，我極力爭取當櫃姐，希望把過去我對精油的認識及經驗，分享給需要精油芳療的人。雖然百貨專櫃並不是醫療院所，我自己也不是醫護人員，但憑著熱情和努力及客人對我的口碑，許多有疑難雜症的個案帶著健康問題來找我幫忙。有車禍受傷造成骨折及開放性傷口的個案，也有接觸性過敏的個案，或是月經失調、更年期障礙、無月經、月經痛、感冒、氣喘、鼻子過敏的個案，甚至也幫助過化療病患、慢性關節炎患者等。

　　最近遇到的這位個案罹患肝癌，又有糖尿病的問題，腳部累積許多毒素（見圖），腳背非常腫又癢。我為個案調配了 50% 濃度的精油處方：使用 3mL 的 FR 關健舒活隨身油（辣薄荷、甜橙精油）、2.5mL 雙倍蘆薈膠、2.5mL 基底乳、10 滴薰衣草精油、10 滴辣薄荷精油。個案一天塗抹超過 3～4 次以上。皮膚特別癢時，個案還會自行加上薰衣草、辣薄荷精油。運用高濃度大劑量的精油芳療，在 6 天後，個案的腳背明顯好轉，也改善了皮膚癢。

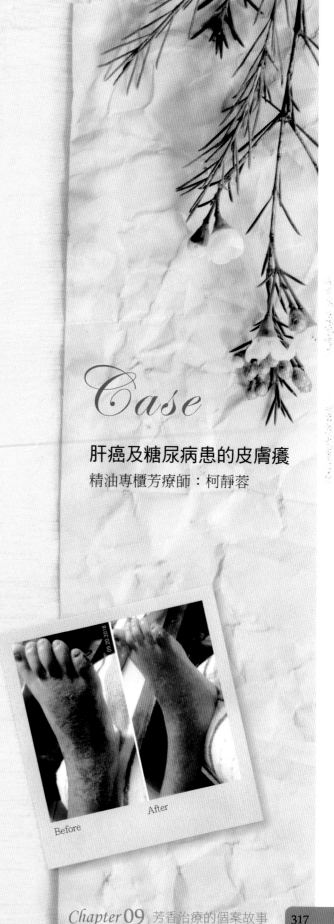

Case

肝癌及糖尿病患的皮膚癢

精油專櫃芳療師：柯靜蓉

Before　　　After

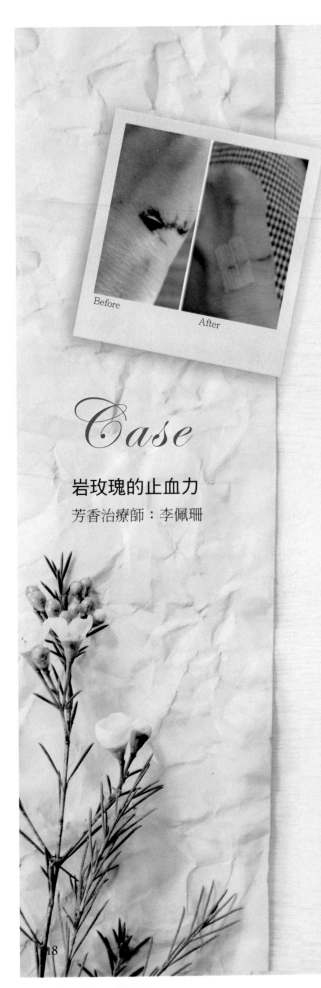

Before

After

Case

岩玫瑰的止血力

芳香治療師：李佩珊

有一次我失手打破浴室的玻璃器具，碎片灑了滿地，慌亂中腳底踩進一塊碎玻璃，血流如注。但是，我正好一手扶著澡盆裡的寶寶沒辦法離開。當時我對還不到 5 歲的大兒子說：「快，去精油架上拿編號 1 的精油！」（1 號是岩玫瑰精油）。後來，我把玻璃拔出來立刻倒上岩玫瑰精油，大約十秒，血就止住了。之後，我站起來把兩個孩子都放到安全的地方。過不久後，腳底的傷口竟然也消失了，好似這件事沒發生過一樣。

還有一次，我不慎讓颱風天砰砰作響的鐵鋁門夾到右手掌，小指下方立刻裂開一條極深的傷口（見圖），血流滿手臂。我拿衛生紙直接加壓止血，並往傷口裡倒入岩玫瑰精油純劑，如此反覆進行，出血狀況才漸漸停下來。我知道這種大傷口需要縫針，但我很怕縫傷口，決定先觀察，不到先生的診所就醫。我用岩玫瑰精油純劑敷傷口 20 分鐘，連滲血都沒有了。一整天持續塗抹岩玫瑰、永久花、薰衣草精油純劑。後來等先生回家後，就用美容膠把裂開的傷口貼起來拉近皮肉，每天塗油換藥，幾天後皮膚竟也如縫合般的效果，自行密合修復了。

最後，我想分享我大兒子在樓梯上跌倒的事例，他被樓梯邊緣劃到脛骨部位，馬上裂出一道傷口，血流到腳踝。那天我剛自 AAA 芳療師培訓課程下課，課程中我正巧講到岩玫瑰的止血神力，袋子中剛好就帶著一瓶岩玫瑰精油，馬上拿出來給他滴上，然後抱他去診所，路上我一直持續讓他使用精油，短短十分鐘的路程，傷口的血就凝結了。

其他生活中的小傷口不勝枚舉，常常使用岩玫瑰、永久花、薰衣草進行傷口急救處理，遇到比較大的出血，選擇用岩玫瑰精油純劑，體會它無比強大的止血力。

個案：8

個案是血癌患者，進行骨髓移植手術，但因為體質關係，移植失敗，加上化療和長期吃藥的關係，變得非常虛弱，全身皮膚嚴重過敏，皮膚出現大量紅疹，醫生也不再開藥給她吃了。因為個案已經癌症末期，準備進入安寧病房，先暫住在家裡樓頂增建的鐵皮屋裡，雖然又熱又悶，但怕個案會受涼感冒，也不敢開冷氣。

我有芳療師證書，一直以精油芳療在安寧病房服務，服務了十年。因為在社區也參加「骨捐關懷小組」，小組成員找我討論個案的身心狀況。因為病人皮膚搔癢無法入睡，皮膚快要抓破潰爛。我們心中都很不捨。希望能用天然的藥膏，或是精油來幫助她，於是我請教卓老師用精油的安全事項。

然後，我們給她調配了 7% 濃度的抗敏精油處方，成分包括薰衣草、馬丁香、天竺葵、德國洋甘菊、西洋蓍草、羅馬洋甘菊、胡蘿蔔籽、廣藿香、檀香、超臨界萃取的金盞花精油，調入金盞花療癒油、瓊崖海棠療癒油、特清植物油（荷荷芭油、山茶花油和無味的椰子油）。

我在現場親自操作，看著個案每天進步，第二天皮膚就退紅、止癢，其他小組成員也都驚奇精油芳療的安敏效果。我們輪流早晚幫病人塗抹一次精油處方。從第三天開始就把精油的濃度降低，從 7% 降到 5%，最後 3%，第三天皮膚出現有點潰爛的色澤。第四天色澤由紅轉成淡咖啡色。一星期後皮膚全好了，個案為了表示謝意，同意我們分享她親身經歷的芳香治療。

最後，個案在安寧照顧之下，八天後往生了，我們既遺憾又欣慰，慶幸自己能為臨終受苦的病患付出一分心力，全心陪伴病患最後的日子，落實了安寧的最高理想：善終。

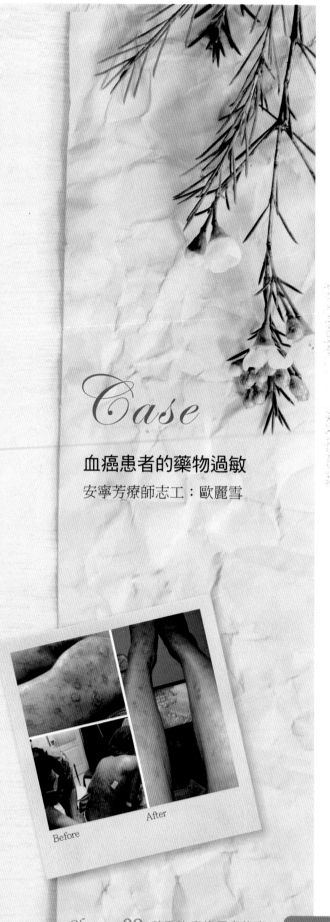

Case

血癌患者的藥物過敏

安寧芳療師志工：歐麗雪

Before

After

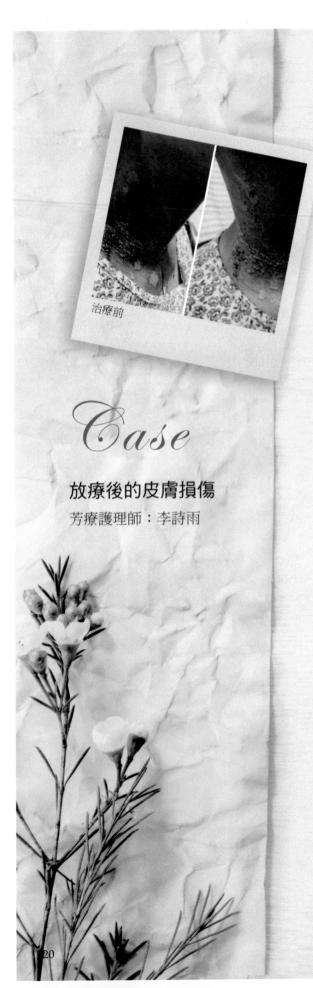

治療前

Case

放療後的皮膚損傷

芳療護理師：李詩雨

個案：*9*

過去我在腫瘤科病房做護理師工作時，利用空檔學習芳香療法。精油芳療非常適合用在臨床的身心照護，可以協助病患舒緩癌腫瘤治療過程中可能產生的副作用。在病房服務時接觸到一位罹患食道癌的個案，心疼她在治療過程中，身心所承受的痛苦，後來我答應她在放療結束後，幫她做免費的精油芳療。

個案是遠嫁日本的 40 歲女性，因癌腫瘤回來台灣治療，這位個案先進行第一階段的化學治療，接著再進行第二階段的放射治療，希望能根除癌細胞。住院期間，個案有兩個身心問題：

一、皮膚損傷：個案在數次的放療後，皮膚開始出現破皮、焦黑，類似燒傷的傷口，醫師讓她塗抹藥膏。但是，每次個案在接受放射治療前，護理人員必須用棉花棒沾生理食鹽水，清除皮膚上殘留的藥膏，避免影響放療的效果、副作用，以及傷害皮膚。清潔藥膏的過程中，造成個案極度疼痛，這樣反覆塗擦藥膏，並沒有使個案的皮膚復原。

二、心裡害怕、自卑：由於個案放療的部位在頸部，造成她吞嚥困難，無法進食，必須暫時放置鼻胃管，接受管灌飲食以獲取營養，維持體力。這改變了個案的身體心像（body image）。因此，讓個案感到自卑，害怕別人異樣的眼光，不敢出門。當個案第二階段的放療結束後，病況穩定，返家休養，改為門診追蹤。

後來，我徵求了個案的同意，進行居家訪視。詢問個案如何照顧傷口？個案是用自己種的蘆薈汁液來擦皮膚，但是個案說：「新鮮蘆薈的果肉使用不便，也擔心不當保存可能危害傷口，而且對皮膚

修護的效果並不明顯。」我為個案介紹了真正薰衣草精油和雙倍蘆薈膠的功效，這二種植物的萃取物都非常適合用在燒燙傷或放療後的傷口，可促進皮膚的修護、新生組織細胞及預防蟹足腫，避免留下疤痕。

調配皮膚修護處方前，我和卓老師請益，她說：「放療後的受損皮膚，皮下組織相當脆弱，無法承受太多的精油，過於複雜或高濃度的精油處方，可能會造成傷口的刺激、敏感。」因此，我決定先用真正薰衣草精油，搭配雙倍蘆薈膠，調配低濃度的精油處方。這樣的處方對個案應該安全又有效。

於是，我調配了修護皮膚的處方：3%濃度的真正薰衣草精油調入雙倍蘆薈膠中。

治療中

個案原本很憂鬱、自卑、情緒心靈低落、食慾不振，但用了我特調的「薰衣草雙倍膠」，聞到薰衣草的味道，覺得很舒服、放鬆及溫暖。個案每天至少塗抹 2 次在脖子上，皮膚逐漸轉好。個案也勇敢地拿起鏡子看著皮膚的變化，黑色的焦皮不斷剝落下來，出現了新生的嫩白皮膚。3 週後，脖子皮膚完全恢復了，個案重拾了自信，心情變開朗，食慾跟著變好，體重逐漸增加，門診追蹤穩定後，移除了鼻胃管，恢復正常生活。

個案完成癌腫瘤治療後，也在協助下用芳療治癒了皮膚，安心、自信地回到日本。這位個案讓我深刻體會到，芳療除了能夠療癒皮膚，也能夠支持心靈。現代醫學缺乏這兩個層面，期盼醫療體系可以發展出更完善的居家照護服務。我看見了芳療的角色與輔助價值，當病患身體和心靈都被更妥善照顧後，病患才能啟動最好的自癒力。

治療後

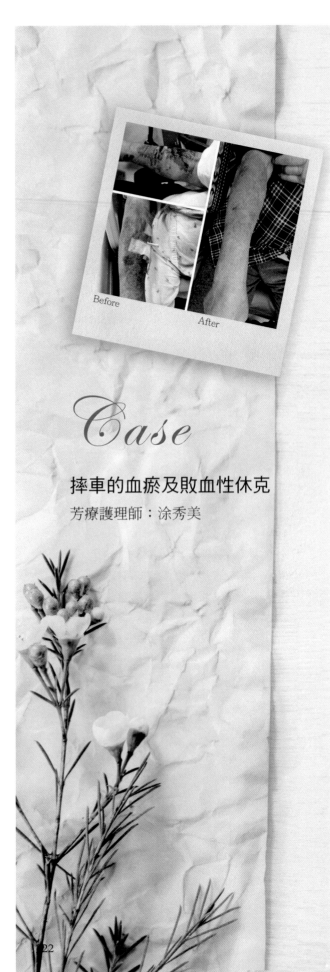

Before　　　　After

Case

摔車的血瘀及敗血性休克

芳療護理師：涂秀美

個案：10

　　我是一位資深護理師，在教學醫院擔任護理部督導多年，後來轉任另一所教學醫院的健診中心，擔任副主任的職位，另一項身分是在大學部教授內外科護理，因工作性質及高壓力的職場生活，熱愛精油芳療，因而 15 年前就開始修習臨床芳療。

　　我爸爸因心臟問題，長年必須吃抗凝血劑，手臂出現紫斑症，看起來像是內出血造成瘀青不退。後來我用永久花精油純劑倒在他的手臂上，三天就明顯退瘀了。後來改用 33% 濃度的精油，持續塗抹近一個月，膚色就完全正常了。所以，我爸爸非常喜歡這一瓶永久花精油，和心臟藥一起放在身上，相當珍惜它。

　　某次，爸爸騎腳踏車摔車了，不僅手臂流血，也有嚴重的瘀青（見圖），到醫院清理包紮手臂傷口，回家後就開始在傷口上用永久花精油純劑。待傷口癒合後，再改為 33% 濃度，不到一個月，傷口和瘀青都復原得非常好。

　　後來，2017 年 10 月，85 歲的爸爸因敗血性休克，情況危急，進入 ICU 加護病房，進行插管治療，在西醫處置同時，我向醫院的醫護人員請求，是否能為父親塗抹精油，選用了廣藿香、能量活泉複方精油（冷杉、蘇格蘭松、茶樹、檀香、辣薄荷、黑雲杉、肉桂葉精油）、有機檸檬草、甲基醚蔞葉酚羅勒（*CT*）、50% 濃度的 FR 關健舒活隨身油（辣薄荷、甜橙）。高濃度大劑量的精油塗在下肢，經過西醫治療，協同芳療輔助，爸爸在 ICU 住了 5 天，病況穩定後，成功轉入了一般病房。

　　原本爸爸意識昏迷，下肢浮腫、疼痛、敏感，

一碰觸就閃躲，抹油後的次日，觸碰他的小腿、腳底，已不會有抗拒反應。在加護病房一天三次的會客時間，我都會幫他用純劑的能量活泉複方精油抹在腳底，做「精油的靜脈注射」，並稍加刺激足部反射區。

連 ICU 護理師也好奇爸爸是用了什麼精油，效果真明顯。ICU 醫師也肯定精油芳療的輔療效果。爸爸拔除氣管內管後，改用 FR 關健舒活隨身油，另添加能量活泉複方精油，精油濃度約 70%，塗抹在手和腳上，持續提升爸爸的免疫抗菌力。

經過這一次用精油臨床照護爸爸，心中感念：懂得又捨得使用精油芳療的人，讓全家人都能受惠。雖然品質好的精油價格高，但精油芳療是用在自己及家人身上，我們值得用最好的精油，因為優質的精油及正確的處方，是守護身心健康最好的方法。

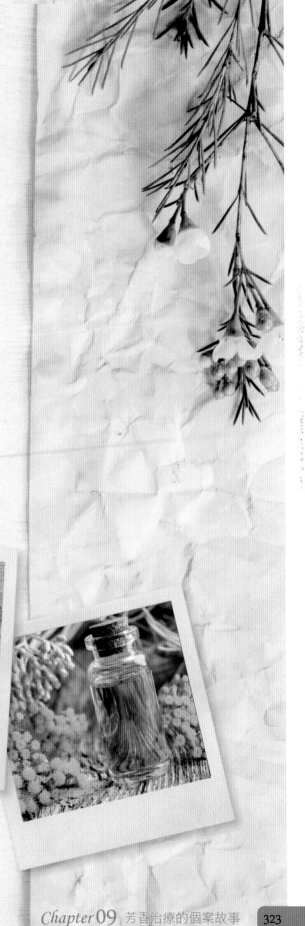

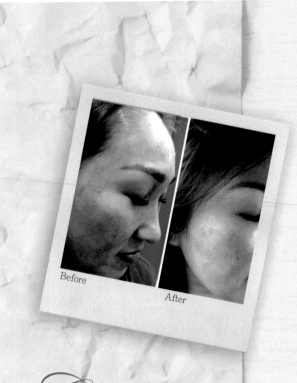

Before　　　　After

Case

敏感肌刮痧後的灼傷

芳香治療師：曾軍穎 Helen

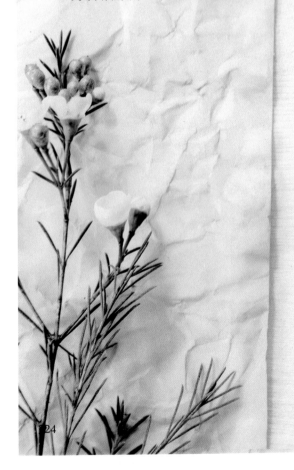

個案：*11*

　　個案是一位三十多歲從事行銷工作的職業女性。她是敏感性肌膚，想支持好友的美容院事業，就和好友買了「臉部刮痧護膚課程」，個案在第一次臉部刮痧後，臉部就有點敏感。第二次臉部刮痧後，隔天嚴重敏感，臉部腫脹起來，又刺又癢又痛，出現嚴重灼傷的情況，她只好請假躲在家裡，不敢出門，也不知道如何緩和她的臉部灼傷。一個星期後，她致電給我們芳療工作室的芳療師，想訂購芳香蜜粉，我們才知道她的肌膚問題。

　　她的肌膚嚴重灼傷脫皮，肌膚需要修復。我調配一瓶抗炎舒敏膠：以蘆薈膠當基底，外加了 ET 的金盞花浸泡油，以及 3% 濃度的真正薰衣草精油。另外，再給她一瓶德國洋甘菊精露。請她勤快塗抹「抗炎舒敏膠」和噴「德國洋甘菊精露」，兩者交替使用，隔天效果就非常顯著。

　　蘆薈膠、金盞花浸泡油及薰衣草精油的協同作用，對個案的肌膚展現了最大的療癒功效。金盞花浸泡油的功效讓人刮目相看，它含有類胡蘿蔔素族物質──葉黃素，具有抗氧化作用，能夠抵禦紫外線對皮膚的傷害，緩解肌膚發紅、過敏和脫皮現象；抗炎效果非常好，療癒醫美術後的肌膚損傷或引發的過敏現象。她在 2018 的 10 月 2 號來到我們的工作室，在修復肌膚的過程，基本上不腫不癢，死皮會慢慢脫落，直到整張臉都修復完成 11 月 8 日時，臉蛋已經非常光滑細嫩了。她寫了一句非常感動我的話：謝謝你「拔精油」相助，我向她說：「妳美麗的臉蛋是我的責任。」

　　這個案讓我當下更深刻地認識芳療的角色與價

值，除了療癒她的不適，同時也安撫了她的心靈。希望更多和我一樣喜歡芳香自然療法的馬來西亞人，能夠用精油芳療舒緩身心失調的不適及疾病的痛苦，啟動身心的自癒能力。衷心感謝大自然給予我們寶貴的療癒系精油及藥草浸泡油。

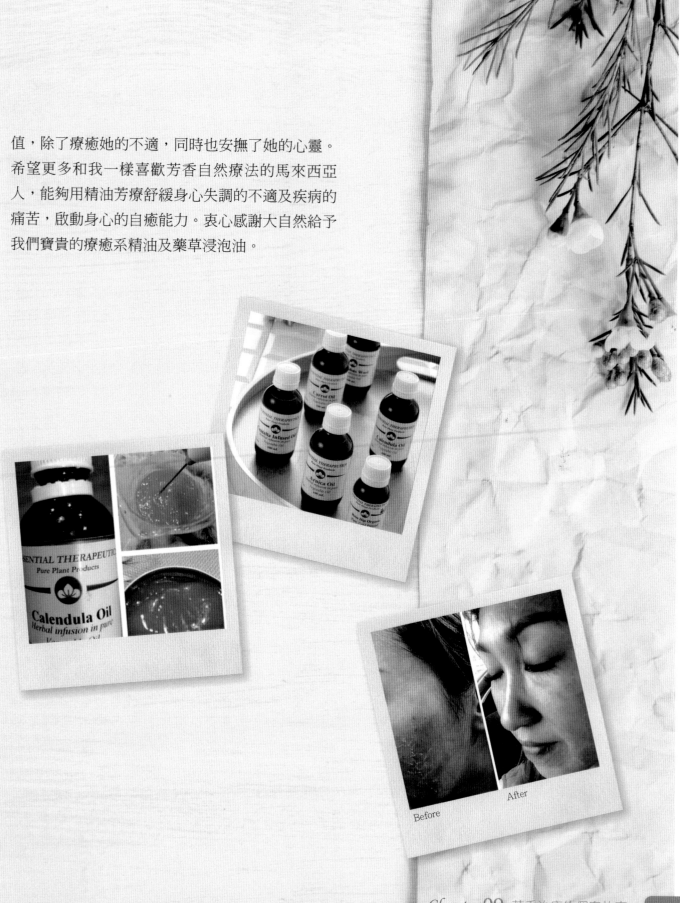

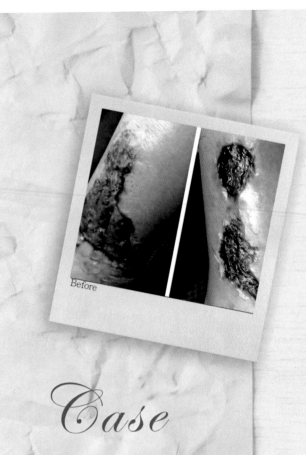
Before

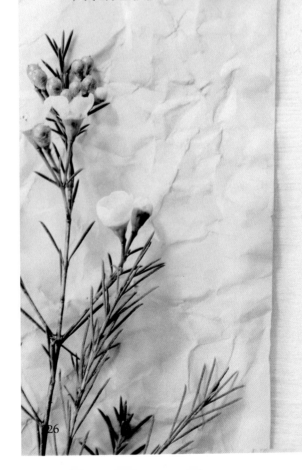

Case

跑步機滑傷後的皮膚損傷

大學助理教授：朱碧梧

個案：*12*

個案因在跑步機上跌倒，滑傷了雙腳的膝蓋及腳踝。第一時間，個案先到體育室找醫藥箱，只看見消毒優碘，沒有生理食鹽水，消毒時極度疼痛。消毒後，傷口還是隱隱作痛，想要正常走路很困難，尤其站著時會讓血液往下肢流，更不好受。

後來我在學校遇見了個案，瞭解了個案的狀況，立刻拿精露幫她沖洗傷口，及時將咖啡色的優碘洗掉。沖洗完後，就用薰衣草精油及雙倍蘆薈膠厚敷傷口，敷了一陣子，個案說：原本傷口痛轉為麻麻的感覺，就像麻醉藥一樣，舒緩了原本的疼痛。

次日，個案為了索取診斷證明而去醫院看診，原本希望不包紮和不上藥膏，卻被醫生警告，亂抹亂擦，一定會發炎潰爛，強制她包紮傷口。回家後，個案的傷口悶住不透氣，不只傷口很癢，連周圍皮膚都發癢，但只能忍住不抓。

回診換藥時，打開紗布一看，傷口上面都有很像皮的組織，醫生說那是假性結痂，必須清創傷口。清創時非常痛，個案將旁人的手捏到瘀青。事後反而寸步難行。個案回到學校後，我又為她敷上雙倍蘆薈膠，剛敷上去的 5 ～ 10 分鐘有一個強烈的刺痛感，但過了之後就是麻麻的感覺。

我叮嚀個案在修護傷口的期間，要保持正面、愉快的心情。鼓勵個案做踢腿操，幫助腿部及皮膚的血液循環。學校的洪老師，也協助個案做傷口附近的筋膜放鬆，改善腿部的緊繃感，幫助傷口修護癒合。

個案剛受傷時，看過兩個醫生，醫生都說這種

傷口最少需要一個半月才會好。

　　個案最後選擇使用精油芳療，而不用西醫處理傷口的方法。也許是平常的芳療課程讓個案產生信心；或者是我個人有許多的成功案例，用精油療養傷口，不留下傷疤和色素沉澱；或者是個案對清創傷口產生了恐懼感。我為個案使用薰衣草精油和廣藿香精油，搭配等比例的雙倍蘆薈膠和洋甘菊精露，調製 10% 濃度。非常慶幸，不到半個月，個案傷口復原很好，皮膚恢復平整，肌膚也越來越漂亮。

　　芳香療法是我生活的一部分，也是身心不可或缺的養分，養分會化成源源不斷的能量，感恩自己早早進入了芳香療法的世界，也感恩同學們選修我的芳療課，以及也感謝同事們支持芳療教育。希望大家將這份植物的「芳香之愛」，傳揚出去，未來可以嘉惠更多需要精油芳療的人。

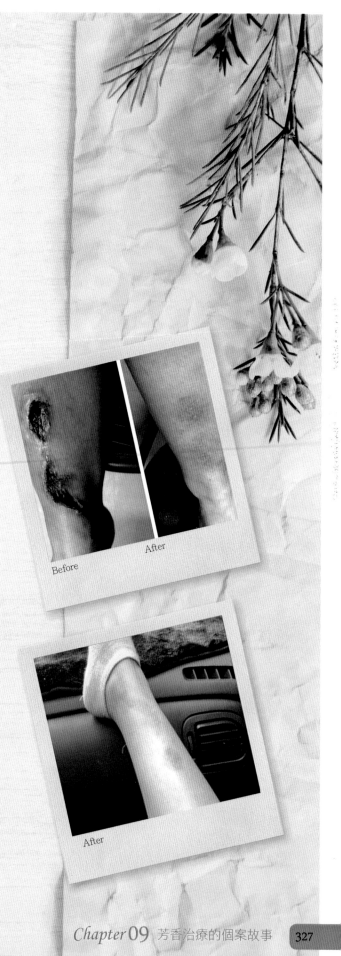

Before　　　　　　After

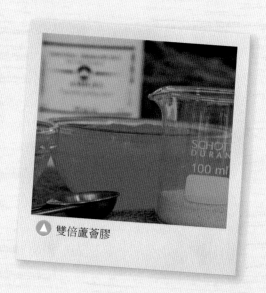

🔺 雙倍蘆薈膠

After

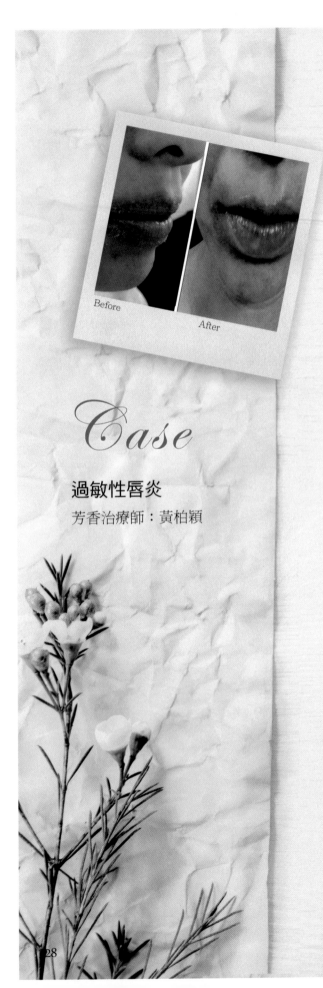

Before　　　　After

Case

過敏性唇炎

芳香治療師：黃柏穎

個案：*13*

　　2018 年，在嘉義的澳洲芳療師認證班中，因為正值秋冬季節交替，日夜溫差變化大，我們在課程中分享許多適合用於秋冬，對抗氣候乾冷的肌膚保養配方。在學期期末報告中，有一位同學讓我印象深刻，她來自醫師世家，在嘉義的醫院擔任放射科醫師。

　　這位放射科醫師在一次婚禮中，發現長居美國的高中同學有嚴重的過敏性唇炎。個案的嘴唇周圍常常紅腫、乾、癢，迫使她常常抓著發癢部位，造成唇部出現嚴重的脫屑，而且愈抓愈癢，於是，在課程中與我討論適用於她同學唇炎的配方，針對個案的過敏問題，挑選消炎、抗過敏的精油配方，製作了「舒敏修護的乳油木果護唇膏」。調製 3% 濃度，基底膏（蜂蠟 18%、荷荷芭油 72%、可可脂10%），外加 5 ～ 10% 乳油木果油。並滴入橙花、羅馬洋甘菊、胡蘿蔔籽精油。

　　乳油木果油一直以來都是修復乾燥、脫屑肌膚問題的最佳選擇，其中因為它富含高比例的三萜烯醇，可協同舒敏的羅馬洋甘菊精油，以及促進細胞新生的胡蘿蔔籽及橙花精油。個案果然在短短不到兩週的時間，明顯改善乾燥掉屑的問題，而且也大大舒緩了搔癢的問題。

　　原本個案因個人時差的問題，過敏性唇炎惡化，美國當地醫師告訴她，這是因為免疫造成了過激反應。個案說：「多虧有這一瓶為她特製的護唇膏，用護唇膏後就不癢了，也大大減少唇部周圍的皮屑，雖然唇緣還是紅紅的，現在她都會隨身帶著唇膏，隨時滋潤唇部。」我的學生因為成功幫助了

這位個案，讓她更肯定了芳香治療的獨特效力。

　　個案每一次分享很珍貴的經驗，都像是教學相長，讓我更多方見證了芳香治療的成果。芳香療法的目標一直很重視提升個案的身心靈。但是，我發現芳療師的身心靈也會因個案的回饋而成長。例如：我的學生是來自於醫生世家的背景，所以家人並不認同芳香療法在輔助治療的角色。一開始她的家人抱持反對態度，但隨著學習與應用芳香療法，學生不斷和家人分享學習的成果，並看到芳療發揮在身心靈的成效。她的家人、醫院醫師、護理人員，都對於芳香治療的效力有更深刻的體悟。我也期待在未來，芳香療法能與西方醫學有更多攜手合作的機會，一起幫助更多身心靈受苦的人。

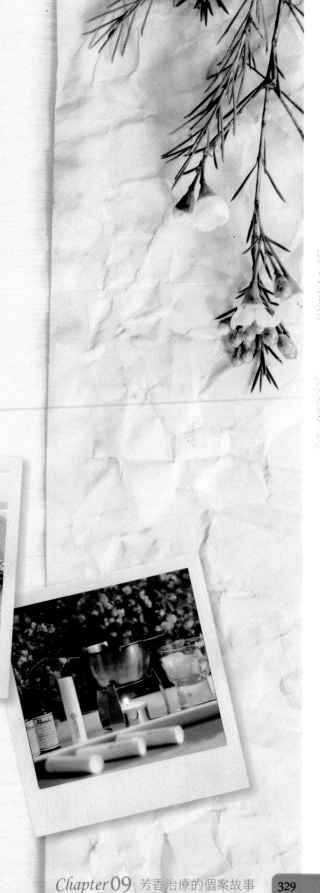

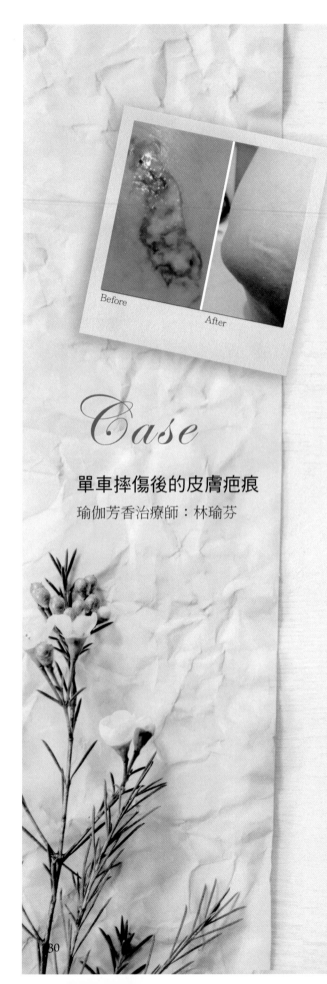

Before
After

Case

單車摔傷後的皮膚疤痕

瑜伽芳香治療師：林瑜芬

個案：*14*

在我的芳療瑜伽提斯課程中，經常會面對來自各行各業的同好。無論是重視養生健康的家庭主婦、追求時尚生活的上班族或熱愛精油 DIY 的大學生。每次在課堂上調製按摩油，講解每一個作品能為身心靈帶來什麼樣的療癒，適合搭配什麼主題的瑜伽提斯時，總會有各種不同的回應與共鳴，也激盪了我對於天然植物精油更多不一樣嘗試，發現更多的精油密碼。

某次，一位熱愛騎單車的個案向我求助，她不小心摔傷手肘，嚴重破皮的皮膚需要精油的療癒處方。精油的神奇療癒功效不僅照顧受傷的皮膚，更能透過天然的植物香氣，緩和個案受傷後的驚嚇與擔憂。

受傷第一天，我建議個案使用真正薰衣草精油純劑，倒在傷口上，鎮定安撫剛受傷的疼痛感，並預防細菌感染。真正薰衣草精油富含的沉香醇能有效處理皮膚受傷後可能的細菌感染，不致使受傷的皮膚進一步惡化，而乙酸沉香酯成分則幫助舒緩疼痛感，撫慰受傷的情緒。

接下來三天，我建議使用 3 滴真正薰衣草精油與 2 滴羅馬洋甘菊精油，加入 5mL 的玫瑰果油中。羅馬洋甘菊精油能減緩皮膚搔癢、發炎，而玫瑰果油則可療癒皮膚，使組織再生、消除疤痕及預防皮膚色素沉澱。

再來三天，我將其中的配方調整為 2 滴乳香精油加入 5mL 的玫瑰果油，乳香能激勵免疫系統，在皮膚上更能活化皮膚細胞、促進傷口癒合與結痂，幫助維持身體的舒適與緩和內在的焦慮。

一週後，我則將配方調整為純玫瑰果油，想試試它的效力，它能有效預防受傷皮膚不正常增生的疤痕，也就是所謂蟹足腫，也能避免皮膚組織硬化造成疤痕，減少受傷皮膚組織的暗沉，也能消除皮膚新生時可能產生的癢痛感。

　　兩週芳香療癒皮膚的過程，傷口的癒合很順利，同時疤痕也淡化了，讓個案對精油的效果感到驚奇與開心，這一過程也讓她對芳香療法深具信心，感受到植物的生命力與無限的能量，相信芳療的美好與幸福感更加深植在她的每一天生活之中，也將為更多的人們帶來助益與身心靈的成長。

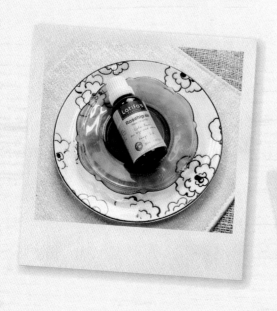

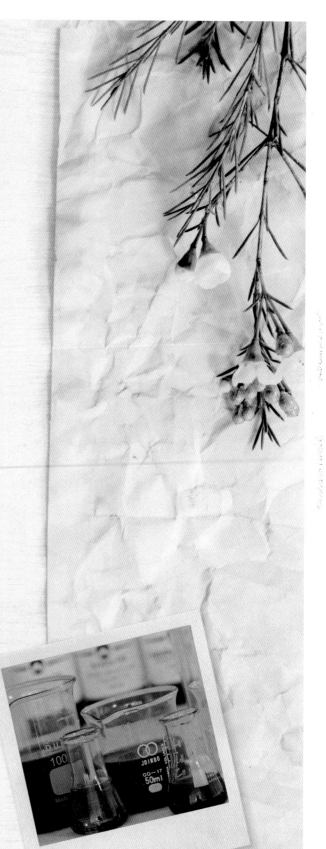

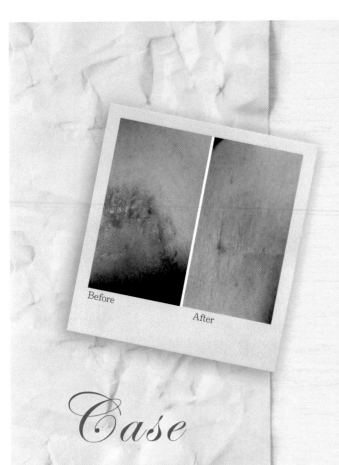

Before
After

Case

術後的傷口疼痛及疤痕

芳香治療師：李佳玲

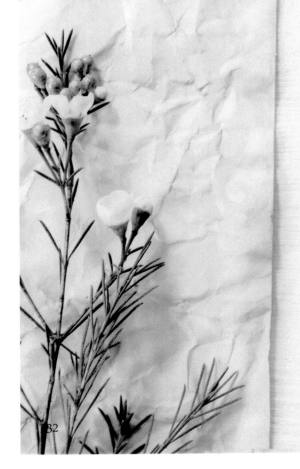

個案：15

　　這次要分享的個案是我爸爸，他當年68歲，因計畫遠行而做全身健康檢查，意外發現肝臟有異常組織，進一步檢驗後發現腫瘤，緊急進行切除手術。手術的過程非常順利，醫生切除貢丸般大小的腫瘤組織，也仔細縫合傷口，術後幾天就很順利出院了。

　　回家後，爸爸說傷口很癢，一直想去抓，而且爸爸有蟹足腫的體質，整個術後傷口大約有30cm長度，浮出表皮像毛毛蟲一樣，爸爸很擔心傷口的復原狀況，尤其才剛經歷一場大手術。於是，我為爸爸調配一款癒合傷口的配方，吩咐他每天照三餐塗抹。就這樣過了三週後，爸爸很高興那條醜惡的毛毛蟲變成一條白色的細線了。

　　配方成分包含：50mL雙倍蘆薈酵母膠、5mL有機玫瑰果油、5滴永久花精油、5滴CO_2萃取乳香精油、3滴德國洋甘菊精油、2滴羅馬洋甘菊精油、10滴真正薰衣草精油、10滴辣薄荷精油。

　　配方以療癒疤痕著名的永久花和乳香精油為主，這兩款超速配的精油，可同時處理深層及淺層的傷口。再加入洋甘菊與薰衣草精油一起協同作用，發揮消炎、安敏、撫順皮膚及促進細胞再生，加快療癒速度。辣薄荷精油則具有止癢、鎮痛的效果，可以讓個案避免抓傷口，預防傷口裂開，以及細菌感染的風險。

　　我選用雙倍蘆薈酵母膠作為基劑，讓皮膚更好吸收療癒成分、不油膩。同時蘆薈與玫瑰果都是護理傷口皮膚的上上之選，除了精油，適合的基劑也會讓整體效果大大加分，對於個案的療癒也有良好

的協同作用。

　　五年後，頑強的腫瘤復發，從肝轉移到膽管，醫生進行各種的化療及放療手段，在積極治療的這段期間，已經 73 歲高齡的爸爸非常倚賴精油輔助療法，例如：護理腫瘤手術傷口、用沒藥酊劑漱口保護口腔黏膜、用檀香及玫瑰香氣幫助好眠，以及每天在腳底塗抹松柏科精油強化免疫等。雖然經過一年的努力，最後仍然無法戰勝腫瘤，但在爸爸最後的日子裡，有芳香、有家人為伴，我們在玫瑰和檀香的香氣中送爸爸最後一程，雖然還是很想他，但是因為芳香療法，我沒有留下遺憾。

　　感謝芳香療法，更感謝我的啟蒙老師卓芷聿，也因為自己過去曾在台灣的安寧病房服務，累積了臨床的芳香照護經驗，讓我的父親能夠安祥地離開。芳香療法真的是每個人、每個家庭都值得學會的照護技能，希望我們真心分享的芳香療法，能讓芳香療法走進每個家庭，讓我們有更美好的人生、更和諧的身心靈。

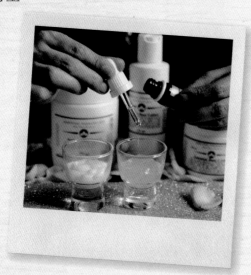

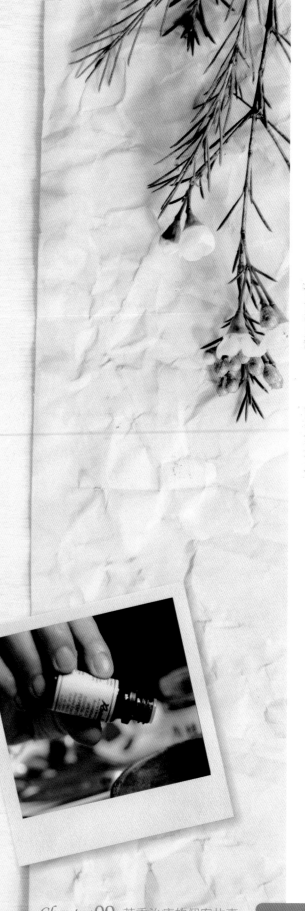

▌私家話

◎ 精油芳療的應用主要有英式及法系。以低濃度外用為主的紓壓芳療，是英式芳療的主軸。高濃度大劑量的應用去緩解病症，是法系芳療的核心。芳香治療師應該熟悉這二派別的優點及應用法則，為個案的好處做最好的整合性應用。近年有中醫芳療，新的支派發展，將中醫的陰陽五行能量及辨證論治的方法，作為芳香治療前的問診，以及調配處方精油的基礎。

◎ 精油是植物經過特殊蒸餾或其他的萃取法後，高濃縮的植物精華，具有天然的藥性、能量性及信息性，處方的濃度選擇，必須依個案病症及精油性質而有所調整。不建議剛學習芳療的人自行在皮膚上使用高濃度的精油，必須先請教有經驗的芳療師。

◎ 芳療師的培訓，關乎人的身心靈健康，需要長時間的課程訓練、閱讀及個案治療經驗。絕不是短期兩三天的培訓就可以成為芳療師。

◎ 芳療師因接受的訓練內容不同、修練時間不同、臨床經驗不同，對個案的治療建議或方向也會有所不同。建議先學習英式芳療，再學習中醫芳療，最後學習法系芳療。先成為芳療諮詢師，再來是芳療師，最後是芳香治療師。

◎ 芳療師必須誠實負責，保持正面的心思意念及愉快的情緒為個案的健康服務。只就個人所知的範圍，提供專業的精油芳療服務。

◎ 芳療師的責任是幫助個案得到最佳健康。絕不因利益的目的，損害了芳療師的職業道德，做出任何會危害個案的精油使用建議或芳香治療。

◎ 個案對自己的療程有最後的決定權。在治療個案身心前，芳療師一定要先取得個案的同意，而且盡力確保個案完全瞭解療程規劃和預期的效果。

◎ 成功的芳香治療，除了必須仰賴高品質的精油，芳療師的意圖及感恩的心，更能為個案帶來成功的治療結果。

◎ 精油芳療能為你的專業裝上翅膀，如虎添翼般地創造自己新的價值，你可以是芳療醫師／芳療中醫師／芳療藥師／芳療護理師／芳療物理治療師／芳療聽語師／芳療按摩師／芳療美容師／芳療社工師／芳療園藝治療師／芳療營養師／芳療瑜伽教練／芳療運動教練／芳療照護員。

◎ 芳療是輔助療法或是另類療法？根據病症、芳療師的能力或個案的選擇，芳療扮演了不同的角色。

◎ 精油芳療是又廣又深的學問。可以用來作為居家芳香、紓壓放鬆、個人身心保養、紓解病症之用。也是靈魂的食物，人際關係的橋梁，心靈轉化的助力。

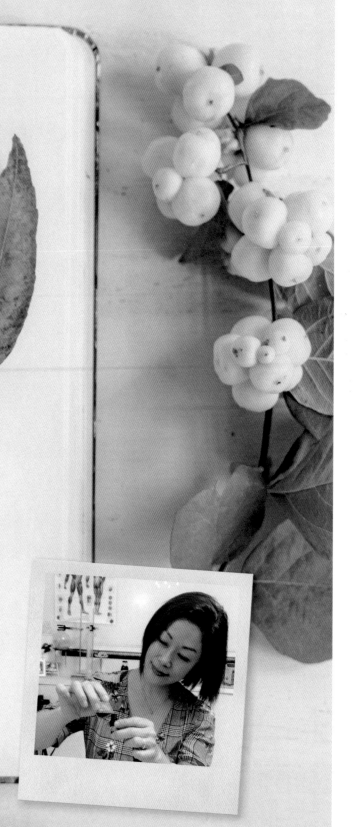

Latifa's **HERBOX**

荷柏園

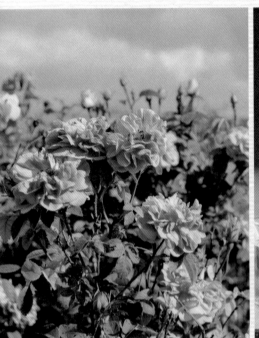
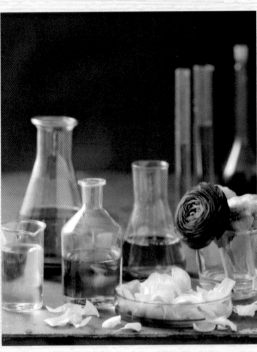
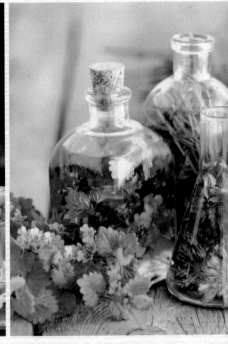

芳療師是精油療癒的靈魂，
協助你將精油芳香的美善，
融入日常生活中，
無微不至的照護你我身心靈的需要。

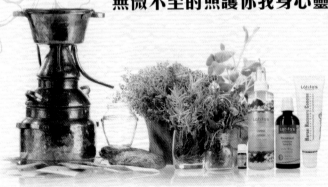

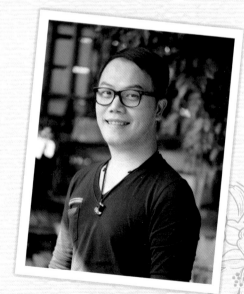

芳香治療師 黃柏穎